2018年
同時改定から
2025年へ

“攻める”診療報酬
――戦略と選択

自院のポジショニングと機能をいかに最適化させるか

工藤 高
株式会社MMオフィス代表取締役
医療経営コンサルタント

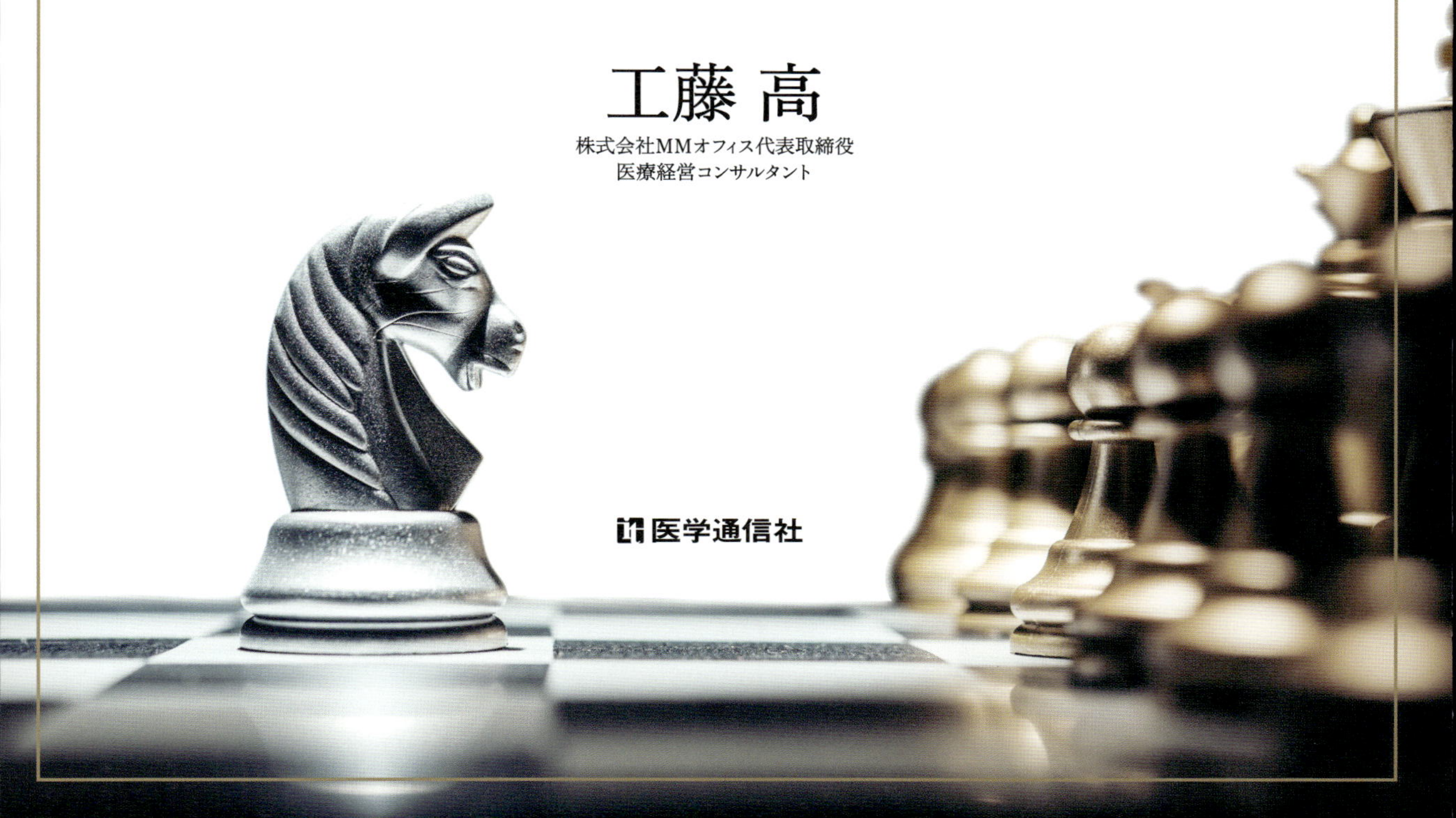

医学通信社

目　次

第１章

診療報酬改定シミュレーションの方程式

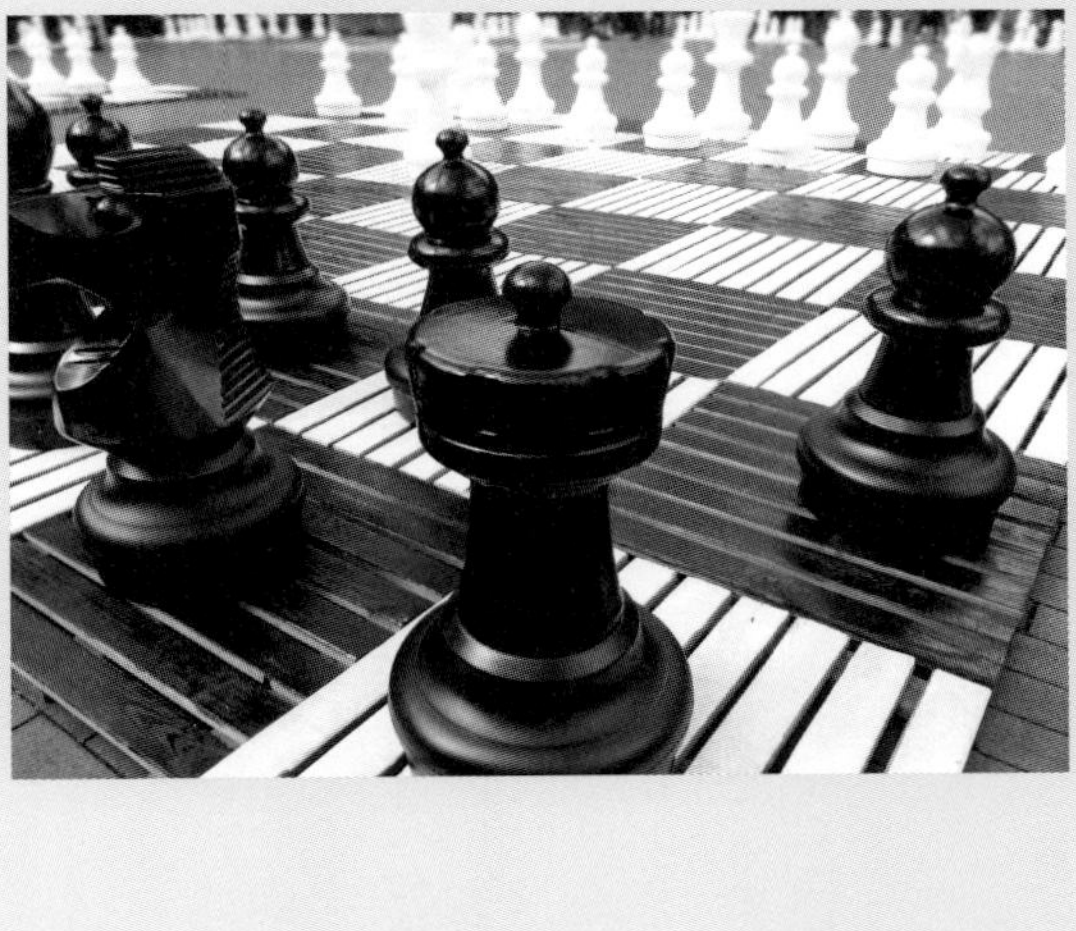

1．はじめに

病院の病床稼働率が下がっている4つの理由

２０１７年夏現在は多くの病院で戻っているが、２０１６年４月改定以降の春先に、急性期から慢性期を問わずに多くの病院から、「**対前年同月比の病床稼働率が下がった**」という悲鳴に近い声を聞いた。ある急性期トップランナー病院が大きな赤字になったというニュースも全国をかけめぐった。毎年、新年度の４月初めは医師の入れ替え人事や、看護職員新規採用等で病床稼働率は低めになる傾向だが、２０１６年４月～９月はさらに拍車がかかった気がする。

理由として、**急性期では、７対１の「重症度、医療・看護必要度」が15％以上から新基準での25％以上に変更されたため、経過措置が切れる２０１６年10月に向けて病床回転率が高まったこと**が挙げられる。また、**回復期リハビリ病棟でも回転率を上げることが必要なアウトカム評価が導入された**。そのため、これまで脳梗塞なら１５０日までというように、対象疾患や状態ごとの算定日数上限まで入院することで病床稼働率を上げていた病院で、空床が目立っている。

慢性期では、**療養病棟入院基本料２に医療区分２、３が５割以上という要件が２０１６年10月から導入となり、医療区分１の患者の在宅医療や介護・居住系施設への流れが加速している**。また、障害者病棟、特殊疾患病棟で、「重度意識障害を有する脳卒中患者」（医療区分３相当は除く）の新規入院は療養病棟の包括点数と同点数とされた。２０１６年４月以降の新規入院患者だけが対象となるが、ジワリと効きだしている。このように２０１６年度改定により、在宅等への流れを加速させるために、病床回転率を高めざるを得ない様々な仕掛けが機能し始めているわけだ。

図表１－１はＤＰＣⅠ～Ⅲ群病院における２０１１～２０１５年までの平均在院日数の推移をみたものだ。Ⅰ群（大学病院本院）、Ⅱ群（大学病院本院に準ずる機能をもつ）、Ⅲ群（それ以外）のすべてにおい

図表１－１　DPC病院における平均在院日数の推移（2016年度DPC公開データを基に作成）

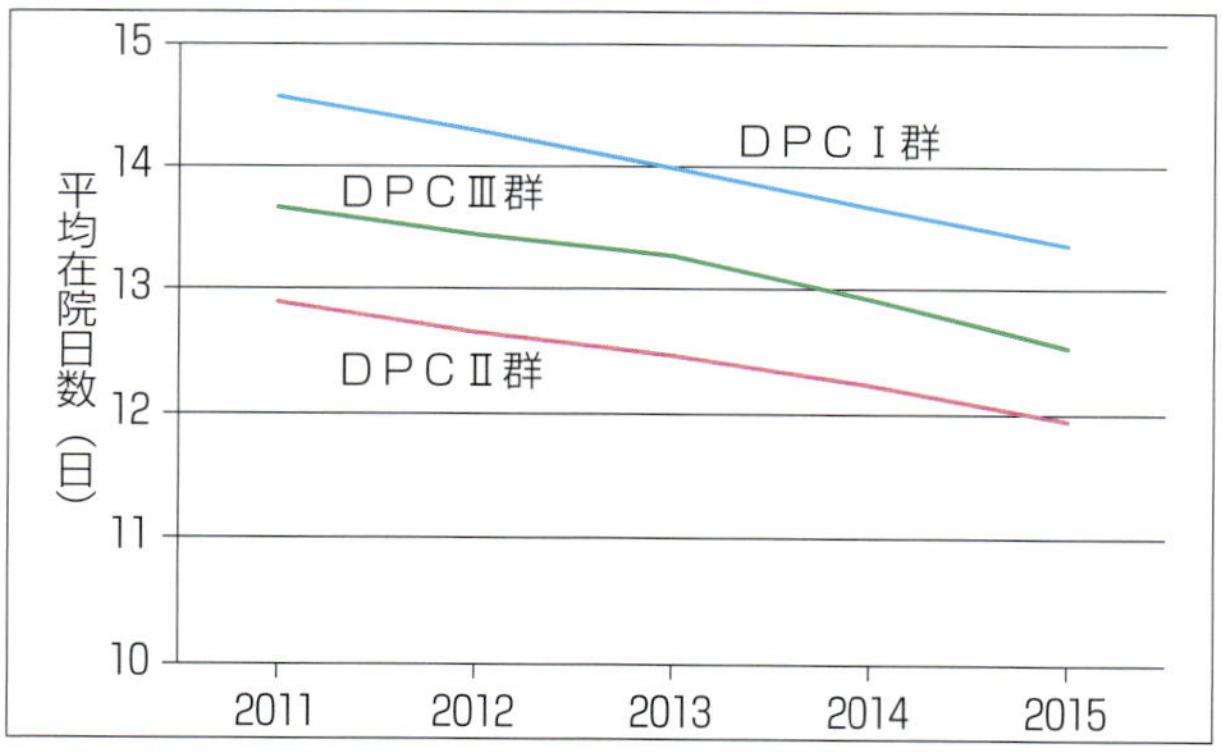

図表１－２　急性期の病床稼働率が下がっている理由

① 診療報酬改定や医療法改正（地域医療構想）等による誘導やプレッシャー
② 医療技術の進展による低侵襲化
③ 高度医療技術のコモディティ（汎用）化
④ 急性期の医療需要のピークアウト

て平均在院日数が短くなっている。

　これでは新規の入院患者が増加しなければ確実にベッドが空いてしまう。急性期の病床稼働率が下がっている第一の理由は、前述の①**診療報酬改定や医療法改正（地域医療構想）等による誘導や精神的なプレッシャー**である。さらに、②**医療技術の進展による「低侵襲化」**、③**高度医療技術の「コモディティ（汎用）化」**、④**急性期の医療需要の「ピークアウト」**等がある。

図表1－3　病棟再編成に役立つ公開データ

①　地域の人口動態を把握する
国立社会保障・人口問題研究所や総務省統計局データ、国勢調査（総務省）、将来人口推計（国立社会保障・人口問題研究所）、人口動態調査（厚生労働省）――等

②　現状の医療提供状況を把握する
厚生労働省各種統計データ、DPC公開データ、医療施設調査、医療施設（静態・動態）調査・病院報告、がん登録データ、病床機能報告、地方厚生局のHP、NDBデータ――等

③　医療の需給バランスと地域問題を把握する
地域医療構想、日医総研ワーキングペーパー、都道府県別・二次医療圏別データ集――等

　②の低侵襲化により、今では腹腔鏡や内視鏡の手術では数日で退院となる。筆者が現役医事課員で外科病棟を担当していた約30年前は、「胆石、総胆管結石」の手術は開腹手術であり、術後はTチューブを挿入して1カ月程度は入院していた。今は腹腔鏡下手術で1週間も入院していない。胃や大腸等の消化管悪性腫瘍手術もすべて、開腹手術の侵襲が大きなものでは1カ月程度入院していた。これも今では腹腔鏡や内視鏡の手術により、数日で退院が可能だ。

　③の「コモディティ化」とは「汎用化」という意味だ。腹腔鏡下胆のう摘出術も創成期の30年前は一部の医療機関における特定の医師しかできなかった。内視鏡によるがん手術も同様だったが、現在ではクリニックでも一部の早期がん内視鏡手術が実施されている。つまり、特殊な手術技術やPETなどの高額医療機器によって、未来永劫に渡って優位性を保つことはできないということである。

　また、高齢化による④高度急性期・急性期医療需要の「ピークアウト」も病床稼働率低下の理由の一つである。終末期の高齢者に対しては、「救命・延命する医療」から「看取る医療」への変化も進んでいる。地方では高齢化の進展によって高度急性期・急性期の需要は、すでにピークに達している地域も珍しくない。現時点では高齢者の入院患者需要が高いが、若手労働者人口減によって看護補助者を中心に職員の採用に四苦八苦している地方の病院も多い。つまり、患者はいるが、働き手がいないという悲惨な状況だ。

院内データ分析アナリスト養成の必要性

　とはいえ、現実を嘆くだけでは何も変わらない。第1章ではそれらを解決するために何が必要かのデータシミュレーションを考えてみる。解決には「病床数のダウンサイジング」や「病棟機能の転換」といった戦略が必要となってくる。制度や環境が変化しているのに自院が何も変わらないことは最も危険なことである。最近は様々な公開データから自院の立ち位置を客観的に可視化することができる。例えば入院に関しては図表1―3のデータを活用できる。

　2025年に向けて各病院に求められるのは、患者、他医療機関、地域、そして医療行政の方向性と整合性をもった自院の病棟再編成である。病床稼働率が落ちているのは、地域の入院需要とのミスマッチが起きている可能性がある。単に「多い」「少ない」という「定性的」な感覚ではなく、**全国平均や地域の他院と比較して数値的にどう違うのかという「定量的」なデータ分析に基づく経営戦略が必要**となってくる。したがって、これからは**アナリスト的に必要なデータを可視化やシミュレーションできる病院職員養成が必要**になってくる。

2. マクロの公開データ分析の必要性とシミュレーション具体例

急性期医療需要のピークアウトは間もなくやってくる

図表1－4　ある地方における人口推移と医療需要推移予測（国立社会保障・人口問題研究所の将来人口推計を参考に作成）

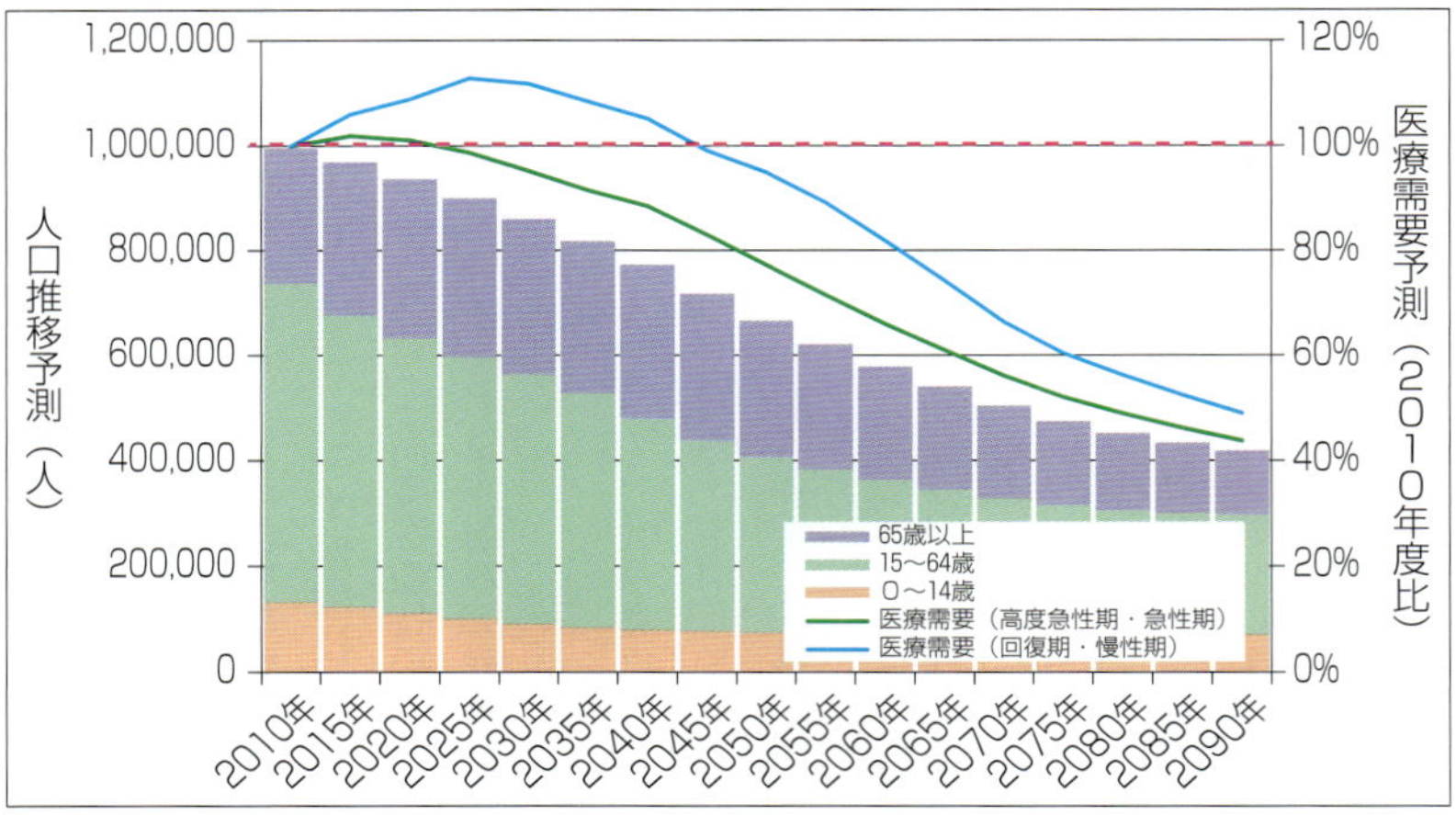

高度急性期・急性期の需要は、すでにピークに達している地域も珍しくない。今後、団塊の世代が「治す医療」から「ささえる医療」にシフトすると、高度急性期・急性期の役割は徐々に減っていくことが想定される。

図表1－4の地域の例では、**2040年までに高度急性期・急性期の医療需要は1割近く減少することが想定される。さらに需要低下は2040年で終わりではなく、出生率等が変わらなければ、2060年頃には現状より3割以上の減少、2080年頃には5割以上の減少が想定される。**

このような急性期医療需要のピークアウトは、過疎化が進んでいる地域だけの話ではなく、全国の大半の地域でやってくる想定であり、あてはまらない地域は東京や沖縄など、限定的である。

地域医療構想はデータを読み解く力を養う最高の教科書

地域医療構想は病院経営にとっては「脅威論」として語られる場合が多い。特に人口10万人当たり病床数が多い地方へ行くと、地元新聞による「2025年までに5000床削減」といったセンセーショナルな報道がより不安感を高めているようだ。しかし、これは決して「削減」ではないと思う。地域医療構想「脅威論」は都道府県知事の権限による公的病院には命令、民間病院には要請による「ベッド召し上げ」があるからだ。ただし、その前に2年に1回の診療報酬改定の誘導と地域の入院患者需要で勝負はある程度つくのではないだろうか。決して都道府県知事は年貢米をきびしく取り立てる悪代官のごとく、稼働しているベッドを持って行ってしまうわけではない。もちろん大規模な公立病院で100床未稼働の休床があるならば、知事命令で「ベッドを返上せよ」となるだろう。しかし、それは元々稼働しておらず、需要がないベッドである。客が少ないため規模を縮小したラーメン店のテーブルのことを「削減」と言うだろうか。

将来的に高齢化の進展で人口が減っていくため、入院医療に対する需要も変化する。地域医療構想をポジティブに見れば、2025年の自院がある二次・三次医療圏の機能ごとの必要病床数を無料で教えてくれている。さらに病床機能報告については、各都道府県のホームページでライバル病院の詳細データもすべて公開されている。さらにDPC公開データもある。もし、これらの調査を病院単独で民間コンサル会社に依頼したら、いかほどの請求書がくるであろうか。**地域医療構想には自院の経営戦略を構築し、客観視することが可能な様々な情報があふれている。SWOT分析ならば「脅威」ではなく「機会」と捉えるべきだ。**それを活用しない手はない。そうは言っても、どう活用したらいいのだろうか。その具体例について述べたい。

地域医療構想データの具体的な活用例

図表1−7　ケース：地方中核都市における急性期病院の機能重複

医療需要の推移から見えてくる地域の課題

地域医療構想において、医療関係者が最も強い懸念を抱いているポイントとして、将来の必要病床数が挙げられる。**必要病床数は、あくまでも将来推計人口と現状の医療需要の掛け合わせにより推定しているものであり、決して病床の削減、召し上げを強制するものではない。**

ただし、前述のようにマスコミ等で「削減」が強調されたこともあり、

図表1−5　都道府県別 2025年の急性期医療需要増減（2015年基準）

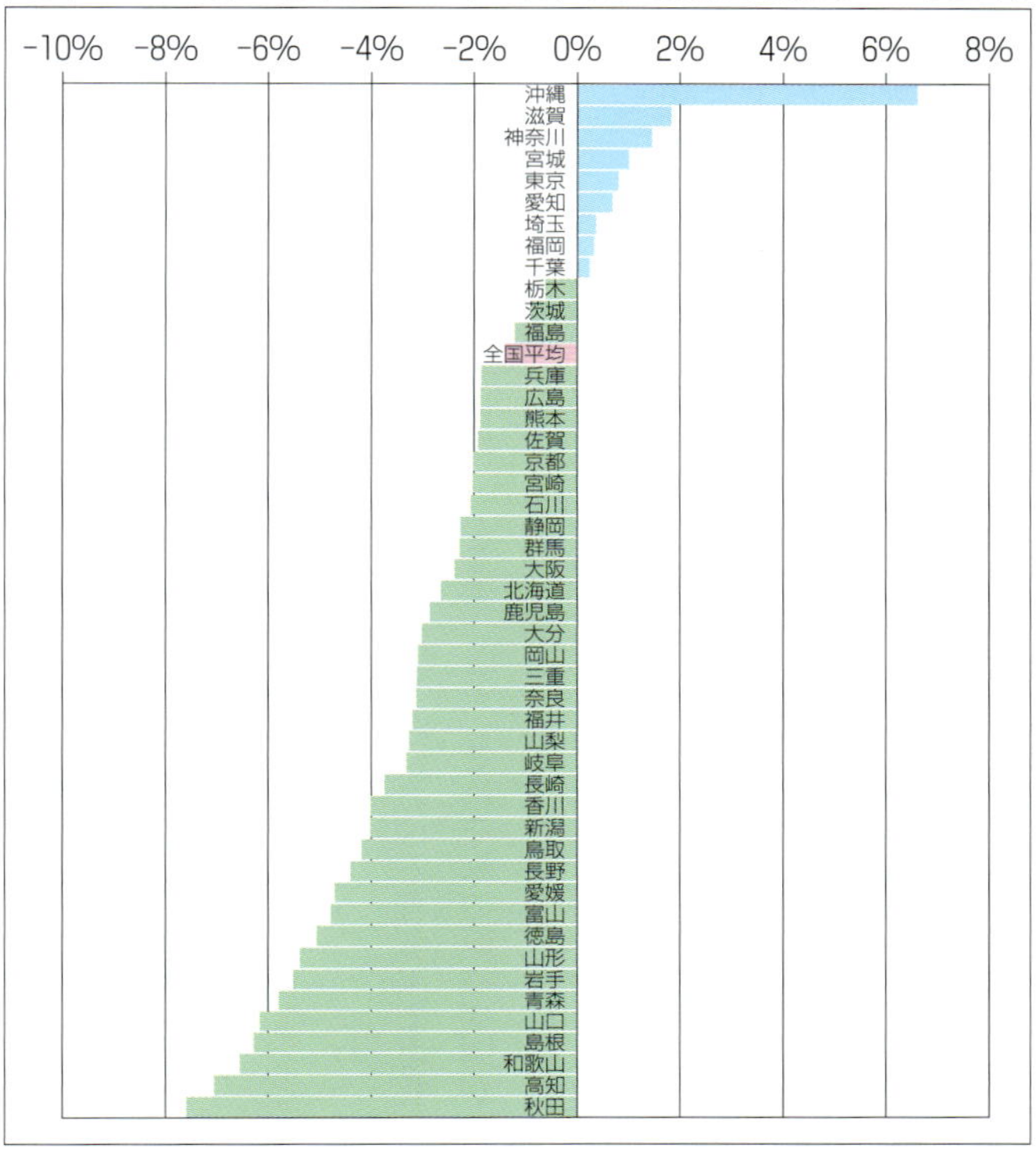

図表1−6　都道府県別 2040年の急性期医療需要増減（2015年基準）

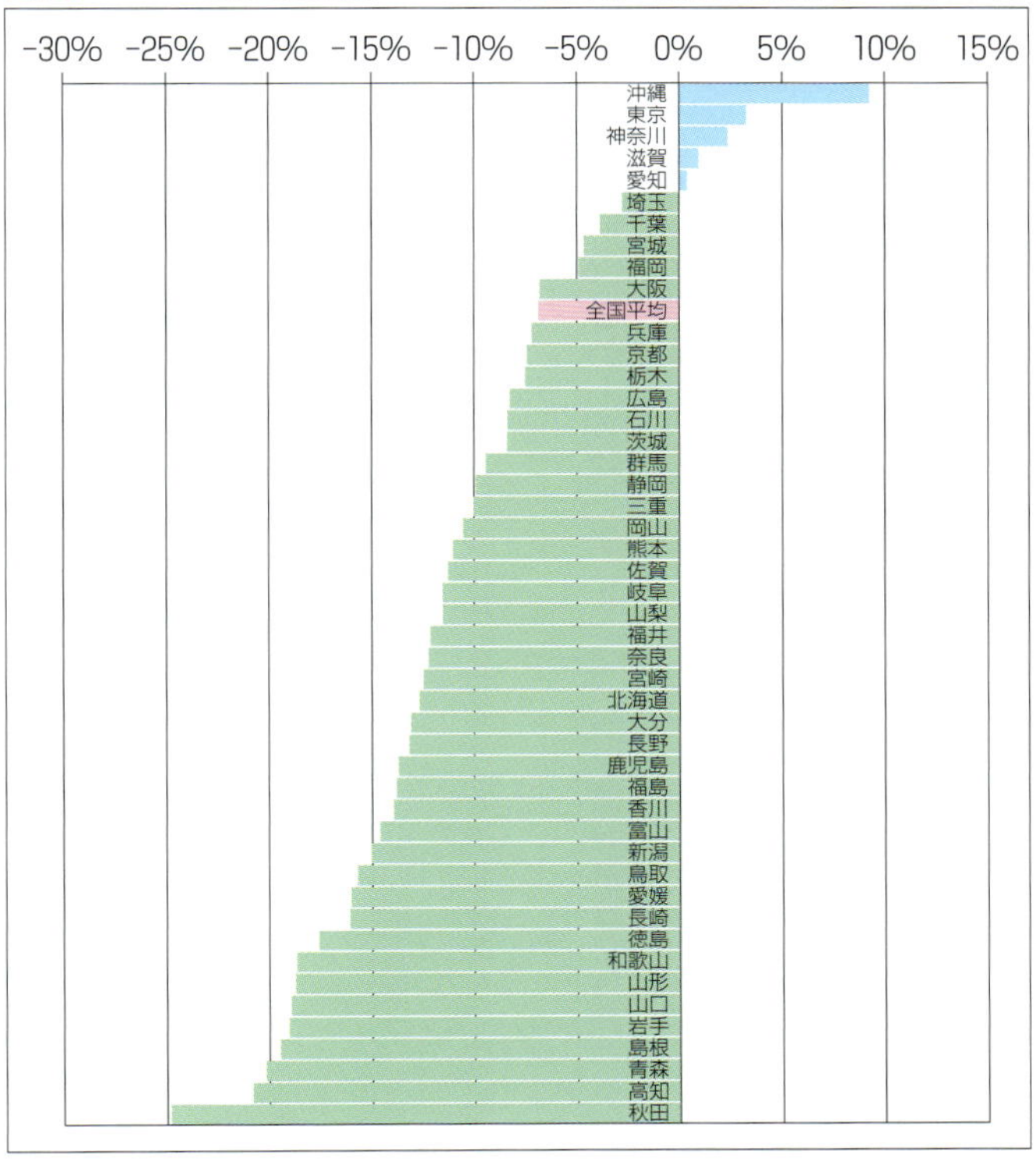

医療現場が強い懸念を抱いてしまうことも十分理解できる。

例えばA医療圏の必要病床数は2025年で7000床弱と推計されている。一方、現状（2014年度時点）において、A医療圏の病床数は8000床弱あり、必要病床数と1000床近いギャップが生じている。つまり、将来需要減少が想定されるA医療圏において、どのように地域医療提供体制を維持するか考える必要のあることがわかる。A医療圏における将来医療需要を無視して、**それぞれの医療機関が「患者確保」「医療者確保」を目指し過度な設備投資を行えば、将来どの医療機関も経営がきびしくなることは避けられない**だろう。

また、必要病床数において、回復期の病床が不足しているように見える。しかし、現状、いずれかの病院に入院している状態であることを鑑みれば、これは「不足」ではなく、病床機能報告で選択された病床機能と患者の受療内容との「ミスマッチ」を意味している。地域において、病床機能転換を行う余地がある可能性が示唆されていると言えよう。

地域医療構想は、このような将来のリスクを予め教えてくれるものであり、このような詳細な地域全体の需要予測を、医療機関個別で行うことは非現実的であり、外部コンサル等でも、これほど精緻な調査はむずかしいだろう。それが無料で誰もが見ることのできる状態にあることは喜ばしいことであり、活用しない手はない。地域医療構想の将来医療需要から見えてくるポイントとしては図表1－9の「長期的な人材・設備への投資戦略の基本情報」、「病床機能のミスマッチ状況」の2点がある。

図表1－7　ケース：地方中核都市における急性期病院の機能重複

背景
- 東日本の県庁所在地
- 県庁所在地であっても少子高齢化は例外でない
- 二次医療圏（A医療圏）人口 約60万人
- 中核市
  - A市：県庁所在地（高度急性期を有するのはY公的病院、Z市立病院の2施設）
  - B市：隣接した中核市（高度急性期を有するのはX大学病院1施設）

課題
A市には急性期の自院（Y公的病院）とZ市立病院があり、似た医療を提供
診療内容の差別化は困難で、今後の生き残り策が不透明
Y公的病院の長期的なビジョンを定め、必要な施策を検討したい

個別病院の状況から見えてくる自院の戦略

地域医療構想により地域全体の現状と将来を俯瞰したあと、気になるのは周辺医療機関の状況である。地域医療構想では、個々の病院について言及しているケースは少ないため、病床機能報告やDPC公開

図表1－8　A医療圏の必要病床数推移（地域医療構想、病床機能報告、国立社会保障・人口問題研究所の将来推計人口等を基に作成）

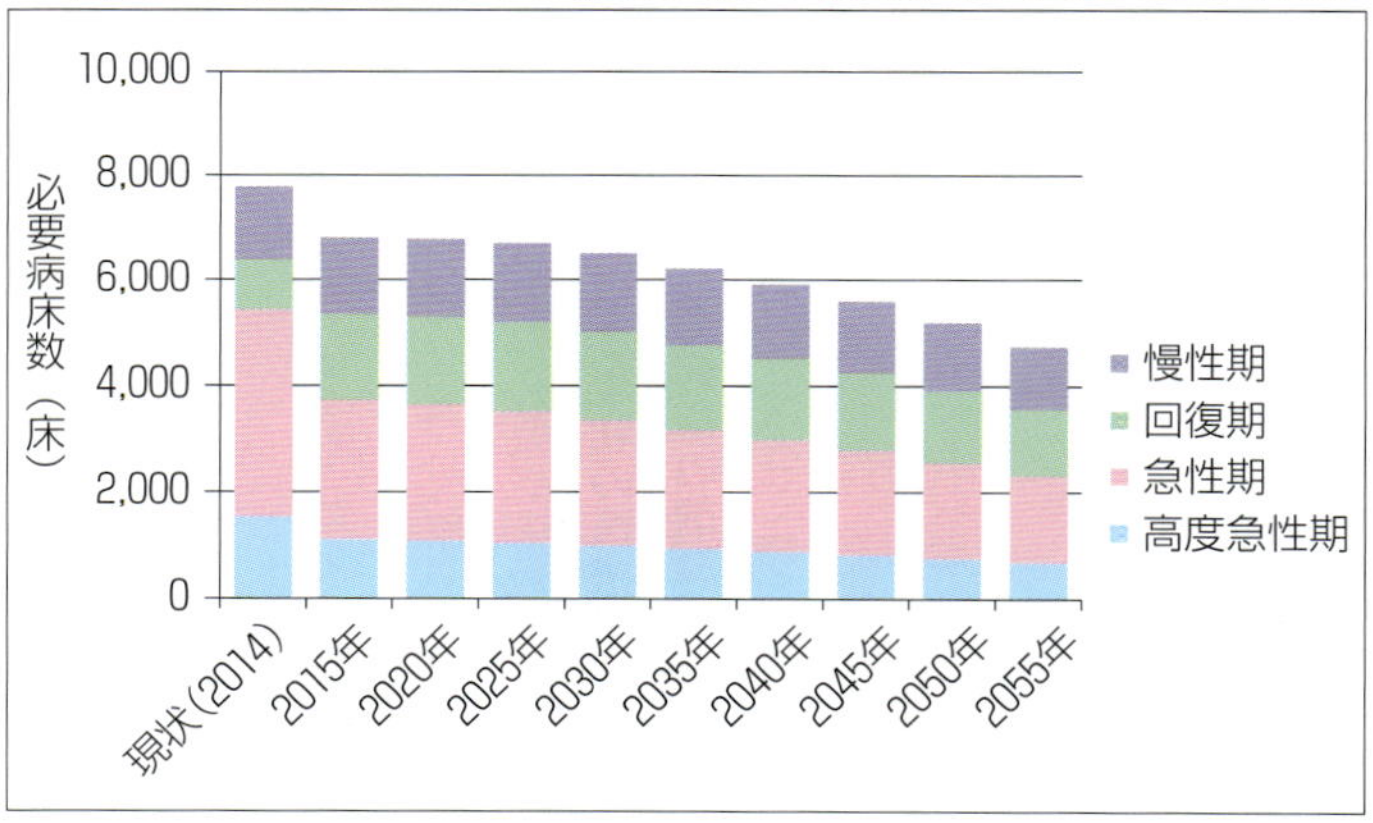

図表1－9　地域医療構想の将来医療需要から見えてくるポイント

① 長期的な人材・設備への投資戦略の基礎情報
→人材確保、設備投資を考えるうえでの有益な情報
② 病床機能のミスマッチ状況
→病床機能転換を考えるうえでの有益な情報

データ等から見えてくる情報について考えてみたい。

自院（Y公的病院）から車で20分ほどの距離にある、A医療圏における中核病院の一つであるZ市立病院の状況は、病床機能報告やDPC公開データから、かなり詳細な状況が見えてくる。Z市立病院では高度急性期から急性期まで地域における重要な機能を担っていることが見えてくるものの、近年は図表1―10に示すように、在院日数短縮により病床稼働率が低下している。特に外科、泌尿器科、小児科等の病棟における稼働率低下が目立っていることや、整形外科や内科の病棟では「重症度、医療・看護必要度」の基準を満たしている患者割合が低いことが推測される。疾患別の情報の一例として、図表1―12、1―13で胃がんの入院患者の状況を見た。自院（Y公的病院）は外科手術症例のシェアが高まっている一方で、Z市立病院のシェアが低くなっていることがわかる。

図表1―13で化学療法等の入院患者数も同時に比較したところ、2012年度時点では、自院（Y公的病院）とZ市立病院の位置はほぼ似たような状況にあったが、年々、左右に離れていったことがわかる。また、Z市立病院は年々上のほうに、Y公的病院は下のほうに移動していることから、入院化学療法に対する受入れ状況が異なっていることが伺える。

図表1－10　A医療圏の中核病院Z市立病院の病床利用率と平均在院日数の推移

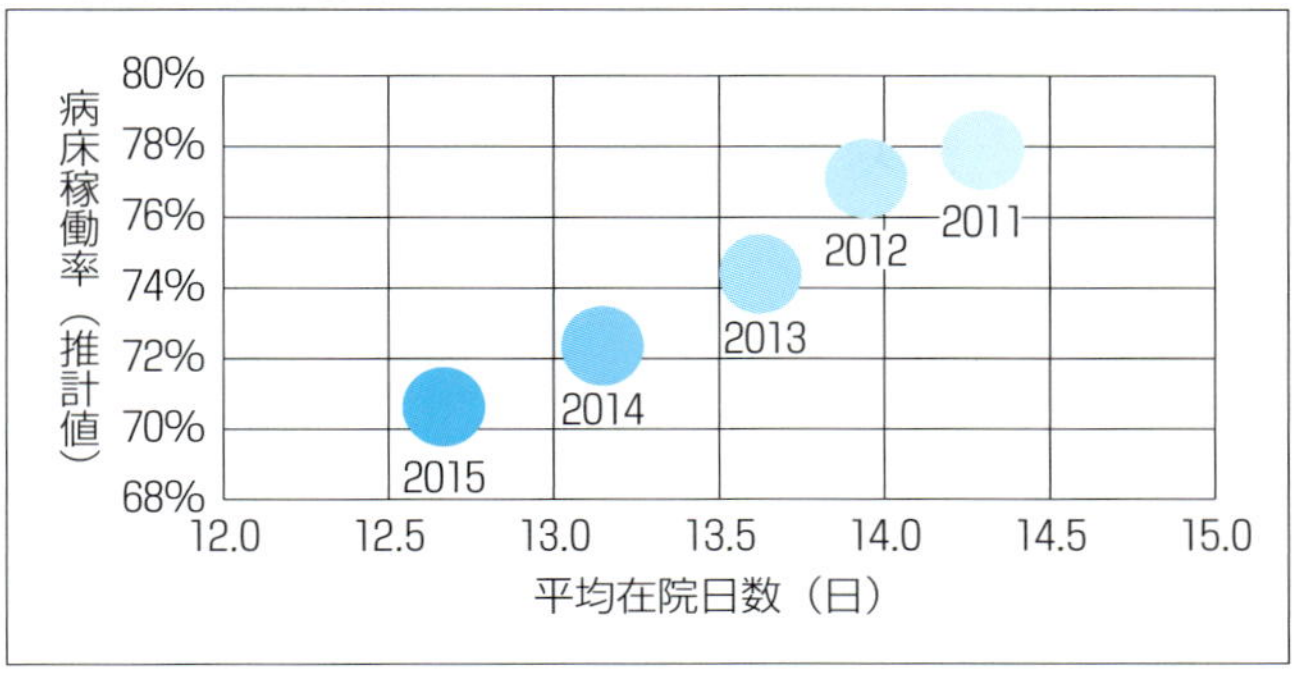

図表1－11　Z市立病院の病棟ごとの状況

病棟名	病床機能区分	診療科	病床稼働率	平均在院日数	A2点以上	B3点以上	A2点以上かつB3点以上
施設全体	—	—	70.4%	13.5	24.3%	39.4%	15.6%
ICU	高度急性期	外科等	42.7%	5.4	75.0%	90.0%	71.8%
3E病棟	急性期	整形	94.1%	19.7	13.0%	50.0%	9.7%
3W病棟	急性期	脳外	68.5%	21.1	32.0%	71.0%	16.9%
4E病棟	急性期	産婦人科	80.6%	8.7	36.0%	34.0%	18.9%
4W病棟	急性期	小児科	38.4%	7.4	2.0%	0.0%	0.0%
5E病棟	急性期	泌尿器	49.3%	12.9	29.0%	43.0%	14.9%
6E病棟	急性期	呼吸器	82.2%	20.6	46.0%	50.0%	27.3%
6W病棟	急性期	循内	79.5%	15.2	25.0%	45.0%	18.8%
7E病棟	急性期	内科	87.0%	12.7	17.0%	42.0%	8.4%
7W病棟	急性期	外科	56.7%	15.2	37.0%	29.0%	16.4%

※看護必要度該当患者割合は旧基準（7対1病棟の基準が15%のときの値）

自院の状況だけでなく、周囲の病院の状況も併せて見ることは、地域の医療提供体制を踏まえた自院のビジョンを策定するために不可欠なことである。さらに、ビジョンに基づき病院の取組みを策定するうえで重要なことは、現状に加え、将来の状況を想定することである。

胃がんの入院患者数は地域でどのように変化するか、図表1―14で地域医療構想を参考に推計したところ、2020年までは増加傾向で、それ以降は緩やかに減少することが想定される。現状のシェアのまま推移したら、2020年以降、胃がん患者に対する自院の必要病床数は徐々に減少することになるだろう。また、化学療法の入院・外来の選択状況を考慮すれば、さらに必要病床数は少なくなることも考えられる。病院の戦略として、必要な人材を確保し病床規模を維持するのであれば、A医療圏内でのシェア向上か、もしくは医療圏外からの患者確保が必要となる。

では、シェアを向上させるためにはどうしたらよいか。医療圏外から患者を確保するにはどうしたらよいか。このような検討を進めていけば、自ずと自院で必要な取組みが見えてくるはずである。

不確実な時代だからこそ重要な「先を見通す力」

2018年へ向けた医療・介護の同時改定の議論が活発化している。現在は1年後の医療環境すらはっきり見えないきわめて不安定な医療経営環境であると言えよう。そのような環境において、方向性を誤り、失敗をすれば取り返しのつかない事態が生じてしまうかもしれないだけに、大きな決断は非常にむずかしい。

このように、1年先を見通すことすらむずかしい環境ではあるが、経営においては、10年後、20年後をある程度見通すことが求められる。将来を見通すことは経験と勘だけに頼ることは適切ではない。特に、**確実性の高い将来を見通すうえで、データに基づくことはきわめて重要なスキルと言える。**

繰り返しになるが、近年、地域医療構想や病床機能報告、DPC公開データ、NDBオープンデータ等、様々な情報が容易に手に入る環境が整ってきている。データに基づき先を見通すスキルを育成するためには、非常に好ましい状況になっていることは間違いない。

図表1－12　A医療圏の中核病院における胃がん外科手術入院患者シェアの推移

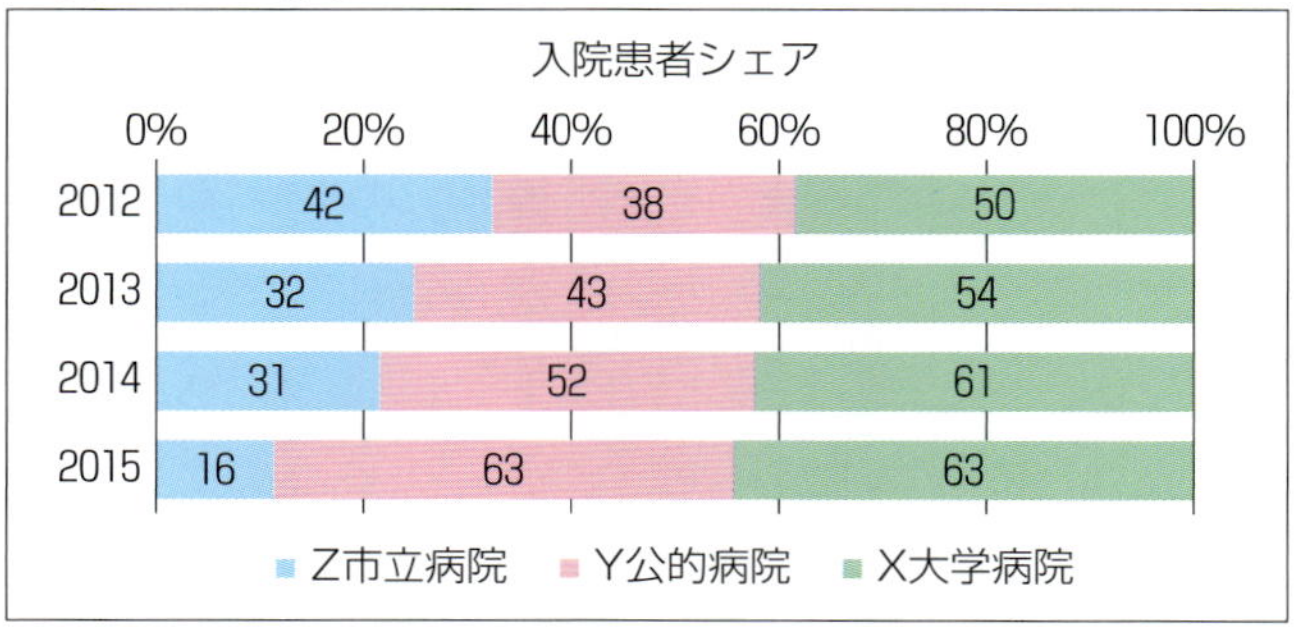

図表1－13　A医療圏の中核病院における胃がんの入院症例数推移
※グラフなかの三角が2012年度、大きい丸が2015年度

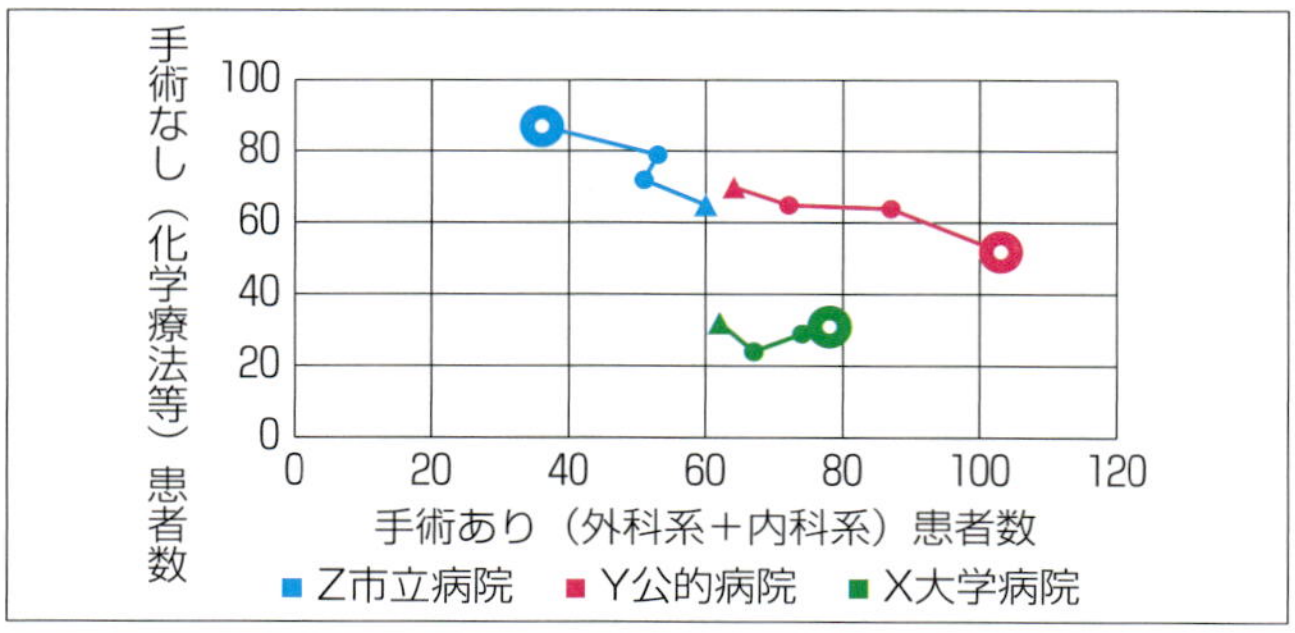

図表1－14　胃がん入院患者（A医療圏 推計値）

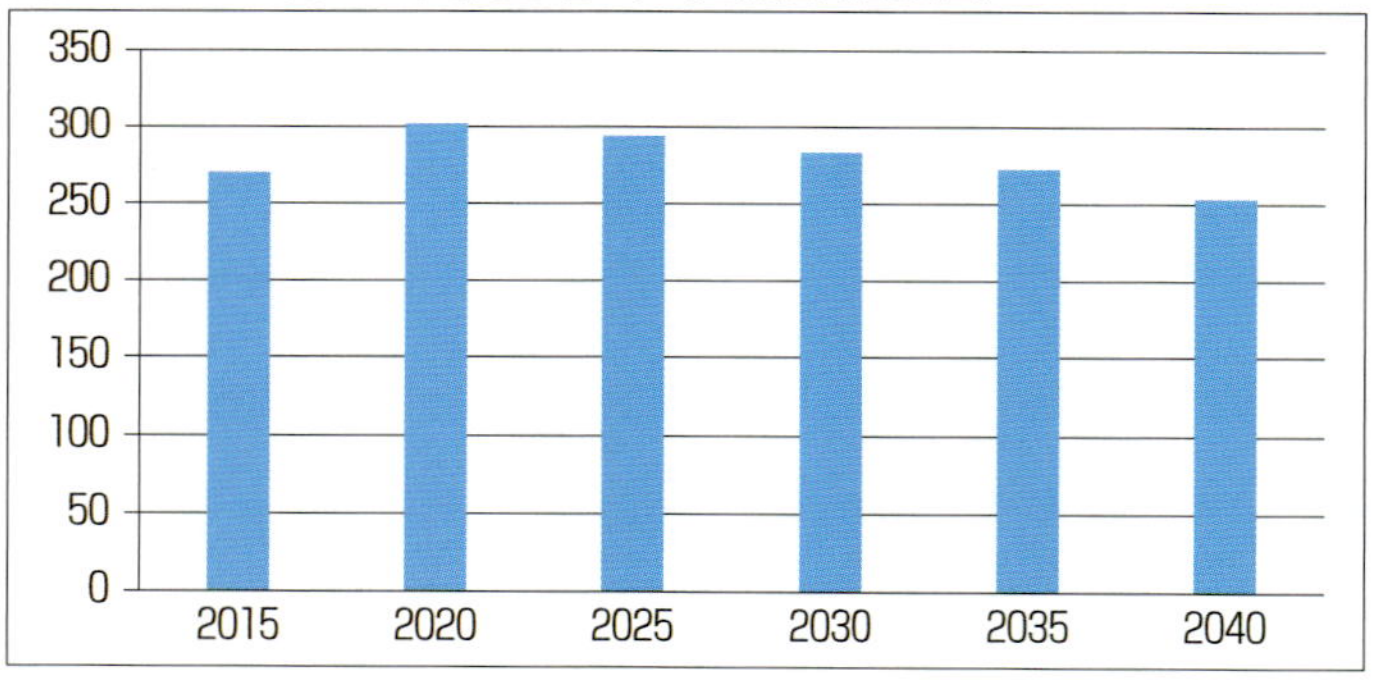

図表1－15　病床機能報告等の周辺医療機関データから見えてくるポイント

①　地域の医療提供体制の現況 →病床機能転換を考えるうえでの有益な情報
②　疾患別の診療実績、疾患別の将来需要予測 →人材確保や患者確保の戦略策定に有益な情報

3．急性期（DPC）の機能評価係数Ⅱのシミュレーション

♟次回2018年度改定で「調整係数」（現在は暫定調整係数）が廃止予定

急性期の1日当たり包括払いであるDPC／PDPS（以下、DPC）対象病院は、2016年4月現在で1667病院、49万5000床となった。これは一般病床89万4000床の約55％を占めるまでに至り、もはやDPC病院は稀な存在ではなくなった。急性期として病院を継続するうえで、今やスタンダードな請求・支払制度になったと言っても過言ではない。

DPCでは、様式1、E・Fファイル等のデータを提出する「データ提出加算」が必須となる。データ提出加算はすでに7対1では必須になっており、2017年4月からは200床以上の10対1でも必須となった。**2018年以降の数回の改定で200床未満の10対1やそれ以外の病棟機能にも拡大していくのは確実であろう。**

DPCは次回2018年度改定で大きな変更がある。制度の象徴であり、前年度収入を保証した「調整係数」（現在は暫定調整係数）が廃止されるからだ。例えばDPC導入時に出来高計算で11億円の病院が包括計算すると10億円になった場合は1億円の損失となり、調整係数はそのような場合に「係数1・1」を付与して収入を保証するものだった。逆に出来高9億円で包括10億円ならば係数は0・9となった。この係数が役割を終えて、「機能評価係数Ⅱ」（医療機関が担うべき役割や機能に対するインセンティブ）へ置き換えられることになる。

図表1－16　調整係数の置換え（厚労省資料より）

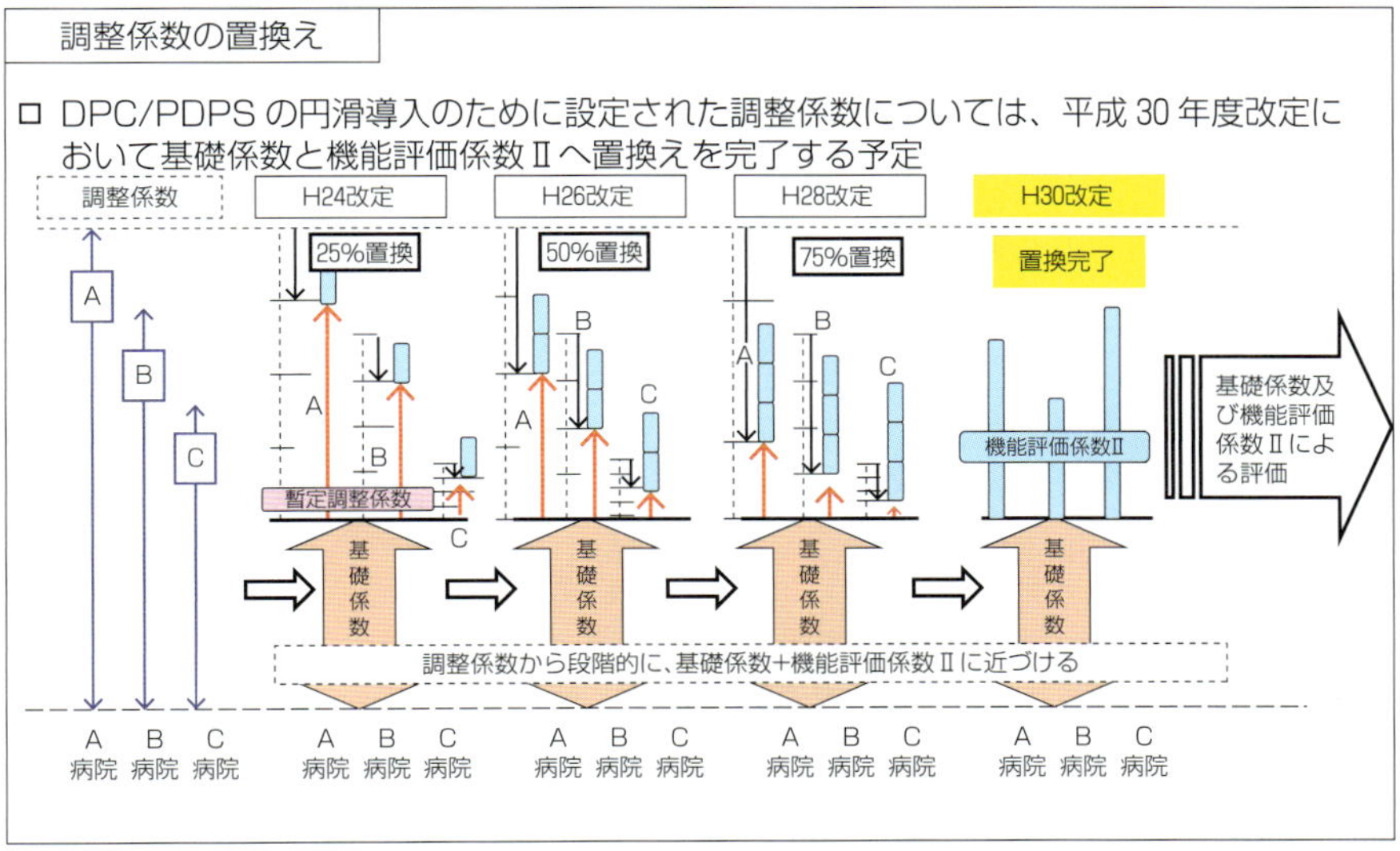

DPC機能評価係数Ⅱをいかに高めていくかが重要な経営対応

図表1―17はA病院（許可病床300床）の2017年度のDPC病院係数による収入見込みである。A病院は脳外科、整形外科、循環器内科を強みとする年間救急車搬送台数4000台の地域の中核的な急性期病院である。1日入院単価は約6万円、病床稼働率85%、平均在院日数13日となっている。年間の入院収入は1日単価6万円×300床×365日×病床稼働率85%で約56億円となっている。

DPC病院別係数（Ⅲ群基礎係数、暫定調整係数、機能評価係数Ⅰ、Ⅱの総和）は、「DPCの包括部分収入」（投薬、注射、検査、1000点未満の処置等）だけに乗じられる。A病院ではその包括分金額は図表1―17にあるように、1月当たり約2億円、年間24億円となっている。最終的にはそこにA病院係数合計1・3324が乗じられるために、1月当たり2・66億円、年間32・0億円の収入となるわけだ。この係数分33・24%の年間8億円の真水の収入（純益）と言えるボーナス部分の経営インパクトがいかに大きいかがわかるだろう。DPC病院が係数の上下に一喜一憂する大きな理由である。

DPC病院では、前述のようにDPC導入時の前年度収入を保証した図表1―16の「暫定調整係数」が、2018年度改定で「機能評価係数Ⅱ」の「医療機関が担うべき役割や機能に対するインセンティブ」（図表1―19）へすべて置き換えられる。そのために**機能評価係数Ⅱをいかに各病院で高めていくかが重要な経営対応になる。**

図表1―17　A病院　許可病床300床、DPCⅢ群病院

・１日入院単価60,000円　病床稼働率85%　平均在院日数13日
　年間入院収入（DPC 包括分＋出来高分）約56億円
　（DPC 入院分であり、労災や自賠責、室料差額等の自費分は含まず）
・ＤＰＣ病院別係数を乗じる前の DPC 包括分収入
　約24億円（１月２億円）× DPC 病院係数1.3324※＝約32億円／年
　※Ⅲ群基礎係数＋暫定調整係数＋機能評価係数Ⅰ＋機能評価係数Ⅱの総和

図表1―18　2017年度　A病院（300床）のDPC包括部分収入見込み

	係数	1月平均	年間（12ヵ月）
DPC包括分収入（係数を乗じる前）		¥200,000,000	¥2,400,000,000
①基礎係数（Ⅲ群　1.0296）	0.0296	¥5,920,000	¥71,040,000
②暫定調整係数	0.0248	¥4,960,000	¥59,520,000
③機能評価係数Ⅰ	0.2156	¥43,120,000	¥517,440,000
7対1入院基本料	0.1001	¥20,020,000	¥240,240,000
臨床研修病院入院診療加算（1　基幹型）	0.0012	¥240,000	¥2,880,000
診療録管理体制加算1	0.0027	¥540,000	¥6,480,000
医師事務作業補助体制加算1（15対1）	0.0266	¥5,320,000	¥63,840,000
急性期看護補助体制加算1（25対1）	0.0388	¥7,760,000	¥93,120,000
看護職員夜間配置（16対1）	0.0097	¥1,940,000	¥23,280,000
地域加算2	0.0058	¥1,160,000	¥13,920,000
医療安全対策加算1	0.0026	¥520,000	¥6,240,000
感染防止対策加算1	0.0122	¥2,440,000	¥29,280,000
感染防止対策地域連携加算	0.0031	¥620,000	¥7,440,000
病棟薬剤業務実施加算1	0.0063	¥1,260,000	¥15,120,000
データ提出加算2（200床以上の病院）	0.0040	¥800,000	¥9,600,000
検体検査管理加算（Ⅱ）	0.0025	¥500,000	¥6,000,000
④機能評価係数Ⅱ	0.0624	¥12,480,000	¥149,760,000
保険診療係数	0.00806	¥1,612,000	¥19,344,000
効率性係数	0.00708	¥1,416,000	¥16,992,000
複雑性係数	0.00871	¥1,742,000	¥20,904,000
カバー率係数	0.00841	¥1,682,000	¥20,184,000
救急医療係数	0.01344	¥2,688,000	¥32,256,000
地域医療係数	0.00643	¥1,286,000	¥15,432,000
後発医薬品係数	0.00949	¥1,898,000	¥22,776,000
重症度係数	0.00078	¥156,000	¥1,872,000
DPC収入額総計（①＋②＋③＋④）	1.3324	¥266,480,000	¥3,197,760,000

8つの機能評価係数Ⅱの均等配分の問題点

機能評価係数Ⅱには図表1—19に示すように、70％以上の数量ベースを超えることが当たり前になった「**後発医薬品係数**」や、努力と関係なく病床数とリンクする「**カバー率係数**」がある。一方、在院日数短縮の努力を評価した「**効率性係数**」と、患者構成の差を1入院当たり点数で評価した「**複雑性係数**」を高めるためには相当な経営的努力が必要になってくる。DPC分科会の委員も「**効率性係数と複雑性係数のみが実質的に病院の機能を評価する係数になると考えられる**」といった発言をしている。

図表1－19　8つの機能評価係数Ⅱの考え方と改善努力の余地

項目	考え方	改善努力の余地
保険診療係数	適切な保険診療・取組・公表	内容により努力余地あり。データ提出内容の精度向上等は余地あり
効率性係数	在院日数短縮の努力を評価	努力余地あり。在院日数を短くすれば向上する。ただし疾患構成の補正がかかるため、単純には向上しない
複雑性係数	患者構成の差を1入院当たり点数で評価	努力余地ややあり。疾患構成に依存する。短期入院の疾患等を外来に移行するなど、係数向上の取り組みは限定的
カバー率係数	様々な疾患対応評価	努力余地なし。病床数に依存する
救急医療係数	救急医療の医療資源投入量の乖離	努力余地ややあり。救急医療管理加算等の対象となる疾患割合に依存。救急車の受け入れ等を強化することで向上可能
地域医療係数	地域医療への貢献を評価	努力余地小。体制評価は努力余地あり。定量評価（地域シェア）は努力余地ほぼなし
後発医薬品係数	入院医療に用いる後発医薬品使用を評価	努力余地あり。後発医薬品の数量ベースの使用数次第
重症度係数	診断群点数表で表現しきれない重症度の乖離率を評価	努力不要。低いほうが効率的な医療をしているともいえる

　現在の係数評価は、体操の鉄棒で例えると、逆上がりと月面宙返りを難易度に関係なく均等評価していると言えよう。本来ならば難易度に応じた重み付けが必要だと思われる。2018年度改定ではDPC分科会の議論を聞く限りは、Ⅰ群・Ⅱ群病院においては機能評価係数Ⅱの重み付けの導入が検討されたが、結局、見送られる公算が高くなった。

　複雑性係数は脳外科や血液内科中心の病院で1入院当たり点数が高い疾患が多い病院ほど高くなる。一方、小児科や内視鏡短期手術が多い病院では傾向としてあまり高くならない。つまり、病院の患者構成（ケースミックス）によってほぼ決まってしまう。これに対して効率性係数は診断群ごとの在院日数短縮を評価したものであり、Ⅰ～Ⅲ群まで共通の評価となっている。元々在院日数が長めになる診断群が多い脳外科の専門病院であっても、脳梗塞等のメジャー疾患の在院日数が全国平均よりも短ければ評価される。そのため、在院日数を評価した効率性係数の重み付けを最も高く評価すべきだと筆者は考える。

DPC機能評価係数Ⅱは偏差値に変えて院内説明しよう

　DPC病院に対しては毎年2月、同年4月からの新年度のDPC機能評価係数Ⅱが内示される。図表1—20はA病院の2017年度と2016年度の機能評価係数Ⅱを比較したものだ。保険診療係数は変わらず、増加したのは効率性、複雑性、カバー率になっている。一方、減少したのは救急医療、地域医療、後発医薬品、重症度係数であり、全体では2016年度係数0・0648から0・0624へ▲0・

図表１－21　2017年度機能評価係数Ⅱの対前年度比較のレーダーチャート

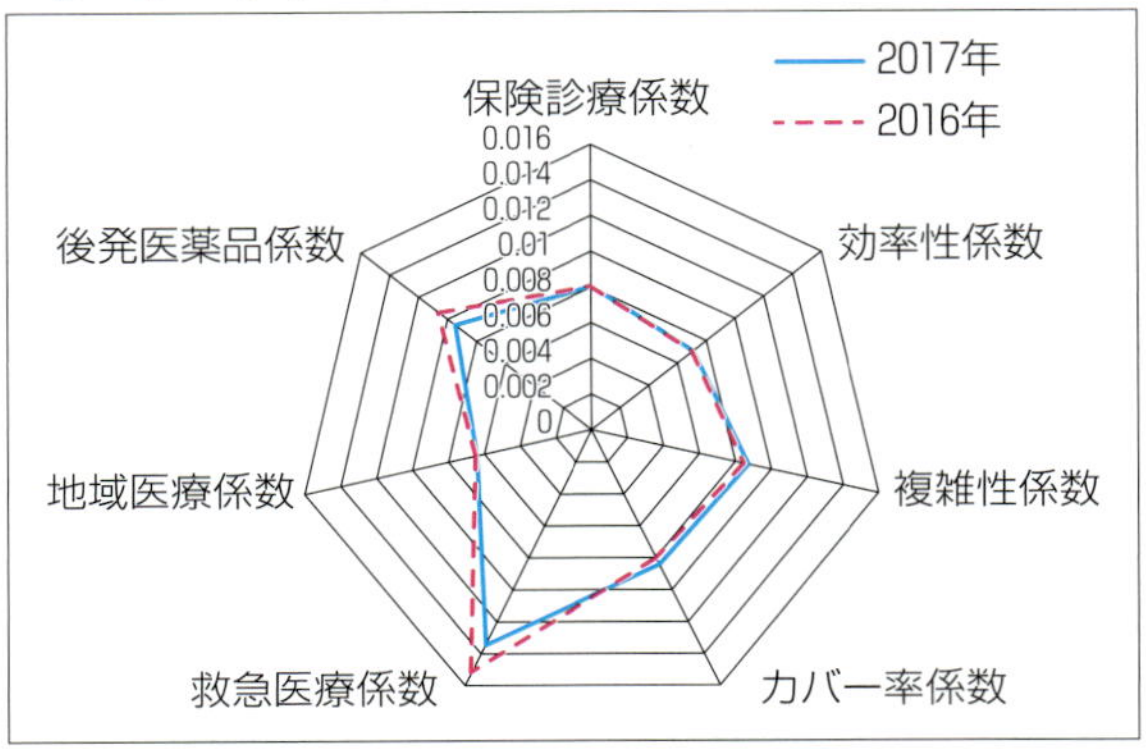

図表１－20　2017年度機能評価係数Ⅱの対前年度比較

	2017年	2016年	増減
保険診療係数	0.00806	0.00806	0.00000
効率性係数	0.00708	0.00706	0.00002
複雑性係数	0.00871	0.00852	0.00019
カバー率係数	0.00841	0.00805	0.00036
救急医療係数	0.01344	0.01516	-0.00172
地域医療係数	0.00643	0.00644	-0.00001
後発医薬品係数	0.00949	0.01058	-0.00109
重症度係数	0.00078	0.00092	-0.00014
合計	0.0624	0.0648	-0.00239

図表１－22　Ａ病院の偏差値の対前年度比較

	2017年	2016年	増減
保険診療係数	51.4	52.0	-0.6
効率性係数	49.1	49.5	-0.3
複雑性係数	51.2	50.5	0.7
カバー率係数	57.3	56.2	1.0
救急医療係数	62.1	65.3	-3.2
地域医療係数	50.1	49.8	0.3
後発医薬品係数	54.6	57.1	-2.5
重症度係数	36.3	37.0	-0.7
合計	52.8	54.7	-1.9

０・００２３９下がっている。これは２０１７年度ＤＰＣ包括分収入20億円に対しては４７８万円のマイナスとなる。

図表１―20や図表１―21の２０１７年度機能評価係数Ⅱの対前年度比較のレーダーチャートを医局会等で示して、「本年４月から、ＤＰＣ病院の在院日数短縮の努力を評価した当院の『効率性係数』は０・００７０８です。対前年比では０・０００２アップしました」と小数第３位以下からの数字を聞いただけでは「数字の上下はわかるが、それがどうした」になってしまう。小数点以下で表示された機能評価係数Ⅱを，単に院内にて説明してもなかなか理解してもらえない。

その場合、**医事課や診療情報の担当者は、自院の係数の状況を理解してもらえるように「偏差値」で説明するとよいだろう。**

受験でおなじみの「偏差値」とは、「ばらつきの度合いを基に自分の相対的な位置を表す」という数値なのだが、医師には説明不要であろう。医師は元々偏差値が高くて医学部に入学したわけだ。一般的に言えば「偏差値80＝超優秀」、「偏差値30＝これはいかん」の理解で十分だ。偏差値自体の計算は簡単である。厚生労働省からきた内示の資料には、自院の係数に加えＤＰＣⅠ～Ⅲ病院群ごとの機能評価係数Ⅱの「平均」、「標準偏差」、「分布図」が含まれている。この平均と標準偏差を使って以下の計算式でエクセル等の表計算ソフトで簡単に算出できる。

図表１－23　2017年度と2016年度の偏差値比較

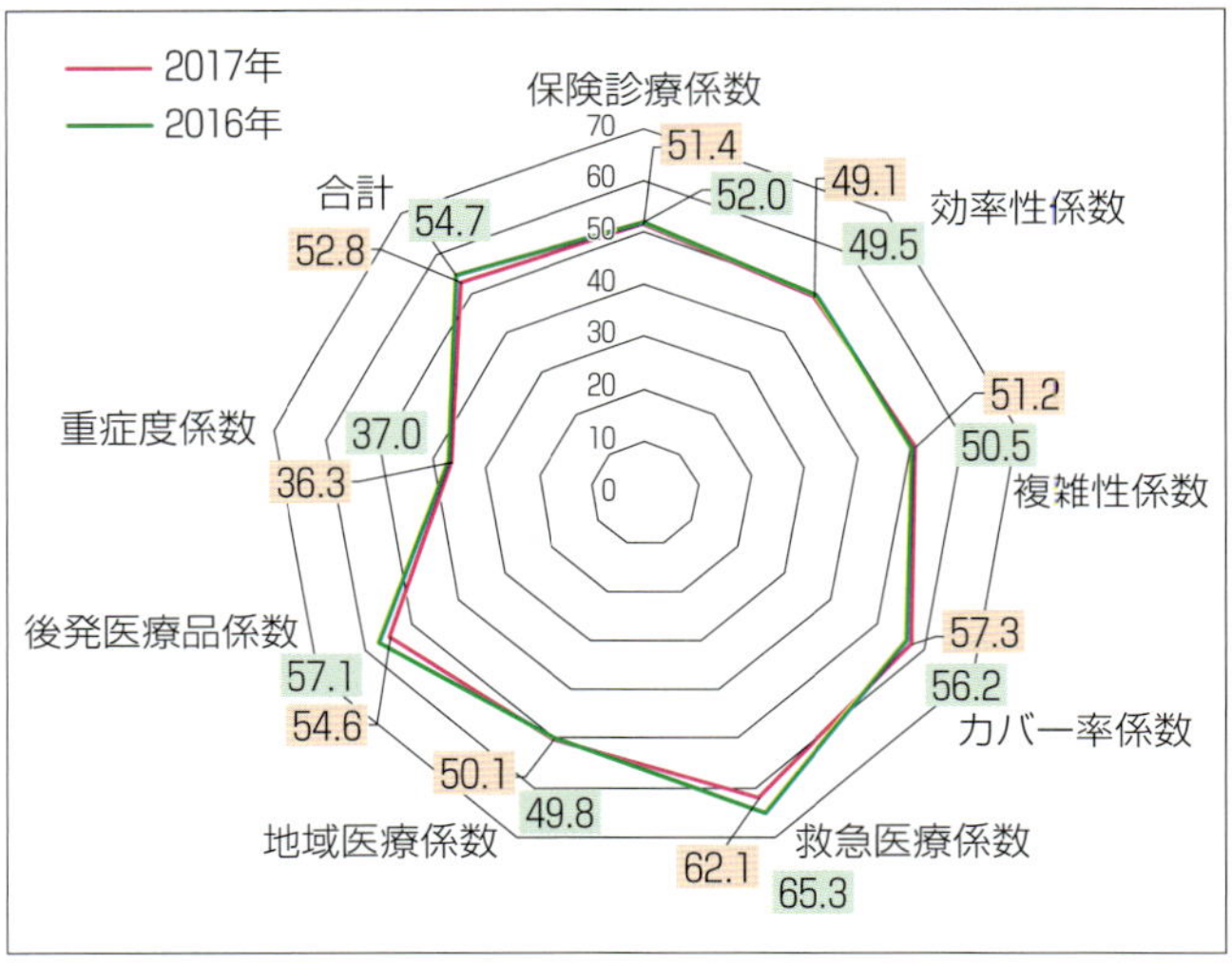

偏差値＝（自院の係数－平均値）÷標準偏差×10＋50

院内での説明としては、「2017年度、当院の在院日数短縮を評価した『効率性係数』は0・00708であり、偏差値は49・1になります。全国平均の偏差値50を下回った49・2であり、前年度の偏差値49・5をさらに下回っていて、ここの改善が必要です。最も悪い偏差値は重症度係数の36・3ですが、これは低くても構いません」となる。

後発医薬品係数はなぜ最大値70%以上でも係数が下がったのか

2017年度の機能評価係数Ⅱの係数ごとの「平均、標準偏差及び分布図」は図表1―24のように、入院医療に用いる後発医薬品の使用を数量シェアで評価した「**後発医薬品係数**」は、最大値となる「数量ベース70%以上」の病院が大部分で1338病院となっている。2015年6月の閣議決定により、後発医薬品については数量ベースで「2017年央に70%以上とするとともに、2018年度から2020年度末までの間のなるべく早い時期に80%以上」という数量シェア目標が定められている。DPC病院ではその目標どおりに進んでいると言えよう。

図表1―25は2014年からの後発医薬品係数の推移をまとめたものである。2014年は旧上限値60%以上だったが、達成していたのは189病院しかなかった。そのため最大係数は0・01544と高く設定されていた。700床規模でDPC係数を乗じる前の包括分収入が40億円の病院だと6176万円の「純益」となったわけだ。

この「馬の鼻先にニンジン的」な1・544%という係数がついたため、多くのDPC病院が後発医薬品への切り替えを進めた。

2015年に上限値60%以上は303病院となり、最大係数が0・01274へ下がった。後発医薬品係数の財源が一定であるため、切り替えを頑張るほど、相対的な各病院の取り分は減っていくという悲しい現実となった。しかし、切り替えをしないで現状維持のままだと周囲が頑張っているため余計に下がってしまう。

上限値が70%以上になった2016年度改定時は870病院のため、最大係数が0・01058となった。2017年度は1338病院となり、最大係数は0・00949と1%を切ってしまった。「偏差値」を計算すると、2014年から「65・4」→「62・0」→「57・1」→「54・6」と上限値であっても見事に下がっている。もはやDPC病院にとって後発医

図表1－24　2017年度後発医薬品係数の分布（厚労省内示資料より）

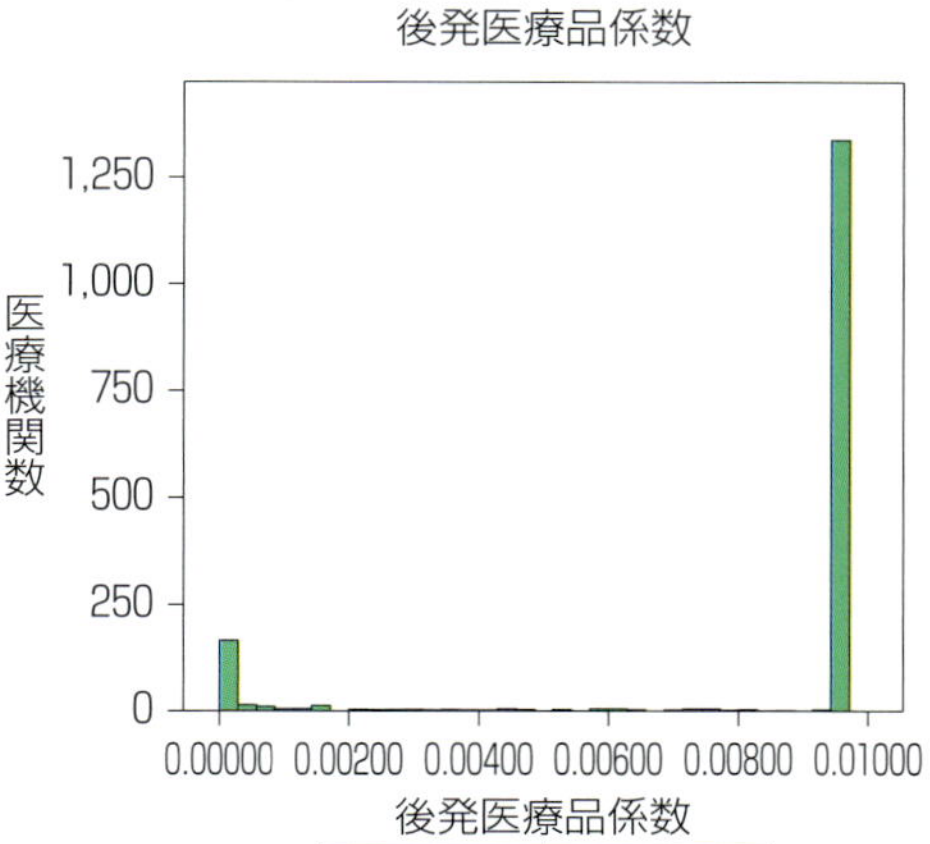

平均値	0.00799
標準偏差	0.00326

図表1－25　後発医薬品係数の推移

年度	2014年	2015年	2016年	2017年
上限値	60%	60%	70%	70%
最大係数	0.01544	0.01274	0.01058	0.00949
病院数	189	303	870	1338
偏差値	65.4	62.0	57.1	54.6

図表1－26　重症度指数（相対評価すると重症度係数）の式

当該医療機関における〔包括範囲の出来高点数〕／〔診断群分類点数表に基づく包括点数〕を評価
※ただし、救急医療指数ですでに評価されている救急入院２日目までの包括範囲出来高点数は除外

薬品係数は上限値70％以上の最大値係数を取って当たり前になった。そのため2018年度改定では政府の目標である「80％以上」になるのではないかという見方もある。さらに「施設全体として有する体制などのストラクチャー（構造因子）を評価した「機能評価係数Ⅰ」への変更が予定されており、**後発医薬品係数は機能評価係数Ⅱのインセンティブとしての使命は終了と言える。**

重症度係数は唯一、低いほうがよい係数

前回2016年度改定では暫定調整係数廃止の激減緩和を目的に機能評価係数Ⅱに新たに「**重症度係数**」が加わり、全部で8つとなった。重症度係数は「診断群分類点数表で表現しきれない患者の重症度の乖離率を評価」したものとされていた。DPCでは包括評価になっている投薬、注射、検査などの医療行為を出来高に置き換えた点数が高い病院を評価する。

同係数が高い病院は大きく二つに分類される。第一はがんや循環器などに特化した全国から患者が集まるような高度専門病院になる。同じ診断群でも重症患者が多く、必然的に医療資源投入量（包括部分の出来高換算点数）が多くなる。重症度係数はそのような病院の経済的損失を補てんするものである。背景には「暫定調整係数が高い病院＝医療資源投入量が多い」ということがあり、暫定調整係数廃止の激変緩和を目的にしている。しかし、暫定調整係数はDPC対象病院となった際の出来高収入の高さを保証したものであり、現在は多くの病院で医療資源投入量は効率化しているはずである。

第二は「DPC導入目的の一つである医療の質の標準化ができていない病院」になる。過剰な投薬や注射、検査、画像診断などを行えば重症度係数は上がるが、「包括部分出来高点数が高い＝医療の質が高い」ではない。

Ⅰ～Ⅲ群ごとの重症度係数分布グラフを見ても、すべての群で重症度係数が最も低い病院が数的には最も多くなっている。特にⅠ群、Ⅱ群病院において重症度係数が低い病院は決して重症患者が少ないわけではない。例えば「脳腫瘍」や「急性白血病」に対して全国標準の医療資源投入量ならば重症度係数は低くなる。そして前述の第二のタイプの病院では高くなる。

重症度係数はⅡ群病院で最大で0・01727となっている。DPC包括収入が年間50億円程度の大病院で考えれば、この係数だけで8600万円近い増収となる。では、この1億円の増収を目指し意図的に医療資源投入量を増加させて、いわゆる「過剰診療をすべきかどうか」だが、それはコスト高となって大幅な経済的損失となってしまう。むしろ、今回、**重症度係数が高かった病院では、適切な医療資源投入を目指し、重症度係数が下がるような努力をすべきであろう**。もちろん、他院と比較して重症患者が本当に多い第一のタイプの病院は何もする必要はない。重症度係数は、2018年度改定において、医療の標準化を目的としてDPCにはそぐわない等の理由で廃止される可能性が高い。したがって、現状、**重症度係数が高い病院は激変緩和措置が取られない限りはきびしい状況になる可能性がある。**

4. 地域包括ケア病棟のシミュレーション

2016年度改定で唯一追い風だったのが地域包括ケア病棟入院料だった

2016年4月診療報酬改定は7対1入院基本料の看護必要度要件強化をはじめ、地域包括ケア病棟以外の大部分の入院料には大きな逆風が吹いた。一方、「向かい風」と言える2016年4月改定の影響をまったく受けず、逆に「追い風」となったのが地域包括ケア病棟だった。点数は据え置いたうえで、手術・麻酔を出来高算定可能にした。これにより、転換を躊躇していた外科系病院からの転換も促すことになった。理由は財務省の意向である「**7対1病床削減」の受け皿が地域包括ケア病棟だからである**。

2016年度改定は明らかに7対1から地域包括ケア病棟への政策誘導であり、その背景には、各都道府県が二次医療圏内の「**高度急性期」「急性期」「回復期」「慢性期」ごとの病床数を策定する「地域医療構想**」がある。全国の二次医療圏内（地域医療構想区域内）の病床機能報告の状況を見ても、**ほとんどの地域で「急性期」が過剰で「回復期」が足りなくなっている**。地域包括ケア病棟のポスト・アキュート（急性期後）機能は、大部分が「回復期」に該当するからだ。

ただし、2016年度改定では、許可病床500床以上の病院やICU、HCU等の高度急性期ユニットをもつ病院では、地域包括ケア病棟は1病棟しか届出ができないように制限がかけられた。これは地域の大規模な急性期病院や高度急性期病院が急性期病床稼働率低下に伴って無尽蔵に地域包括ケア病棟を増やすことで、後方連携病院との地域における「医療生態系」を崩すことを防止するためである。ただし、この制限は地域医療構想の「回復期機能」としての地域包括ケア病棟拡大を妨げるために、賛否両論がある。制限を設けるべきではないとする側の意見は、それを話し合うのが地域医療構想調整会議のはずだ、というものだ。

地域包括ケア病棟への転換を考えるべき病院はどのような病院か

地域包括ケア病棟への転換を考える場合、収入の損得以前に二次医療圏のなかで自院が「高度急性期」「急性期」「回復期」「慢性期」のどの機能を担うかという「あるべき姿」（ビジョン）を明確にする必要がある。地域医療構想における「回復期」に該当する入院料には、ポスト・アキュート機能の**地域包括ケア病棟入院料**と**回復期リハビリテーション入院料**等がある。ただし、地域包括ケア病棟で、在宅や介護施設等から肺炎や尿路感染症等の急性疾患を新入院患者として直接に受け入れている場合は、サブ・アキュート機能となり、病床機能報告制度でも「急性期」として報告した病院がある。

同報告制度でも、地域包括ケア病棟は「当該病棟が主に回復期機能を提供している場合は、回復期機能を選択し、主に急性期機能を提供している場合は急性期機能を選択するなど、個々の病棟の役割や入院患者の状態に照らして、医療機能を適切に選択する」とされている。

2018年同時改定では、「医療資源投入量が多くなる直接入院のサブ・アキュートの地域包括ケア病棟を評価したらどうか」という意見もある。

　そもそも、「高度急性期」「急性期」を担い、地域中核機能をもつ1日入院単価が7万円を超えるような病院では、地域包括ケア病棟は不要になる。地域包括ケア病棟1で加算をすべて入れると入院14日以内の包括分1日入院単価は3万80円となる。この単価では元々1日当たり平均入院単価が7万円超の病院は減収傾向が強い。一方、1日入院単価4万円前後の病院では、入院期間が長めになるほど2万5000円前後の単価になるために、地域包括ケア病棟を届出した場合の増収効果が高くなる。

　損得勘定ではないと前述したが、「鶏が先か、卵が先か」の議論でいうと、「重症度、医療・看護必要度」（以下、看護必要度）C項目に該当する手術が少なく、A項目の医療行為が必要な重症患者が少ないために入院単価が4万円前後になる。AとC項目の看護必要度が高ければ1日入院単価も高くなる。両方はほぼ相関している。実はADL（日常生活動作）を評価したB項目だけは、1日入院単価と相関しない。

　図表1―27はB病院の1日入院単価を高い順に並べたものである。地域包括ケア病棟入院料14日以内加算1500円を除いた単価2万8500円を下回る日数は半数近くある。同院では看護必要度低下、平均在院日数長期化改善のため、1病棟を地域包括ケア病棟に転換した。その結果、同病棟だけで年間4000万円程度の「純益」の増収となった。ほかにも7対1から100床強、2病棟を転換して年間1億円近くの増収となった病院もある。

図表1―27　一般病棟　在院日別　入院収益の分布（短手3症例を除く）

・ 短期滞在手術等入院の症例を除いた一般病床の病床単価は40,000円（食事料を除く）。
・ 1日当たりの入院収益が28,580円を下回る日が半数近くある。

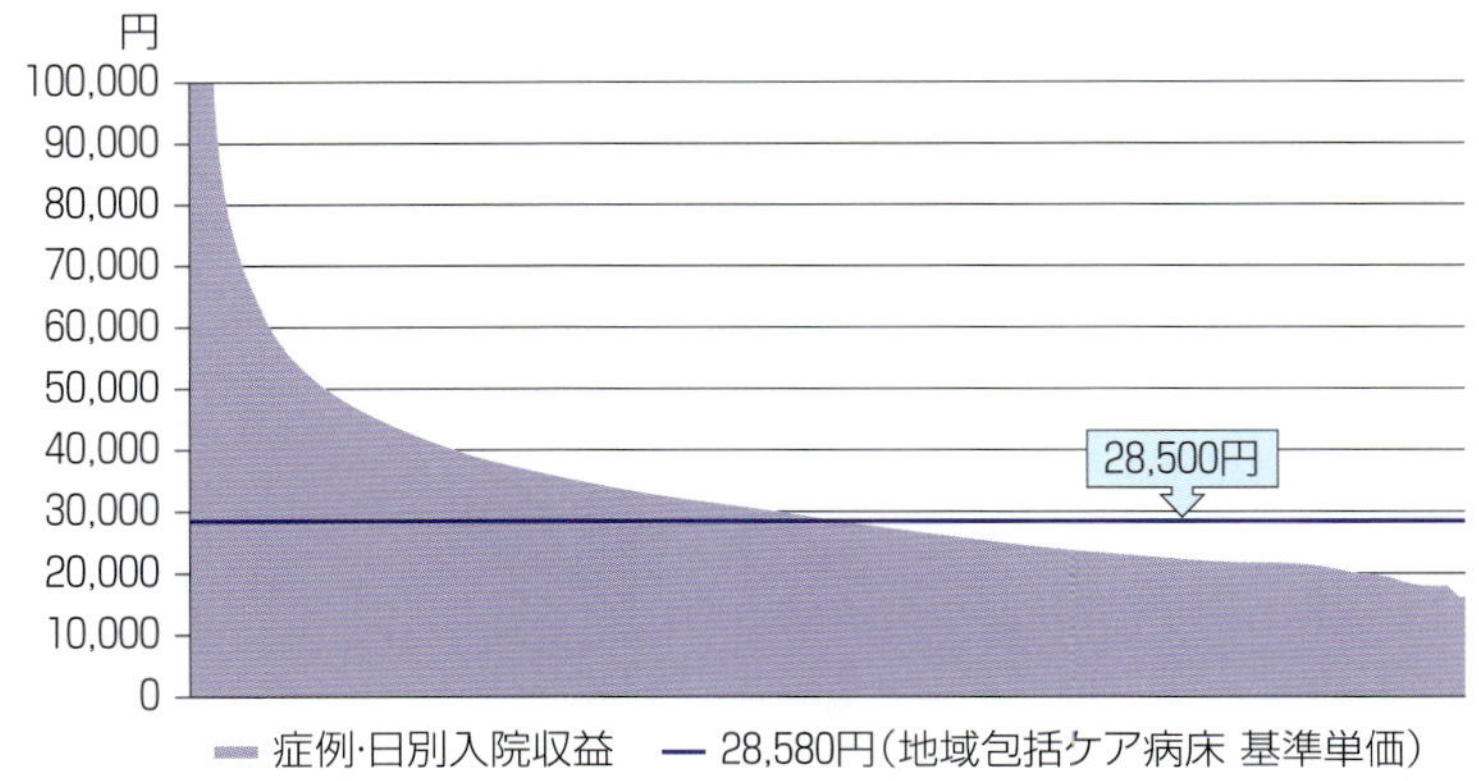

3ヵ月分のEFファイルより作成、保険診療の症例のみ、入院収益には食事料を含まない

地域包括ケア病棟に転換する際に注意すべきポイント

　転換にあたっての問題は大きく3つある。第一は、**経営陣および職員の「当院は急性期だ」という急性期至上主義**である。地域包括ケア病棟への転換は急性期からの撤退を意味するというメンタル的なものである。なかには「転換したら職員は辞める」とまで言い切る経営幹部もいる。しかし、そもそも1日入院単価、看護必要度がともに低いことは、厚労省が考えている診療報酬上、地域医療構想上の「急性期」の指標とは乖離があるわけだ。これは自院経営指標と他の急性期病院の経営指標を客観的に定量してみると「自称急性期」のケースが多々ある。

　第二は、地域包括ケア病棟がうまくいかない理由として、図表1―28の**①医師、②看護師、③入**

図表1―28　地域包括ケア病棟がうまくいかない理由

① 医師の転棟に対する理解がない（回診が大変等）
② 看護の専門性の問題と転棟の申し送り等の手間
③ 患者さんが転棟を嫌がる（入院時の説明不足）
④ リハビリ対象患者の３カ月平均２単位以上に対してセラピスト人数が足りない
⑤ ①〜④の理由でベッドコントロールがうまくいかない

院患者の問題がある。

　地域包括ケア病棟は混合病棟になり、ポスト・アキュート機能では院内や他院からの転棟患者がほとんどとなる。そのため、診療科別病棟制の病院では、①医師の回診が大変という問題が発生する。これについては、なぜ地域包括ケア病棟が必要なのかをきちんと医師へ説明して、転棟に対する理解を得る必要がある。②は看護の専門性の問題と転棟の申し送り等の手間の問題である。これも①と同じく、看護部へ理解を求めないといけない。③は患者が転棟を嫌がることだが、これは入院時の説明不足に由来することが多い。自院の病棟は急性期（アキュート）とポスト・アキュートに機能分化しており、症状が落ち着いたら転棟があることを十分にインフォームド・コンセントしておく必要がある。そのほかにリハビリセラピストの人数の問題もあるが、それは後述する。

　第三は、**施設基準の問題**である。要件のなかで特に難易度が高いのは**「データ提出加算の届出」**と**「リハビリ提供患者には3カ月平均で1日平均2単位以上」**というものである。

　データ提出加算は、厚労省が実施する「DPC導入の影響評価に係る調査」に準拠したデータが、正確に作成および継続して提出されることを評価した点数である。同加算の算定が要件となっているのは、DPC対象・準備病院、7対1入院基本料の出来高算定病院、地域包括ケア病棟（病室単位も含む）を届出する病院である。2017年4月からは1年間の経過措置が終わり、許可病床のうち一般病床200床以上の10対1入院基本料を届出する病院でも必須になった。**おそらく2025年まではすべての病院で必須になると思われるため、その取組みが必要だと言えるだろう。**

　2017年度実績では、データ提出を希望する病院は年4回の届出機会がある。その後、定められた期日までに2カ月分のデータを提出して、厚労省の審査に合格しなければならない。それからの同加算の届出になるため、準備を含めると半年以上かかる。地域包括ケア病棟を届出しようとする病院は、加算を先に届出する必要があるため、診療情報を管理する職員の配置が必要になってくる。

　また、リハビリは包括だが、図表1－29のように「直近3カ月に疾患別リハ等を提供した患者のリハビリ総単位数／直近3カ月間におけるリハビリ提供患者の当該病棟の入院延日数＝2単位以上実施」という下限がある。分母の入院延日数には休日も含むため、土曜、日曜にリハビリ未実施の病院では1日1人当たり平均3単位（60分）以上実施しないと平均2単位には届かない。つまり、包括医療の弊害としてよく言われる「粗診粗療」ではなく、手厚いリハビリを実施しないと平均2単位のクリアは無理となる。1

図表1－29　地域包括ケア病棟のリハビリ要件等

要件　リハビリテーションを提供する患者について、リハビリテーションを直近3カ月平均で1日平均2単位以上提供していること。

（計算式）

直近3カ月に疾患別リハ等を提供した患者のリハビリテーション総単位数
――――――――――――
直近3カ月間における上記患者における当該病棟または病室の入院延日数
＝2単位以上

T病院の4月→563単位／242日＝2.3単位
5月→742単位／336日＝2.2単位
6月→750単位／341日＝2.2単位
3ヵ月平均→2,055単位／919日＝2.24単位

（注意点）

- 土日リハビリを休んでいる病院では平日、患者1人当たり平均3単位（60分）のリハを行わないと平均2単位はいかない
- 1日1単位程度の廃用症候群リハビリを多くの患者に実施すると、分子のリハ単位数は増えずに分母の入院延日数が増加するだけなので平均2単位はいかない

図表1－30　療養病棟からの届出する場合のハードル

① 看護職員配置13対1
② 正看比率70%以上
③ 在宅復帰率7割以上
④ データ提出加算
⑤ リハビリ2単位以上

単位20分程度のリハビリ1単位ずつを多くの患者に実施すると、分母の入院延日数がどんどん増加するため、平均2単位のクリアがむずかしい。

リハビリセラピストの「定数制」があって人数が少ない公立病院などでは、これがネックになっている。他の「13対1看護配置」や「在宅復帰率7割以上」については7対1、10対1等の一般病棟から転換する場合は容易にクリアできるだろう。ただし、看護配置20対1、25対1の療養病棟から転換する場合は、図表1－30のように「正看比率70％以上」も高いハードルになってしまう。そのために7対1、10対1入院基本料からの届出が多く、療養病棟からの届出はまだまだ多くはない。

図表1－31　肺炎の退院症例の変化（2015年4月～6月、立ち上げすぐの時期）

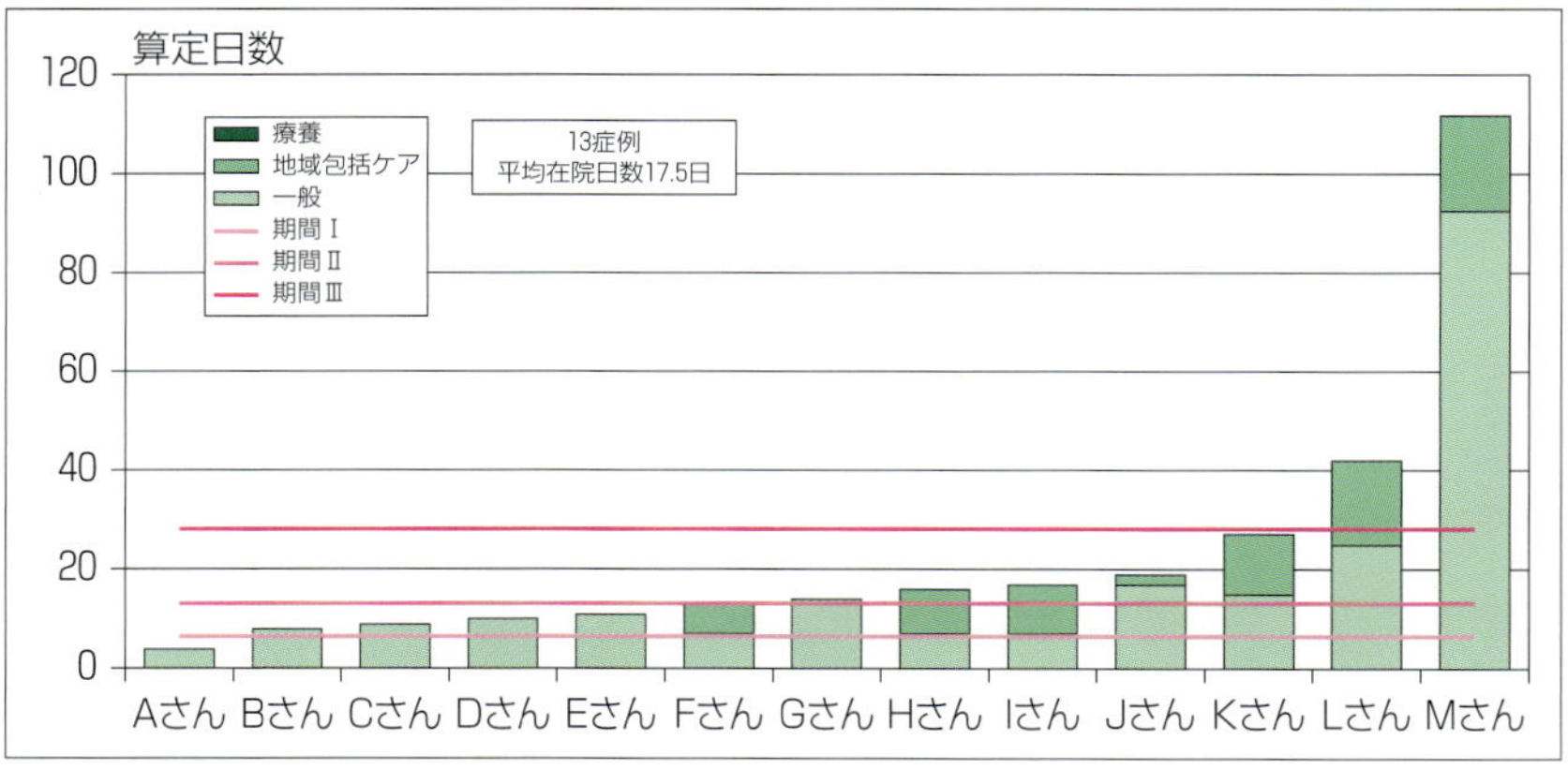

失敗しがちな転換例

地域包括ケア病棟を立ち上げたが、病床稼働率があまり良くないという病院の話をよく聞く。そして「地域包括ケア病棟はよくない」という結論に導かれることが多い。

しかし、それらの病院における一般病棟には、1日入院単価が3万円を切っている入院期間が長いポスト・アキュート患者が多くいる。決して地域包括ケア病棟そのものが悪いのではなく、それはベッドコントロールが悪いことに起因する。

図表1－31、1－32はＤＰＣの10対1病棟、地域包括ケア病棟、療養病棟入院基本料1を1病棟ずつもつ160床のケアミックス病院における「肺炎、急性気管支炎、急性細気管支炎（15歳以上）手術なし手術・処置等2なし」（2016年度改定前）の患者がどの病棟を経て何日で退院したかを見たものである。

図表1－32　肺炎の退院症例の変化（2015年10月～12月、運用が慣れた時期）

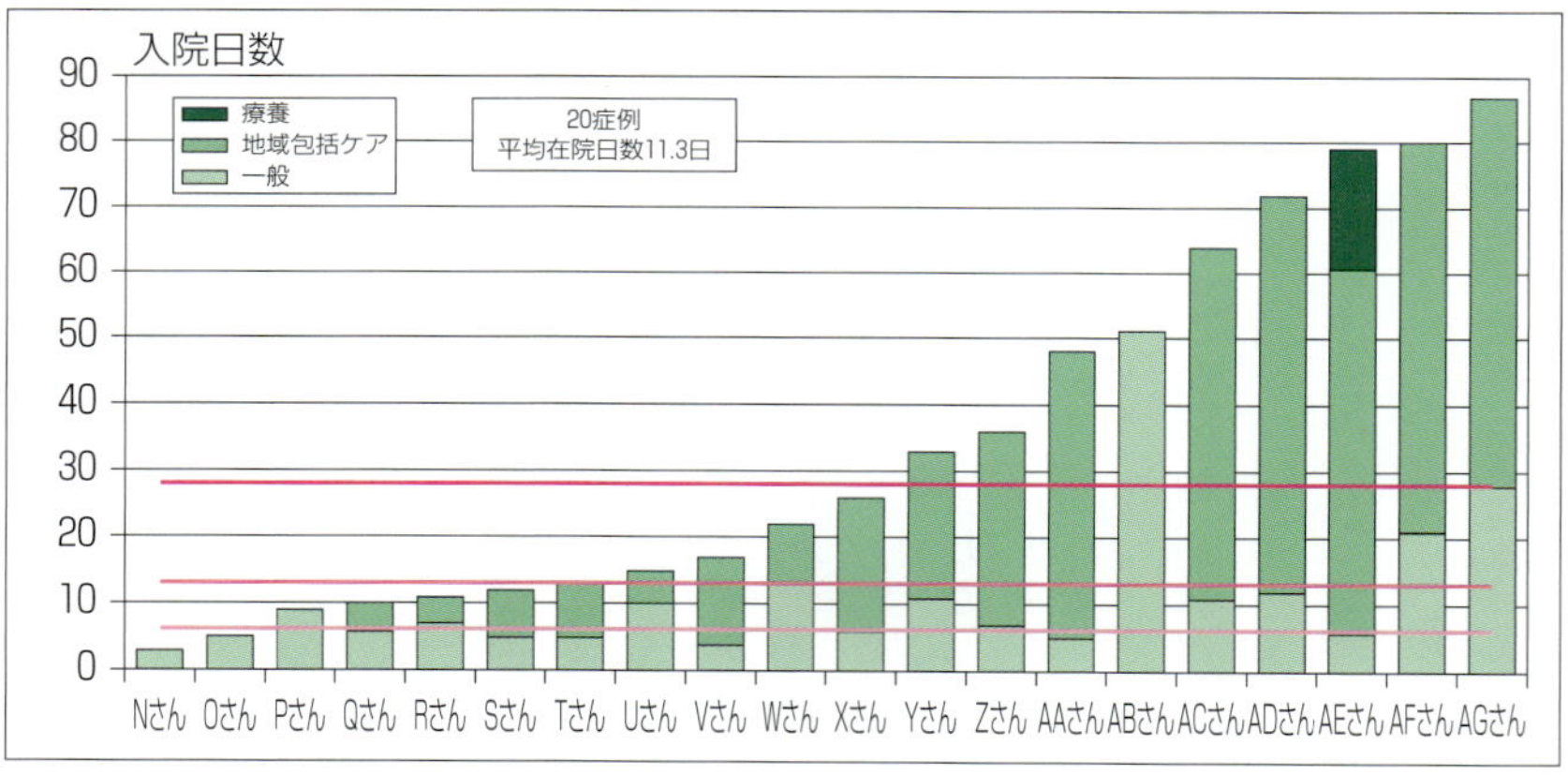

図表1－31によると、地域包括ケア病棟立ち上げ後すぐの2015年4月～6月では13症例あり、地域包括ケア病棟に転棟した7症例のうち3症例が入院8日目に転棟しており、肺炎の平均在院日数は17・5日となった。図表の3本のピンクの横棒の中央が「入院期間Ⅱ」でＤＰＣ病院の平均在院日数となってい

る。地域包括ケア病棟創設前の肺炎は、平均在院日数30日前後だったことを考えると、地域包括ケア病棟立ち上げにより大きな改善が見られたことになる。

そして運用が慣れた図表1―32の2015年10月～12月では、肺炎20症例中16症例が地域包括ケア病棟に転棟しており、完璧なベッドコントロールが実施されていた。その結果、10対1病棟における肺炎の平均在院日数11・3日となり、半年前と比べて6・2日も短縮した。もちろん収入も一般病棟は在院日数が短くなったために1日入院単価が大きく上がり、地域包括ケア病棟に転棟した患者も、従来は平均2・6万円前後だった単価が3・2万円へと上がった。

同院のベッドコントロールが上手くいった理由は、**転棟判断の権限を、医師ではなく、ベッドコントローラーの看護師長へ与えたこと**だった。もちろん退院の判断は医師が行うが、地域包括ケア病棟への転棟権限はベッドコントローラーに与える必要がある。

5. 回復期リハビリ病棟のシミュレーション

回リハの人口10万人当たり病床数は西高東低の傾向あり

回復期リハビリテーション病棟（以下、回リハ）は、脳血管疾患または大腿骨頸部骨折等の患者に対してＡＤＬ（日常生活動作）の向上による寝たきりの防止と家庭復帰を目的としたリハビリテーションを集中的に行うための病棟である。入院できる期間は疾患や状態によって60～１８０日に定められている。

創設された２０００年は、厚労省によると全国でわずか４０１９床だったが、２０１０年に6万２０６床、２０１５年には7万７１０２床になった。人口10万人当たりの都道府県別病床数はバラツキがあるが西高東低となっており、高知県、鹿児島県、鳥取県などのように飽和状態に近い二次医療圏もある。

２０１６年度改定では、回リハにＡＤＬの改善度や早期の退院というアウトカム（治療成果）を評価した実績指数が導入された。前月までの6カ月間の実績指数を3カ月ごとに集計して、2期連続で「27未満」だった場合は1日6単位を超える疾患別リハビリテーション料が包括化される。

計算式の分母は「患者ごとの在棟期間を算定日数上限（疾患により60～１８０日）で割った値の総和」となるため、**リハビリのアウトカムであるＦＩＭ得点**（**機能的自立度評価表でＡＤＬを評価する方法**）**を高めて、同時に分母の在院日数を可能な限り短縮させていく必要がある。これにより、あまり在院日数短縮というインセンティブ（動機）がなかった回リハも大きく変わることになった。**ただし、最初から短めの在院日数でＦＩＭ利得が高いリハビリ提供をしていた回リハはまったく影響ない。

回復期リハビリテーション病棟協会は、２０１７年に実績指数に関する緊急実態調査の結果を公表した（回答数６３６病院）。それによると、「除外後27点以上」は５６４／６３６病院（88・7％）、「除外後27点未満」は「6単位以上実施」の11／４３３病院（2・5％）、「6単位未満実施」の61／２０３病院（30・0％）となった。つまり、包括の対象となる可能性のある病院は、全病院のうち6単位以上実施している11病院であり、これは６３６病院のうち１・７％にすぎず、多くの病院がクリアしていた。

ただし、公表された「病院毎の実績指数の分布（ヒストグラム）」を見ると、6単位以上実施の医療機関では「27単位以上」に10病院強、「27単位未満」、つまり、「26単位以下」は不自然なほど激減している。データ自体の精度もやがて問われてくるかもしれない。

回復期リハビリ病棟と地域包括ケア病棟のどちらがいいのか

よく議論になるのは、「患者1人当たりリハビリ平均1日2単位以上実施」という要件が同じ地域包括ケア病棟とどちらの選択がいいのかという点である。地域包括ケア病棟のリハビリは包括点数だが、回リハは出来高で9単位まで算定可能だ。であれば、**脳梗塞や大腿骨頸部骨折の患者が多く1日平均４単位以上が必要ならば「回リハ」、ポ**

ストアキュート（急性期後）の単純骨折や内科疾患の患者も多く、回リハの対象患者が少なく1日平均4単位未満程度のリハビリ提供ならば「地域包括ケア病棟」という選択であろう。

独立行政法人福祉医療機構（WAM）が調べた療養型病院の経営状況では、回リハの医業収益対医業利益率が10・4%と高くなっている。他の調査でも同様の傾向があり、「出る利益は叩かれる」という診療報酬改定のセオリーならば、いずれ逆風が吹く可能性もある。いずれにしてもFIM27未満の該当病院が少なかったアウトカム評価の実績指数要件は、改定できびしくなる可能性は高い。

図表1－33　脳血管リハ実施症例，単価・症例数（立ち上げてすぐの回リハ）
多くの症例で3単位実施。8単位、9単位まで実施した症例は3万5千円を超えている

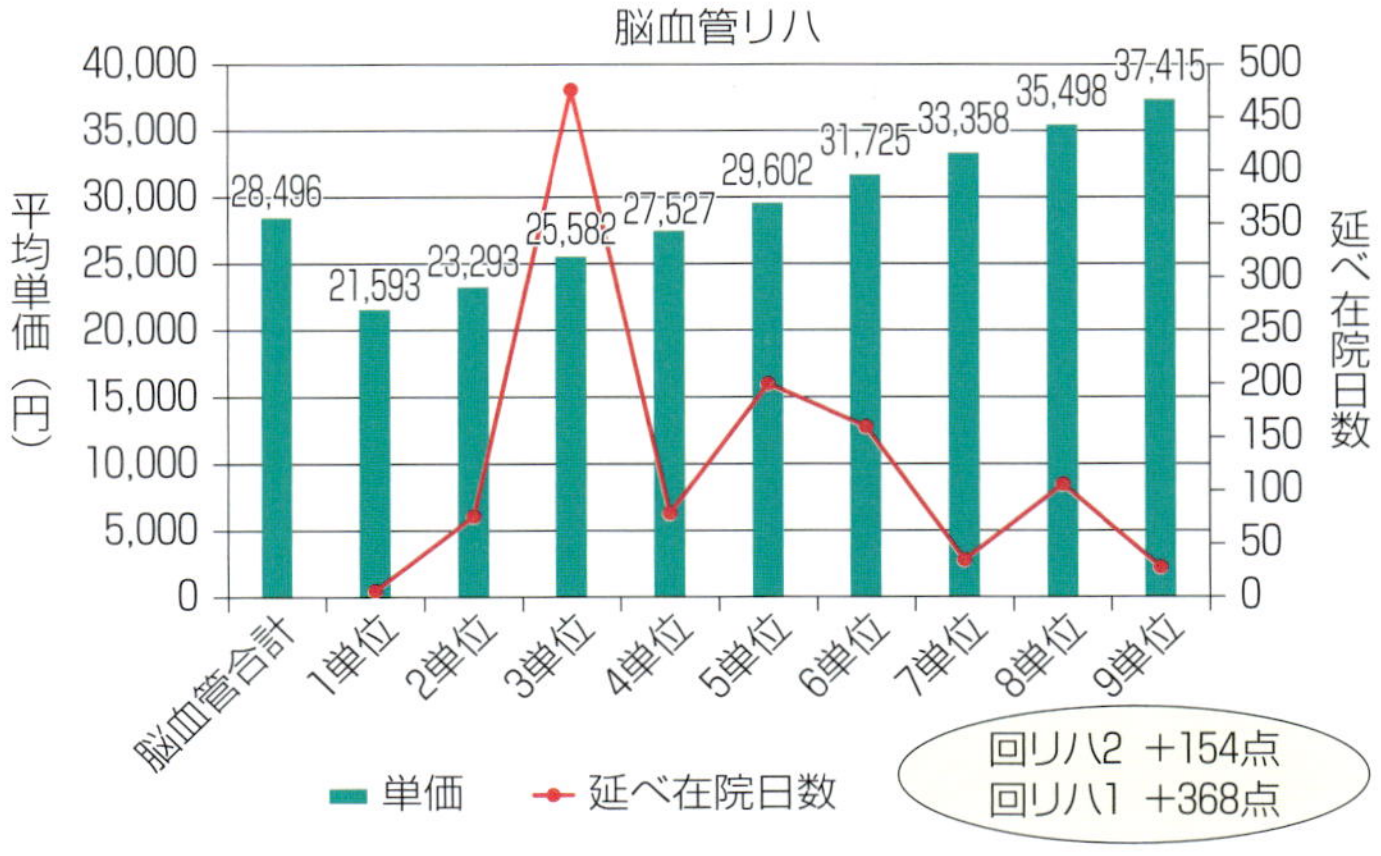

図表1－34　運動器リハ実施症例　単価・症例数（立ち上げてすぐの回リハ）
多くの症例で3単位実施。6単位実施した症例は平均単価で3万1千円弱に達している

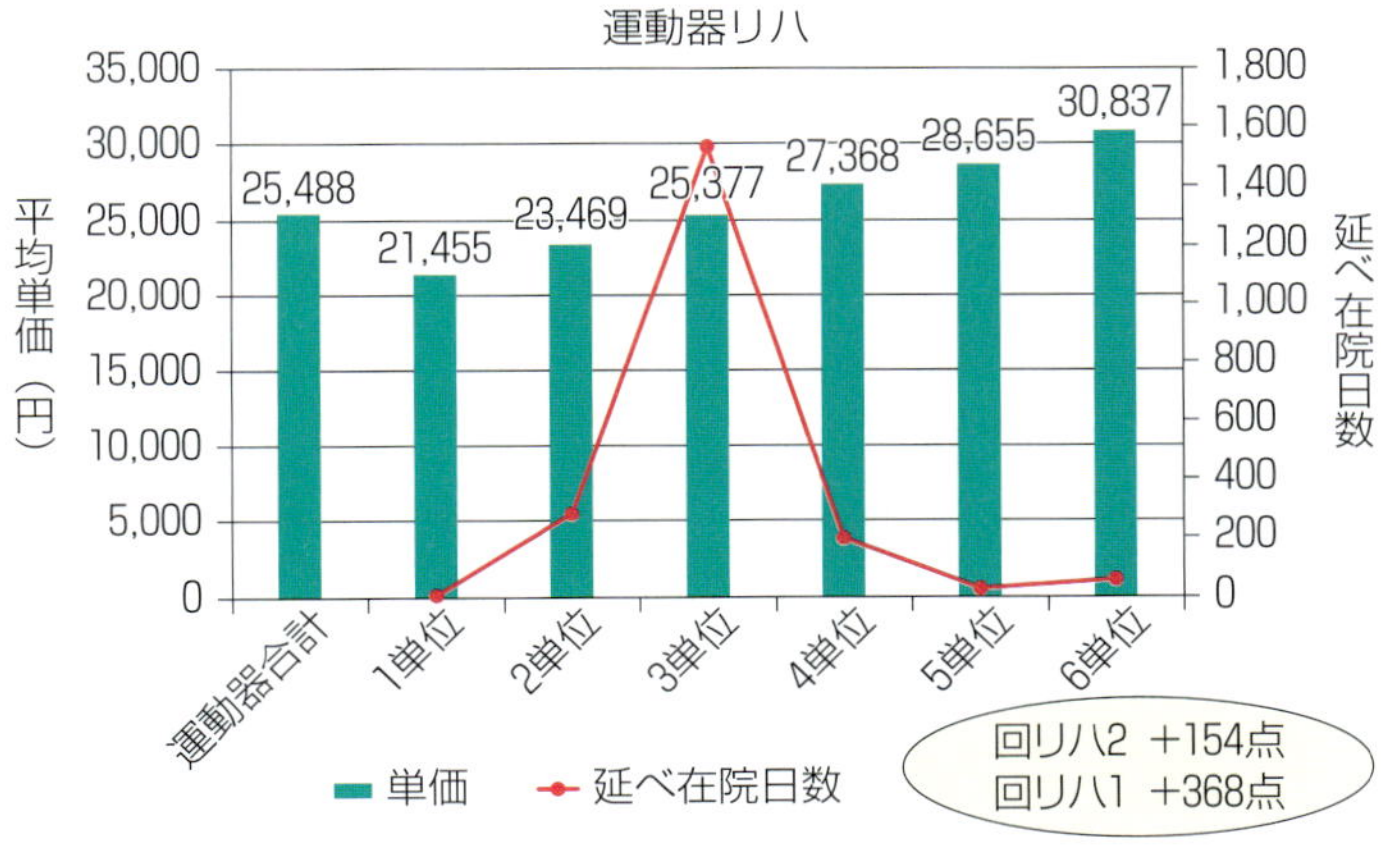

トップランナー回復期リハ病棟は1日入院単価4万5000円超

回リハ病棟は、セラピストによる1日当たりリハビリ提供単位数で収入が大きく変わってくる。セラピストが1床当たり1人相当配置され、患者1人1日平均8単位以上のリハビリを提供し、専従医師のリハビリ提供体制加算(1)200点／日等の加算をすべて算定している回リハ病棟入院料1の病棟では、1日入院単価4万5000円を超える。

そして、医業利益率も10%を超えていることが多い。

図表1―33、1―34は、ある病院における脳血管リハと運動器リハの1日当たり入院単価のリハビリ1単位～9単位までの金額である。回リハは立ち上げて6カ月間は最も点数が低い回リハ3での運用が必要であり、その後、実績をもとにランクアップしていく。1日当たりの入院料は、回リハ2で+154点／日、回リハ1で+368点／日となり、それに体制強化加算等の加算がプラスとなり、トップランナー回復期病棟は8単位超で4万5000円超の1日入院単価になるわけだ。これは弊社の調査による10対1入院基本料の平均入院単価が3・5万～4万円、医業利益率2～3%程度に比して非常に高くなっている。

地域包括ケア病棟と回復期リハビリ病棟の使い分けをどうするか

回リハ病棟のリハビリ上限は最大1日9

単位（1単位20分）までだが、厚労省の調査によると、**1日当たり疾患別リハビリ提供量は平均6・8単位**という手厚いリハビリ提供体制となっている。リハビリ点数が回リハ病棟のように出来高ではなく、包括で平均2単位以上の提供が要件となる**地域包括ケア病棟では平均2・4単位**の実施であった。回復期リハビリ病棟との差は4・4単位となっている。

回リハ病棟と地域包括ケア病棟の両方をもつ病院もあるが、**脳卒中や大腿骨頸部骨折患者で1日4単位以上のリハビリが必要な場合は前者、単純骨折等の回リハ対象外患者で、1日平均4単位未満程度のリハビリ患者は地域包括ケア病棟といった使い分けが多い**（図表1―35）。疾患と必要リハビリ単位数で区分されているわけだ。

図表1－35　地域包括ケア病棟と回復期リハビリ病棟の使い分け

①　脳血管疾患や大腿骨頸部骨折等の回復期リハビリ病棟の対象者は、回復期リハビリ（リハビリ平均4単位／日以上）
②　それ以外の単純骨折や肺炎、介護施設の入所待ち等の患者は、地域包括ケア病棟へ（リハビリ平均4単位未満／日）

A病院は全床130床が回リハ病棟で、3病棟のうち2病棟が脳血管障害患者中心の回リハ病棟1、1病棟が運動器中心で同入院料2となっている。常勤リハビリセラピスト125人で、患者1人当たり1日平均8単位のリハビリを提供する、1日入院単価4・4万円のいわゆる回復期トップランナー病院である。医業利益率も高いのだが、最近は疾患別リハビリの査定減点が多くなっており、これは全国的な傾向である。減点理由は「B：医学的に過剰」で、2017年1月請求分は200万円近くの査定減点があった。その後も同額程度の減点が毎月持続している。

従来から多少の査定減点はあったが、それは90歳以上の高齢者に手厚いリハビリ単位を実施した場合がほとんどであった。それが2017年になってから50～60歳代の脳梗塞患者でも、アトランダムに脳血管リハビリ1日9単位が7単位へ、同じく大腿骨頸部骨折患者の運動器リハビリ1日6単位が4単位へと機械的に減点されている。

回復期リハビリ病棟におけるリハビリ点数査定減点は、都道府県審査支払機関によってローカルルールが相当あり、「運動器は1日6単位上限までしか認めない」「脳血管でも超高齢者は6単位まで」とされているようなきびしいところもある。

出来高レセプトの「病名漏れ」「病名と医薬品の適応違い」「用量オーバーや投与日数過剰」「薬剤の併用禁忌投与」などの査定減点は医療現場側も納得できる。しかし、**回復期リハビリ病棟における疾患別リハビリ点数の一律減点の理由は、臨床的な理由よりも「入院単価も高くて、医業利益率も高いから」という経済査定が多いようだ。**

病院側では納得できないために面談を申し込んでも、審査支払機関では「再審査請求をしてください」の一点張りとなっている。そして、再審査結果は復活なしの「原審どおり」のケースが多くなっている。高単価の回リハ病棟にとって頭が痛い問題は、点数は高いものの、それとリンクしたリハビリの査定減点である。

6．療養病棟のシミュレーション

療養2、介護療養病床の転換先として「介護医療院」という新類型が創設

2016年度改定で半年間の経過措置が終わり、2016年10月から療養病棟入院基本料2に「医療区分2・3の患者割合5割以上」という要件が適用され、要件を満たさないと患者1人1日当たり入院料の5％が減算されることになった。

療養病棟入院基本料は医療区分1・2・3とADL区分1・2・3の9つのマトリックス点数となっており、医療区分3、ADL区分3が最も重症度が高く、点数も高くなっている。一方、医療区分1、ADL区分1が重症度、点数ともに最も低い点数となっている。「**看護配置20対1以上で、医療区分2・3の患者が8割以上**」が要件の**療養病棟入院基本料1**（以下、療養1）と、「**看護配置25対1以上で、医療区分2・3の患者割合の5割以上**（2016年10月から）」の**療養病棟入院基本料2**（以下、療養2）がある。

2018年3月末で看護配置25対1の療養2と、介護療養病床（看護配置30対1）が廃止となる（ただし、介護療養病床については、その後6年間の移行のための経過措置が設けられた）。

厚労省が各都道府県に2017年度半ばまでの策定を求めている「地域医療構想策定」のガイドラインによると、「2013年度のNDB（ナショナル・データベース）のレセプトデータによる療養病床の入院患者数のうち、医療区分1の患者の70％を在宅医療等で対応する患者数として見込んで策定」とされている。つまり、地域医療構想の**慢性期入院医療需要は、最初から医療区分1の療養病床入院患者7割減を前提としている。**

2016年度改定における療養2の「医療区分2・3が5割以上」というメッセージは、この地域医療構想とリンクしている。

2018年度改定では、療養2、介護療養病床が提供している機能を担う選択肢として、「**介護医療院**」という新類型が創設される。この「介護医療院」には、**①医療機能を内包した施設系サービス、②居住スペースと医療機関の併設**――の2区分が検討されている。①の「施設基準Ⅰ」は「介護療養病床相当」で、患者像は「重篤な疾患を有する者および身体合併症を有する認知症高齢者」とされ、現在の介護療養機能強化型A・Bに該当するものだ。②の「施設基準Ⅱ」は「Ⅰと比べて容体は比較的安定」した患者を対象として、施設基準は「老健施設相当以上」になった。介護報酬単価や施設基準を含めた詳細は2018年2月に決定される。

2018年3月末で廃止予定である療養2のルートをどうするのか

A病院（95床）は、前回改定時の2016年4月時点で、地域包括ケア病棟入院料1を45床、療養病棟入院基本料2を50床の2看護体制をとっている。地域包括ケア病棟は2014年度改定で新設されて、直ちに10対1入院基本料を病棟単位ですべて転換したものである。もともと内科系で手術は行っていなかった同院の地域包括ケア病棟は、

在宅患者や介護施設等からの急性増悪患者を直接入院で受け入れる「サブ・アキュート機能」をもっている。一方、50床の療養病棟は、「看護配置25対1以上で、患者割合の5割以上」が要件の療養2を届け出ていた。

医療保険の療養病棟入院基本料は、前述のように「看護配置20対1以上で、医療区分2・3の患者が8割以上」が要件の療養1と、A病院が16年4月時点で届出していた療養2の2階建て入院料である。2016年度改定を受けて療養2にも「医療区分2・3の患者割合5割以上」という要件が導入され、2016年9月末で経過措置が終わり、満たさない場合は患者1人1日当たりの入院料が5％減算となる。

2016年4月時点のA病院における療養2の選択肢（ルート）は、第一に「16年10月以降も療養2で医療区分2・3を5割未満のまま5％減算でいく」、第二に「療養2のままで医療区分2・3を5割超にして減算を回避する」、第三に「第二ルートをクリア後、医療区分2・3が8割以上の療養1を目指す」の三つだった（図表1－36）。

この時点では、第一ルートにおいて、医療区分2・3が5割未満だと入院料を5％減算するだけと思っていた。ところが2016年4月25日付「疑義解釈資料の送付について（その2）」に、「（問3）療養病棟入院基本料注11の規定により、100分の95に相当する点数を算定する場合には、特別入院基本料の例により入院基本料等加算を算定してよいか」に対して「（答）そのとおり」とあった。これが驚愕的な解釈を含んでいたのだが、発出時点ではほとんどの医療関係者がスルーした。

図表1－36　A病院の療養2の三つの選択肢

①　16年10月以降も療養2で医療区分2・3を5割未満のまま5％減算でいく
②　療養2のままで医療区分2・3を5割超にして減算を回避する
③　②をクリア後、医療区分2・3を8割以上の療養1を目指す

療養病棟の特別入院基本料576点は、看護配置等の要件を満たさなくなった場合のペナルティの意味をもつ点数であり、算定すると図表1－37の(1)の①～⑮の加算も算定できなくなるルールだった。なお、(2)の①～⑧は加算可能だ。

同院の場合、届け出している④医療安全対策加算2（入院初日）35点、⑤感染防止対策加算2（入院初日）100点、⑥患者サポート体制充実加算（入院初日）70点、⑦総合評価加算（入院中1回）100点、⑧療養病棟療養環境加算1（毎日）132点、⑩認知症ケア加算2（14日以内）30点・（15日以上）10点、⑬退院支援加算1のロ（退院時1回）1200点、⑭データ提出加算2のロ（入院中1回）180点――の合計8つの加算が算定できなくなってしまう。特に毎日加算可能な⑧療養病棟療養環境加算1だけで年間2000万円の減収と試算された。

図表1－37　療養病棟特別入院基本料で算定不可、可能な入院基本料等加算

（1）療養病棟特別入院基本料で算定できない入院基本料等加算
①地域医療支援病院入院診療加算、②臨床研修病院入院診療加算、③医師事務作業補助体制加算、④医療安全対策加算、⑤感染防止対策加算、⑥患者サポート体制充実加算、⑦総合評価加算、⑧療養病棟療養環境加算、⑨療養病棟療養環境改善加算、⑩認知症ケア加算、⑪栄養サポートチーム加算、⑫病棟薬剤業務実施加算1、⑬退院支援加算、⑭データ提出加算、⑮薬剤総合評価調整加算
（2）療養病棟特別入院基本料でも算定可能な入院基本料等加算
①在宅患者緊急入院診療加算、②診療録管理体制加算、③乳幼児・幼児加算、④超重症児（者）入院診療加算・準超重症児（者）入院診療加算、⑤地域加算、⑥離島加算、⑦HIV感染者療養環境特別加算、⑧重症皮膚潰瘍管理加算

※（1）のピンクのアミ掛はA病院で届出しているが算定できなくなる加算

そこで、病院の経営方針として、難易度は高いが、減算にならない医療区分2・3の患者割合5割以上をクリアして、最終的には8割以上をクリアして療養1を届出すると決定した。

同院ではもともと看護職員配置、看護補助者配置はともに療養1の20対1基準はクリアしていた。そこで、医療区分2・3の患者8割以上を達成するために、近

図表1－38　医療区分2・3割合と収入（1日平均入院患者45人）

	16年1月～3月 療養2	16年4月～6月 療養2	16年10月 療養1へ
医療区分2・3割合	40%	55%	85%
1日入院単価	￥16,000	￥17,200	￥20,500
1月平均収入	￥21,600,000	￥23,220,000	￥27,675,000
年間収入（12カ月分）	￥259,200,000	￥278,640,000	￥332,100,000

隣の急性期病院に院長自ら訪問を行い、それまで受けていなかった人工呼吸器装着の医療区分3に相当する重篤な患者を2人枠で受けることも伝えた。もともと院長の専門は呼吸器内科だった。

図表1―38で示したとおり、経過措置期間中の16年6月に医療区分2・3の5割をクリアしたために、5%減算ならびに加算算定不可は回避できた。そして、16年10月には医療区分2・3が85%になり、療養1を届け出ることができた。

ただし、この医療区分2・3が8割以上のハードルは相当に高いため、多くの介護療養病床と療養2は、2018年度改定で新設される新類型の介護医療院の動向を見守っている。

7. 精神科の地域移行機能強化病棟入院料のシミュレーション

1年以上の精神科長期入院は18・5万人となっている

精神科病床の長期入院患者も療養病床と同様に、グループホームなどの施設へ移していくという方向性を厚労省は打ち出している。

図表1−39　精神病床における退院患者の平均在院日数の推移
（厚労省「病院報告」より）

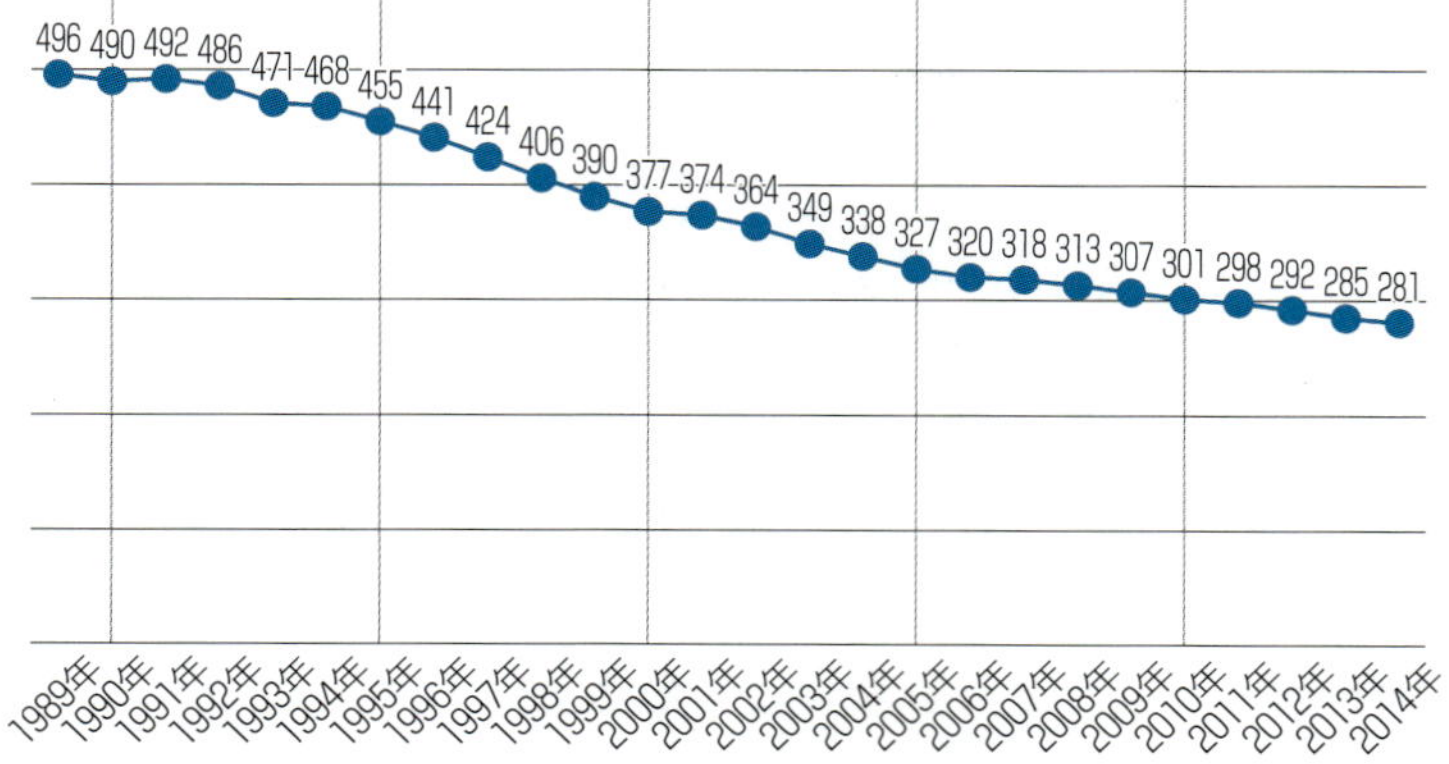

2004年に厚労省が示した精神医療の改革ビジョンでは、10年間で約7万床を減らす目標を掲げていたが、02〜14年に減少した病床は1・8万床にとどまっている。一方で精神科病床の退院患者の平均在院日数は、図表1−39で示すとおり、1989年から2014年の25年間で215日も減少した。

厚労省は、2017年2月にまとめた「これからの精神保健医療福祉の在り方に関する検討会報告書」において、「精神病床のさらなる機能分化」として、「長期入院精神障害者のうち一定数は、地域の精神保健医療福祉体制の基盤を整備することによって、地域生活への移行が可能であることから、2020年度末（第5期障害福祉計画の最終年度）、25年の精神病床における入院需要（患者数）および、地域移行に伴う基盤整備量（利用者数）の目標を明確にしたうえで、計画的に基盤整備を推進することが適当」とした。

厚労省の調査では、2014年現在、精神科に入院している患者は全体で28・9万人、そのうち1年以上の長期入院患者は18・5万人いるが、これを2020年度末までに全国で最大3・9万人減らす目標である。**その受け皿としてグループホームなどを整備し、地域社会で暮らせる人を増やす方針になっている。**その目標値は自治体がつくる18年度以降の障害福祉計画に反映させる予定である。

病床を減らすことが要件の地域移行機能強化病棟入院料

2016年度改定では、「集中的な退院支援と精神病床数の適正化に取り組む精神病棟を評価する」として「**地域移行機能強化病棟入院料**」（1527点）が創設されている。

主な施設基準は、「看護職員、作業療法士、精神保健福祉士及び看護補助者が15：1以上で配置。うち看護職員、作業療法士又は精神保健福祉士が6割以上」、「最小必要数（当該必要数が看護職員数を上回る場合には看護職員数）の2割以上が看護師」、「専従の精神保健福祉士が2名以上（当該病棟の入院患者が40を超える場合は3名以上）配置」――等で、その手厚い人員配置がネックで届出できない精神科病院が多い。

さらに、「届出時に、当該保険医療機関全体の精神病床に、許可病床数の90％に相当する数以上の患者が入院。（下回る場合は許可病床数の変更届）」、「1年以上の長期入院患者が当該病棟から退院した数が、月平均で当該病棟の届出病床数の1・5％に相当する数以上」、「当該保険医療機関全体で、1年当たり、当該病棟の届出病床数の5分の1に相当する数の精神病床減」――等が要件となっている。

図表1－40　精神療養病棟入院料60床を地域移行機能強化病棟入院料へと転換

①　精神療養病棟入院料（現行）
　1090点（1日）×60床×365日＝2億3871万円
②　精神保健福祉士配置加算
　30点（1日）×60床×365日＝657万円
①＋②＝2億4528万円／年（A）
③　地域移行機能強化病棟入院料
　1527点×60床×365日＝3億3441万円（B）
　（B）－（A）で 8913万円の増収

400床の精神科病院において、精神療養病棟入院料60床を、前述の人員配置基準は満たしていることを前提に地域移行機能強化病棟入院料へと転換した場合のシミュレーションを行うと、図表1―40のようになる。

試算の結果、8913万円の増収となった。ただし、毎年許可病床数を変更する場合、1年当たり当該病棟（60床）×1／5＝12床を減らすことが要件になっている。

これからの精神科医療政策、地域の人口動態等を踏まえて病床をダウンサイジングして増収を図るのか、あるいは許可病床数キープにこだわるかの経営判断が必要になるわけだ。

8. 外来のかかりつけ医機能を評価した地域包括診療料、認知症地域包括診療料

2016年度改定では「かかりつけ医」機能を明確にした

地域包括ケアシステムは、団塊の世代が75歳以上となる2025年を目途に、重度な要介護状態となっても、住み慣れた地域で自分らしい暮らしを人生の最期まで続けられるように、住まい・医療・介護・予防・生活支援が一体的に提供されることを目指したものだ。

同システムの構築には「**かかりつけ機能**」が必要不可欠である。そのインセンティブ（誘引）として、2016年度改定では医科、歯科、調剤において「かかりつけ機能」を診療報酬上で評価した。

厚労省幹部が2016年度改定説明会で「地域包括ケア元年と考えている」と話していたが、確かに2016年度の改定内容は、団塊の世代がすべて75歳以上になる2025年に向けて「医療と介護の一体化」を目指す地域包括ケアシステム実現を強く意識したものとなっていた。

具体的には医科、歯科診療所および200床未満病院、調剤薬局において、「**かかりつけ医**」「**小児に対するかかりつけ医**」「**かかりつけ歯科医**」「**かかりつけ薬剤師**」を診療報酬上で明確にした。また、在宅医療や訪問看護も見直し、主治医機能を評価した外来点数についても新設・見直しが行われた（図表1—41）。

図表1－41　主治医機能を評価した外来の主な改定項目（2016年度改定）

(1) 地域包括診療料・地域包括診療加算の算定要件緩和
(2) 認知症地域包括診療料・認知症地域包括診療加算の新設
(3) 小児かかりつけ診療料の新設

2014年度改定で創設された(1)の**地域包括診療料**（1503点／月1回、200床未満病院と診療所で算定）と、**地域包括診療加算**（20点／再診料1回につき、診療所のみで算定）は、算定要件のハードルの高さが届出のネックとなっていた。

診療所が地域包括診療料を算定する場合は、①時間外対応加算1の届出、②常勤医師が3人以上在籍、③在宅療養支援診療所――の「すべて」を満たす必要があったが、2016年度改定により、②の常勤医師は「2人以上」に緩和された。

また、病院が地域包括診療料を算定する場合は、①救急告示病院等、②地域包括ケア病棟入院料の届出、③在宅療養支援病院の届出――の「すべて」を満たす必要があったが、これも2016年度改定により、①の救急関係が削除された。2015年7月時点で93医療機関だった地域包括診療料の届出は、要件緩和により2016年7月には199医療機関へと増加した。

ただし、厚労省は、**地域包括ケアシステムでのキーパーソンとなるかかりつけ医機能の充実を図るためには、同加算の届出はまだ少ない**と考えている。2017年2月の中医協総会に厚労省が提示した資料では、「かかりつけ医」の定義として「なんでも相談できるうえ、最新の医療情報を熟知して、必要なときには専門医、専門医療機関を紹介でき、身近で頼りになる地域医療、保健、福祉を担う総合的な能力を有する医師」とした。これは日本医師会・四病院団体協議会の合同提言からの引用になる。また、「疾病の経過に応じ想定されるかかり

図表1－42　地域包括診療料と地域包括診療加算の主な算定要件・施設基準等

	地域包括診療料　1,503点（月1回）		**地域包括診療加算**　20点（1回につき）
	許可病床200床未満の病院	診療所	診療所
包括範囲	下記以外は包括 ・再診料の時間外加算、休日加算、深夜加算、小児科特例加算、夜間・早朝等加算／地域連携小児夜間・休日診療料／診療情報提供料（Ⅱ）／在宅医療（在宅患者訪問診療料、在宅時医学総合管理料、施設入居時等医学総合管理料を除く）／投薬（処方料、処方せん料を除く） ・患者の病状の急性増悪時に実施した検査、画像診断及び処置に係る費用のうち、所定点数が550点以上のもの ※当該患者について、当該医療機関で検査（院外に委託した場合を含む）を行う		出来高
対象疾患	高血圧症、糖尿病、脂質異常症、認知症のうち2つ以上（疑いは除く）（初回算定時に患者の署名付の同意書を作成する）		
研修要件	担当医を決めること。担当医は適切な研修を修了していること		
服薬管理	・当該患者に院外処方を行う場合は24時間開局薬局であること　等	・当該患者に院外処方を行う場合は24時間対応薬局等を原則とする　等（患者の同意がある場合に限り、その他の薬局での処方も可能。その場合、患者に対して、時間外においても対応できる薬局のリストを文書により提供し、説明すること等を行う）	
	・他の医療機関と連携の上、通院医療機関をすべて把握し、処方薬をすべて管理し、カルテに記載する ・院外処方を行う場合は当該薬局に通院医療機関のリスト及び患者が当該診療料（加算）を算定している旨を処方せんに添付して渡し、患者は受診時にお薬手帳を持参することとし、医師はお薬手帳のコピーをカルテに貼付する等を行う　等 ・当該点数を算定している場合は、7種類以上の内服薬投与の減算規定の対象外とする		
健康管理	・健診の受診勧奨、健康相談を行う旨の院内掲示、敷地内禁煙　等		
介護保険制度	・介護保険に係る相談を受ける旨を院内掲示し、主治医意見書の作成を行っていること ・下記のいずれか1つを満たす ①居宅療養管理指導または短期入所療養介護等の提供、②地域ケア会議に年1回以上出席、③居宅介護支援事業所の指定、④介護保険の生活期リハビリテーションの提供、⑤介護サービス事業所の併設、⑥介護認定審査会に参加、⑦所定の研修を受講、⑧医師がケアマネージャーの資格を有している、⑨（病院の場合）総合評価加算の届出又は介護支援連携指導料の算定		
在宅医療の提供及び24時間の対応	・在宅医療を行う旨の院内掲示、当該患者に対し24時間の対応を行っている		
	・下記のすべてを満たす ①地域包括ケア病棟入院料の届出 ②在宅療養支援病院	・下記のすべてを満たす ①時間外対応加算1の届出 ②常勤医師が2人以上配置 ③在宅療養支援診療所	・下記のうちいずれか1つを満たす ①時間外対応加算1又は2の届出 ②常勤医師が2人以上配置 ③在宅療養支援診療所

図表1－43　地域包括診療料・地域包括診療加算の届出（厚労省保険局医療課調べ）

	2015年7月	2016年7月
地域包括診療料	93	199
地域包括診療加算	4,701	5,248

つけ医の役割（案）」では、「生活習慣病を有する患者の例」として、①日常的な医学管理と重症化予防、②専門医療機関等との連携、③在宅療養支援、介護との連携――と具体的にやるべきことを例示している。

実は1987年に旧厚生省は「家庭医制度」を打ち出した。だが、イギリスの「一般医」（GP：general practitioner）のように国の管理下に置かれる可能性があるため、診療側の反対で中断した。同様に今回のかかりつけ医の議論においても、診療側にはイギリスのGPのような「人頭払い」（capitation payment）になることへの危惧がある。これはかかりつけ医に登録された受診者の人数に応じて報酬が支払われるもので、患者はまず登録医を受診することになり、医療機関を自由に選択できるフリーアクセスは阻害されている。実は民主党政権時代に廃止になった「後期高齢者診療料」（600点、月1回）も、慢性的な疾患を抱える後期高齢患者の「かかりつけ医」の役割を果たす医師のみが算定できるものだった。これも患者1人につき、一つの医療機関しか算定できない要件が診療側の反発を招いた。

今回の提案について厚労省は、「**フリーアクセスを守るためには緩やかなゲートキーパー機能を備えたかかりつけ医の普及は必須**」とした。支払側はドクターショッピングやポリファーマシー（多剤併用）等による医療費増を回避するため、かかりつけ医機能を強化させたいと考えている。

そのため2018年度改定においては、**ICT（通信情報技術）による遠隔診療拡大も含めて、かかりつけ医機能に対する評価**が行われる可能性が高い。

認知症地域包括診療料・同加算要件にポリファーマシー（多剤併用）要件を導入

2016年度改定では認知症患者に対する主治医機能の評価として、①**認知症地域包括診療料**（1515点／月1回、診療所と200床未満病院のみで算定）、②**認知症地域包括診療加算**（30点／再診料1回につき、診療所のみで算定）が新設された。また、小児かかりつけ医機能の評価として、**小児かかりつけ診療料**（処方せん交付の初診時602点・再診時413点／交付しない場合の初診時712点・再診時523点）が新設された。認知症地域包括診療料・認知症地域包括診療加算は「複数疾患を有する認知症患者に対して継続的かつ全人的な医療等を実施する場合に主治医機能としての評価を行う」ものである。

ポイントは二つある。

第一は施設基準として「**地域包括診療料・地域包括診療加算の届出**」が要件になっている点。これからも主治医機能を評価した点数や在宅医療関連点数に対して、地域包括診療料または地域包括診療加算の届出を「踏絵」にした点数は、改定のたびに増えていく可能性がある。

第二は「**内服薬が5種類以下、かつ向精神薬が3種類以下**」と多剤併用・多剤処方を良しとしない「ポリファーマシー」（後述）の考えを採り入れたことである。なお、この要件は地域包括診療料・地域包括診療加算にはない。

170床で外来患者1日平均300人のケアミックス病院で、2017年1～3月の外来データを調査してみた。

「認知症薬を服用していた患者」は全部で69人おり、そのうち「認知症＋1以上の疾患あり」は68人だった。「内服薬5種類以下」は22人で、そのうち「向精神薬3種類以下」も22人であった。これらの22人が認知症地域包括診療料の対象だが、同院ではまだ地域包括診療料を届け出ていない。200床未満のプライマリケア機能を担う同院では現在、届出準備中であり、その後、認知症地域包括診療料を算定する予定である。

図表1－44　認知症地域包括診療料・認知症地域包括診療加算の算定要件

以下のすべてを満たす認知症患者
(1) 認知症以外に１以上の疾患を有する
(2) 以下のいずれの投薬も受けていない
① １処方につき５種類を超える内服薬
② １処方につき３種類を超える向精神薬
(3) その他の地域包括診療料の算定要件を満たす

多剤併用（ポリファーマシー）改善目的の薬剤総合評価調整加算・調整管理料を創設

2016年度改定では、内服薬を減薬した場合の「**薬剤総合評価調整加算・調整管理料**」（250点）が新設された。高齢者は複数の併存疾患を有することが多いため、「**多剤併用**」（**ポリファーマシー**）になり、その結果、薬剤性の有害事象や予期せぬ相互作用が生じるリスクがある。また、服薬コンプライアンス低下で残薬も発生しやすくなる。それらの改善を目的とした点数である。

当該点数に対する弊社クライアント病院全体の動きはまだ積極的ではない。A病院では2017年4月入院分で、結果として2種類以上

図表1－45　薬剤総合評価調整加算・調整管理料

入院患者	**薬剤総合評価調整加算**　250点（退院時）
①　6種類以上（頓服薬、服用開始後4週以内の薬剤を除く）を服用中の患者で、退院までに2種類以上減少した場合 ②　抗精神病薬を4種類以上内服していた精神病棟入院患者で、退院までに2種類以上減少した場合（クロルプロマジン換算で2000mg以上を内服中の患者で1000mg以上減らした場合を含む）	

入院中以外の患者	**薬剤総合評価調整管理料**　250点（月1回） **連携管理加算**　50点
①　6種類以上（頓服薬、服用開始後4週以内の薬剤を除く）を内服中の患者で2種類以上減少した場合 ②　連携管理加算は処方内容の調整に当たって、別の保険医療機関または保険薬局との間で照会または情報提供を行った場合	

減少した3例の算定があった。同院では、薬剤部が退院時にチェックし、電子カルテに入力して退院時会計に反映させるシステムになっている。

一方、外来データは改定前の直近3カ月を分析すると、30日以上の内服薬が処方された症例の35%が6種類以上を服用していた。これは外来通院患者全体の約2割に該当する。そのうち4分の1は10種類以上の薬剤が処方されていた。

6種類以上を長期で服用する症例で多いのは、①降圧薬（80%）、②消化性潰瘍治療薬（76%）、③抗血栓薬（51%）、④高脂血症治療薬（48%）、⑤糖尿病治療（37%）であった。これに抗不安薬・睡眠薬や下剤、鎮痛薬が続く。

同院の薬剤部長はポリファーマシー改善に積極的で、今後、医事課とタイアップして医師に積極的に働きかけていく予定だという。

9．在宅療養支援診療所のシミュレーション

在宅医療のコアは医師による訪問診療と看護師による訪問看護

都道府県が2025年の「高度急性期」「急性期」「回復期」「慢性期」の4区分ごとの必要病床数を策定する地域医療構想策定の計算式において、「**療養病床の入院患者数のうち、医療区分1の患者の70％を在宅医療等で対応する患者数として見込む**」とされている。つまり、現在、療養病床に入院している医療区分1の軽度患者は、在宅等（自宅、介護施設、居住系施設等）に移ることが想定されているのだ。

在宅医療の中心となるのは、医師による訪問診療と看護師による訪問看護である。訪問診療について2014年度改定では、「在宅不適切事例の適正化」として「同一建物」の在宅時医学総合管理料（在医総管）や訪問診療料の引下げが実施された。特に在医総管は、4分の1程度の点数に下がるという衝撃の引下げとなった。ただし、月1回以上個別に訪問すれば減額免除といった規定があり、医師3人までに限って、医療機関単位ではなく医師単位での患者数カウントが容認された。そのため、必要な訪問診療を受けることができなくなった例はほとんどなかった。

そして、2016年度改定では「患者の重症度、訪問回数に応じた医学管理料のさらなる細分化」や「在宅医療専門の診療所の制度化」等が行われた。

インパクトが大きかったのは、在宅時医学総合管理料、施設入居時等医学総合管理料において、「同一建物居住者」が「単一建物診療患者の人数」に変更されたことである。すなわち、これまでの「同一日に訪問診療を行う人数」から「単一建物内で医学管理を行っている人数」に応じた点数に変更されたのである。両管理料では、また、軽度者に対する月1回の訪問診療による点数が新設され、これまでの月2回の訪問診療のなかでも患者の状態によって「別に定める状態の患者」とそれ以外とに分かれた。そのなかでさらに、単一建物患者が「1名の場合」、「2～9名の場合」、「その他の場合」で分けられたのである。

これによって別々の日に訪問診療を行えば高い管理料が算定可能だったものが、算定できなくなり、有料老人ホームやグループホーム等の単一建物内で軽症患者を多く診ている医療機関は大幅減収となった。一方、居宅（自宅等）で末期のがん患者や神経難病といった重症の在宅患者を数多く診ている医療機関は、単価アップになるというメリハリが効いた内容だった。

在宅医療への参入メリットを整理すると図表1－46のようになる。

①は2014年度、2016年度の改定で、一部の医療機関には逆風が吹いたが、それでも診療報酬はまだ高いと言えよう。②③は在宅専門の診療所であれば広い診察室、待合室や画像診断装置、高額検査装置等も不要だということである。④は外来や入院では季節によりケースミックス（疾患

図表1－46　在宅医療の参入メリット

① 診療報酬が高い
② 開業資金が安い
③ 設備投資が少ない
④ 季節変動が少ない
⑤ 事業撤退が可能
⑥ 増収増益が可能（病院と最も違う点）

出典）医療法人永生会特別顧問　中村哲生氏の講演資料より

図表１－47　通常の在宅療養支援診療所から機能強化型へのランクアップ（在宅患者94名）

※　機能強化型は病床を有する場合でシミュレーション

在支診		算定区分（A）			患者分布（B）			診療収入（A）×（B）			診療収入
単一建物患者数		1人	2人～9人	10人～	1人	2人～9人	10人～	1人	2人～9人	10人～	
在医総管	重症・難病患者等	4,600	3,780	2,400	8	0	0	36,800	0	0	36,800
	月２回の訪問診療	3,800	2,100	1,100	15	0	0	57,000	0	0	57,000
	月１回の訪問診療	2,280	1,260	660	4	0	0	9,120	0	0	9,120
施医総管	重症・難病患者等	3,300	2,700	2,400	2	11	0	6,600	29,700	0	36,300
	月２回の訪問診療	2,700	1,500	1,100	2	52	0	5,400	78,000	0	83,400
	月１回の訪問診療	1,620	900	660	0	0	0	0	0	0	0
								（C）診療収入総合計（点）			222,620

↓

在支診（機能強化型）		算定区分（A）			患者分布（B）			診療収入（A）×（B）			診療収入
単一建物患者数		1人	2人～9人	10人～	1人	2人～9人	10人～	1人	2人～9人	10人～	
在医総管	重症・難病患者等	5,400	4,500	2,800	8	0	0	43,200	0	0	43,200
	月２回の訪問診療	4,600	2,500	1,300	15	0	0	69,000	0	0	69,000
	月１回の訪問診療	2,760	1,500	780	4	0	0	11,040	0	0	11,040
施医総管	重症・難病患者等	3,900	3,240	2,880	2	11	0	7,800	35,640	0	43,440
	月２回の訪問診療	3,300	1,800	1,300	2	52	0	6,600	93,600	0	100,200
	月１回の訪問診療	1,980	1,080	780	0	0	0	0	0	0	0
								（D）診療収入総合計（点）			266,880

構成）が変わり、患者数の増減があるが、在宅医療は寝たきりや寝たきりに準ずる患者が対象なので季節変動が少ないということだ。⑤は②③のように初期投資額が少ないため、万が一、経営がうまくいかず閉院した場合も負債額が少なくて済むということ。⑥は、入院患者は許可病床数以上に増加することがないが、「在宅医療は地域の無限のベッド」という名言があるように、訪問診療を行う医師のマンパワーさえ増やせば在宅患者数には制限がないということである。

２０１８年度改定に向けた在宅医療の細かな議論はこれからだが、患者の重症度や住まいに応じてさらに評価を見直す可能性が高い。**これからの在宅医療に求められるのは、「24時間365日体制」「重症度の高い患者への対応」「看取り体制の充実」の三つの機能であろう。**

在宅療養支援診療所から機能強化型在支診へランクアップ

通常の在宅療養支援診療所から機能強化型在支診へランクアップした場合のシミュレーションを行ってみた（図表１―47）。対象患者数が94名の診療所のケースである。

収入は機能強化型となった場合、管理料の固定点数アップに伴って増収となる。ランクアップ後の点数差は、（D）26万6880点－（C）22万2620点＝44万2600円／月、年間で530万円ほどの収入増となる。

通常の在宅療養支援診療所から機能強化型へランクアップしたとしても、人件費等の固定費の大きな変動はない。そもそも在宅療養支援診療所として運営しているのであれば、これまでの診療スタイルを変更することもなく、人員配置も増員することはない。

同院は連携型（3施設）の機能強化型として届出しているが、届出要件として、他院との連携において在宅を担当する常勤医師数3名以上、過去1年間の緊急往診件数10件以上（かつ自院において4件以上）、看取り件数は連携において4件以上（かつ自院において2件以上）、月1回以上の定期的なカンファレンス開催――等が必要となっている。

要件の**看取り件数については自院だけで対応すると、医師の負担が**

大きくなる可能性があるが、地域の訪問看護ステーションと連携することにより、ある程度の重症患者を受け入れることもできるようになり、医師の負担軽減を図ることができる。他の要件については決して高いハードルではない。

第2章
“攻める”診療報酬ケーススタディ50

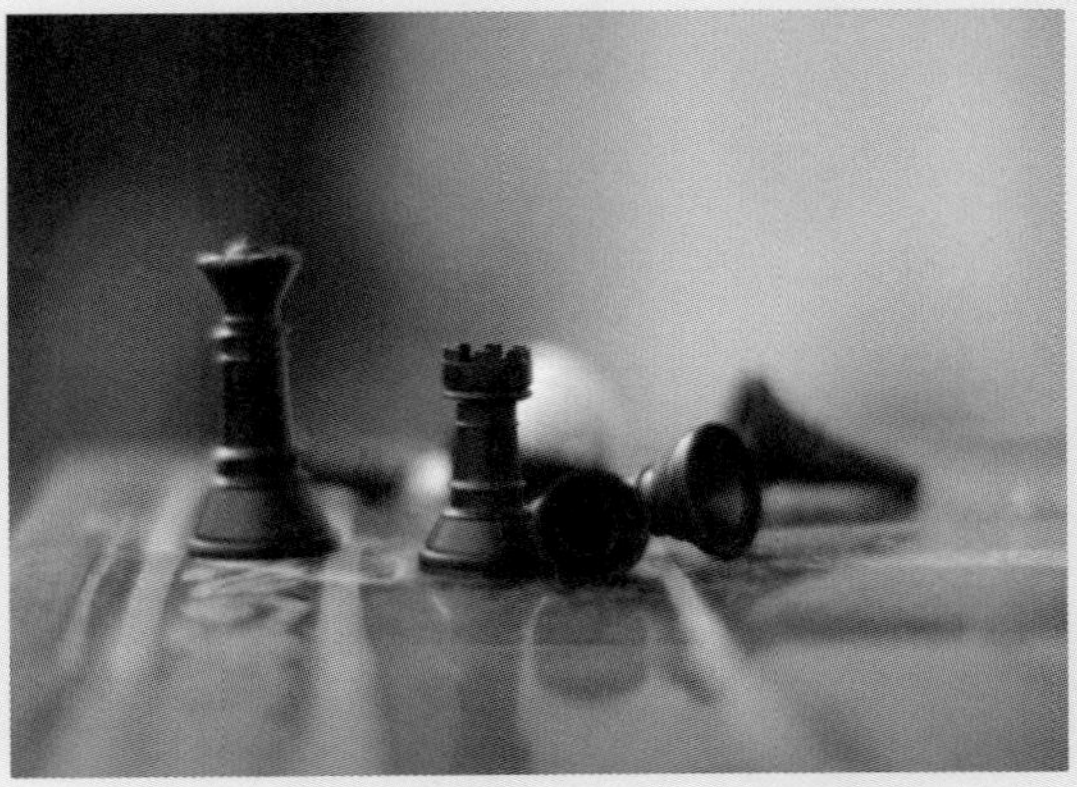

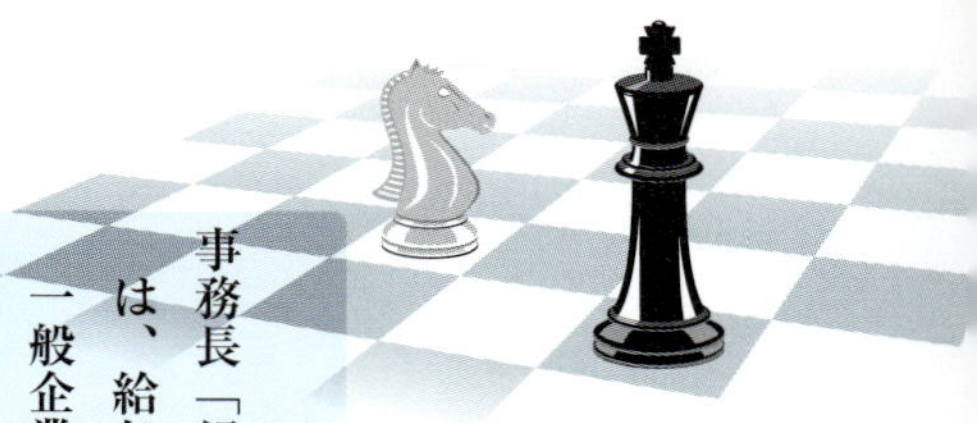

1　経営改善のために「人件費増」を図る?

事務長「経営を改善するためには人件費を削る。人件費を減らすには、給与の高い医師や看護職員を減らすしかない。そんなことは一般企業じゃ常識だよ」

筆者「一般企業の常識をそのまま病院に適用できると思ってるとしたら、それこそが常識外れというものですよ」

病院は多くの人手を要する労働集約型産業

病院において「人件費比率が高い」ことは経営的にダメージが大きい。特に他産業から転職してきた事務管理者は、急性期病院における55%前後の人件費比率の高さに驚くことが多い。一般の製造業の人件費比率は30%前後と低いからだ。

急性期病院の場合、「固定費」である**人件費の対医業収入比率は、一般に50%以下が理想とされ、給食や医療事務等の外部委託費と合わせて57%程度であれば良し**とされる。

図表は2015年度の病院経営管理指標（医療法人の平均値）の抜粋だが、「一般病院」の人件費比率は平均53・3%で、委託費5・6%と合わせて58・9%である。

筆者がコンサルを依頼されたA病院でも、人件費比率は56%、委託費は7%と、確かに平均値より高い。

病院によっては人件費比率を減らすには、給与の高い医師や看護職員を医療法や施設基準ギリギリまで減らすしかないと考える場合がある。特に過去に製造業や金融機関等においてリストラ等でV字回復を果たした経験をもつ転職組事務管理者は、その成功体験を自慢げに語る場合がある。

A病院の場合もそうであった。事務管理者が人件費抑制を主張した。だが、この考え方は、**多くの人手を必要とする「労働集約型産業」である病院では決して正しい選択とは言えない。**

「負の連鎖」で連続退職の危険性

医師、看護職員は職場を変えることが比較的容易であるうえ、売り手市場が続いている。一般のサラリーマンと比較すると「**労働の流動性が高い**」職種である。つまり転職が容易ということだ。

そんななかで医師や看護職員のリストラを進めると、残ったスタッフの負担が大きくなりすぎて、**バーンアウトして次々に退職していくという「負の連鎖」**が生じ、取り返しのつかないことになりかねない。

この「負の連鎖」によって診療縮小を余儀なくされ、医業収入が減少し、資金がショートするというのが病院経営が傾くお決まりのパターンだ。

逆に、**常勤医師や看護職員が多すぎて、その人件費が〝原因で〟倒産した民間病院は筆者の知る限りない。**

もちろん、事務部門やメディカルスタッフなどの人件費に無駄があれば見直す必要があるだろう。しかし、医師や看護職員などの「生産部門」の職員は減らさず、**医療ニーズを満たし看護施設基準をランクアップさせるまでは逆に増やすほうが望ましい**。それにより収益力を高めて医業収入を増やし、相対的に人件費比率を下げるというのが目指すべきあり方である。

その方向性は、昨今の診療報酬改定によっても裏打ちされている。薬剤師の病棟業務を評価した病棟薬剤業務実施加算や急性期看護補助体制加算など、「増員により収益力を高める」手段の選択肢は増えてきている。

例えば、重症患者や救急搬送入院が多くて、一般病棟の看護職員が疲弊気味だと医療安全の観点からもリスクが高くなる。その場合はICUやHCUなどの高度急性期ユニットの特定入院料を届け出るほか、7対1の配置基準を超える分の看護職員をみなし看護補助者としてカウントし、急性期看護補助体制加算も上位を取得する必要があるだろう。さらに、リハビリテーション職員の増員で、急性期からのリハビリを365日体制で実施して月間リハビリ単位数を増加させたり、薬剤師を増やして病棟薬剤業務実施加算を算定することなども検討したい。

図表　2015年度の病院経営管理指標（医療法人の平均値）

	一般病院	ケアミックス病院	療養型病院	精神科病院
経常利益率	1.6	2.6	3.4	3.6
材料費比率	18.6	13.2	9.9	10.7
人件費比率	53.3	57	57.1	59
委託費比率	5.6	5.6	5.6	5.1

厚生労働省「2015年度病院経営管理指標」による

人件費が増えても医業収入が増えれば人件費比率は下がる

急性期病院の場合、診療科による違いはあるが、**医師を1人増やせば年間医業収入を1億円前後増やすことが可能**だ。もちろん単に増やすだけではなく、一定の患者を診るというデューティを果たすことが要件である。

そこでA病院では、強みにしたいと考えている循環器内科の医師を2人採用することを提案した。高給取りの医者を2人も増やしたら、ますます人件費比率が高くなってしまうじゃないかと事務管理者は難色を示したが、医師採用による収支改善のシミュレーションを示したところ、納得がいったようである。

数年前まで毎年10億円超の赤字を出していたある自治体病院が、繰入金を投入してではあるが、約20年ぶりに2億円近い黒字を計上したとの医療専門誌記事を目にした。戦略としては医師や看護師を大幅に増やしたことで収益力が高まり、黒字転換できたという。例えば一般の会社だと営業社員を増やして売上げを増やすイメージになろう。

人件費が高くなっても、診療報酬の各種加算やリハビリ単位増などによってそれ以上に収入増が図れれば、相対的に人件費比率（割合）は下がっていくわけだ。これは単純な算数の計算であり、年間収入50億円の病院が収入を60億円にするためには、人件費比率50％と仮定すれば、25億円の人件費総額を30億円にしなければならない。つまり、生産部門職員を増やさないといけない。

生産部門の職員を減らすのは、急性期機能の維持をあきらめることに等しい。

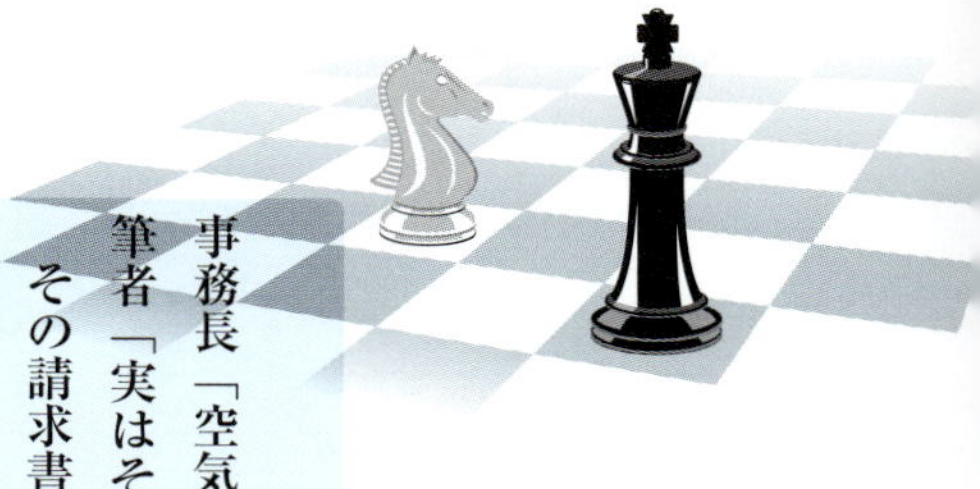

2 急性期病院における「ロングステイ」作戦は様々な経営指標を悪くする

事務長「空気が入院しているよりはいいだろう」
筆者「実はその空気のコストが馬鹿にならないんですよ。あとで、その請求書が必ず回ってきますから」

ロングステイによって入院単価や看護必要度が下がる

急性期病院において「空気が入院しているよりはいい」とのことで、長めの入院で病床利用率（病床稼働率）向上を図る病院は多い。病床利用率が低い月などにおいて、臨床的には退院可能だが、在宅での受入れ問題や、介護施設の空き待ち等で継続入院を希望する高齢入院患者のご意向になるべく対応するケースなどが該当する。

そのような入院機能は、現在では最大で60日入院可能な地域包括ケア病棟がその役割を果たしている。その役割を違え、**7対1一般病棟入院基本料のDPC対象病院で、退院可能な患者をあえて長めに入院させる作戦を展開すると、診療報酬上、不利になる様々な仕掛けが導入されている。**

DPC対象病院などの急性期病院では、平均在院日数を短縮させつつ高い病床利用率を維持し、1日当たり入院単価を高めることが大切だ。そのためには、新規入院患者を増やさないといけない。だが実際には、新規入院が少ない状態で平均在院日数を短くすると、どうしても病床利用率が下がり気味になるため、高齢者など一部の患者の入院日数を延ばす戦略を取るケースが出てくる。

この「ロングステイ作戦」を講じれば一時的な収入安定にはつながるが、漫然と繰り返していると、**1日当たり入院単価や重症度、医療・看護必要度（以下、看護必要度）が下がる**など、マイナスの影響がじわじわと出てくる。

DPCに関しては、**機能評価係数Ⅱの効率性係数の低下**につながる。効率性係数は、各病院の患者構成を補正したうえで在院日数短縮への努力を評価したもので、入院期間を延ばせば係数は当然下がる。また、入院期間が延びて症状が軽い患者が多くなりベッドを占拠することで、新規入院の1入院当たり全国平均点数が高い重症患者などの受入れができないケースも発生する。その場合、**複雑性係数の数値も下がる。**

そして患者の重症度が下がれば、一般病棟入院基本料の**看護必要度基準を満たせる患者の割合も減ってくる。**２０１６年4月の診療報酬改定で、7対1一般病棟の看護必要度基準の要件が、従来の「15％以上」から、項目を見直したうえで「25％以上」（許可病床２００床未満は23％以上）に厳格化されたのはご承知のとおりだ。

２０１８年度改定により、効率性係数の影響が大きくなり、看護必要度の要件はさらに強化される

実際にA病院では、ロングステイ作戦を定期的に取り続けてきたことが影響し、DPCの係数や看護必要度へのマイナスの影響が生じて

いた。

２０１７年度の効率性係数は、全国のＤＰＣ対象病院の中央値を下回り、２０１５年度と比べると０・０００４ポイント低下した。

また、看護必要度基準を満たす患者の割合は、全身麻酔手術が少ない月では、７対１一般病棟の要件である25％ギリギリの綱渡り状態となっていた。

とはいえ、効率性係数が多少悪くても、まだそれほど大きな金額の影響はない。そのため、７対１一般病棟の平均在院日数要件の18日をクリアしている病院では、まだまだ長めの入院をさせたほうが経営的にはいいと考えるところも多い。しかし、これからはそうはいかなくなる可能性が高いだろう。

昨今の診療報酬改定では、診療報酬上の誘導により在院日数短縮による急性期病院の絞り込みが行われている。２０１８年同時改定では、**効率性係数を含む機能評価係数Ⅱに、暫定調整係数の財源25％がコストシフトされる**予定だ。そうなれば、ＤＰＣ病院は、急性期病院としてのパフォーマンスを評価した機能評価係数Ⅱをいかに高めていくかが重要な経営課題となる。また、２０１８年度改定では**看護必要度基準の要件強化の可能性も高い**。

遅番の医師を救急外来に投入して救急応需体制を充実

「ロングステイ作戦をやめたとして、空いたベッドをどうやって埋めればいいのか?」と、自問自答する病院は多い。

病床回転率向上のための「王道」は、**入院に至る確率が高い救急車搬送の応需体制の整備と紹介患者確保策の強化**だ。

Ａ病院の診療時間内の外来患者が入院する確率は２％だが、救急車搬送では32％、外来紹介患者では24％が入院に至っている。しかし、Ａ病院では、18～22時までの「ゴールデンタイム」とも言える時間帯に救急車搬送の受入れを断っているケースが多かった。外科系当直医が、日勤帯からの手術に加わり、手術時間の延長で救急に対応できないことがネックになっていたのだ。

そこで、この時間帯に当直医が手術に入っている場合は、ほかの外科医に時間外診療を担当してもらう仕組みを取り入れた。「遅番」のシフトを作り、その医師が救急対応するかたちにしたのである。その結果、救急車を断る件数は２割ほど減った。そして救急車搬送による重症患者が増え、看護必要度基準を満たす患者の割合も、毎月30％近くをキープするようになった。将来的には、当直医を増員する予定だ。

Ａ病院に限らず、意図的なロングステイ作戦を取っている病院は多い。それらの病院では、明らかにＤＰＣ係数や看護必要度などの指標が悪くなっている。

今後の医療制度改革と診療報酬改定の流れを読めば、目先の収入にとらわれない中長期的な戦略を早めに立て、〝体脂肪率〟の低い〝筋肉質〟の急性期病院になる必要があるだろう。

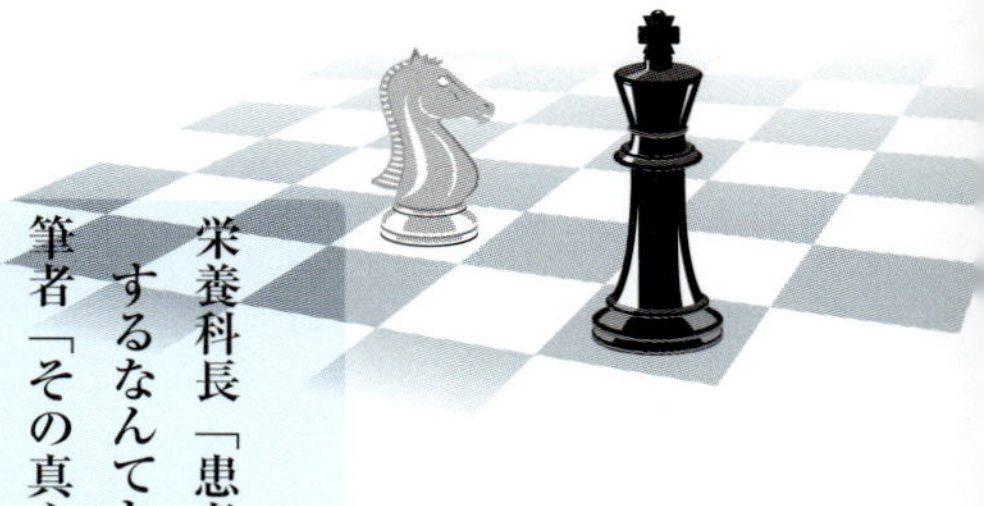

3　給食業務委託の狙いはコスト削減から「増収」へ

栄養科長「患者さんの給食を真心込めて作ってきたのに、外部委託するなんてとんでもない！」
筆者「その真心の込め先を、管理栄養士の本来業務に変えてください。そのほうが医療の質も病院の収入も上がり、真心のコストパフォーマンスが上がります」
栄養科長「それって真心なんですか…？」
筆者「もちろんです。仕事の真心にはコストがかかっていますから」

給食管理業務に忙殺されて臨床栄養指導が疎かに

病院給食業務を外部委託化する話がもち上がった際に、反対する栄養科の現場責任者は少なくない。

一般・療養病棟のケアミックスであるA病院（180床）の管理栄養士は、栄養科長を含めて常勤3人体制で、院内の食事はすべて自前で作ってきた。同病院では管理栄養士の業務のうち、栄養科事務室や厨房内における給食管理業務のウエートが大きく、栄養指導などの臨床業務に人手を回せていなかった。それならば、管理栄養士がもっと臨床栄養業務に携われるよう、給食管理や調理関連の業務を外部委託したほうがよいというのが経営層の判断だった。

図表1に示すように、A病院の栄養食事指導料の算定件数は、入院・外来合わせて月10件前後と病床規模に比して少ない。栄養サポートチーム（NST）加算は、専従の管理栄養士などの配置要件を満たせず届け出ていなかった。

A病院と病床規模、外来患者数がほぼ同じで給食を外部委託しているB病院のデータと比較すると違いは明白である。常勤管理栄養士は同じ3人だが、給食業務が外部委託により全員が臨床栄養業務に専念。入院・外来の栄養食事指導料は月約50～70件、栄養サポートチーム加算も8月は95件算定している。――が、このデータを示しても、A病院の栄養科の現場は、栄養指導と栄養サポートを対象患者に完全実施するならば、常勤管理栄養士をさらに3人増員すべきだとして、病院給食の外部委託化を頑なに拒否した。

2016年度診療報酬改定における栄養関連点数の光と影

管理栄養士関連の主な診療報酬・介護報酬は図表2のとおりだが、2016年度改定において栄養関連点数では光と影の両面があった。

光の部分は、**外来・入院栄養食事指導料1の初回（概ね30分以上）が130点から260点になり、2回目以降（概ね20分以上）が200点となった。**改定前は15分以上だった指導時間の要件は初回30分以上になったが、これまでも初回については、ほとんどの管理栄養士が30分以上の時間をかけていたため、実質的に増収となったところが多い。また、対象患者も「厚生労働大臣が定めた特別食を必要とする患者」だけではなく、**「がん患者、摂食・嚥下機能が低下した患者、低栄養状態の患者」に拡大された。**

一方、影の部分は、**市販の経腸栄養食品（以下、流動食）のみを経管栄養で提供した場合の入院時食事療養費（Ⅰ）が1食当たり640円から575円へと引き下げられ、この場合は特別食加算（1食76円）も算定不可となった。**この引下げで、A病院でも年間200万円弱が減収になった。また入院時食事療養費の標準負担額が1食当たり100円の負担増とされ、A病院でも入院患者から1日3食で300円負担増なのに食事の質が変わらないと苦情があったという。

「食事の質は上げろ、価格を落とせ」はトレードオフ（二律背反）

管理栄養士だけではなく、薬剤師、リハビリスタッフなどメディカルスタッフの指導、計画作成といった業務を直接・間接に評価した診療報酬項目は改定のたびに増加している。これらは勤務医の負担軽減、チーム医療推進の一環として導入されており、今後の改定でも評価される傾向が続くと思われる。つまり、**メディカルスタッフ部門のアクティビティの高さが全体としての労働生産性を高め、病院経営に大きく貢献する時代になった**と言えるだろう。ところがA病院のように、管理栄養士が給食関連の日常業務に忙殺され、臨床業務を十分に実施できていないケースも多い。

重要なのは、日々の業務のうち、管理栄養士の国家資格がないとできないものがどれだけあるのかという点だ。A病院で管理栄養士の業務を細かく洗い出してみると、食材発注、在庫管理、調理などに多くの時間が割かれていたが、これらは必ずしも管理栄養士でなくてもできる業務だ。**給食の外部委託の目的は、これまでは主に「コスト削減」だったが、管理栄養士が臨床栄養業務に専念して医療の質と労働生産性を上げられるようにすること、つまり「医療の質向上と収入増加」にシフトしつつある**のが最近の傾向だ。

もちろん給食の外部委託にもデメリットはあり、場合によっては食事の質が落ちることもある。「質は上げろ、でも価格は落とせ」というのはむずかしい注文で、両者は基本的にはトレードオフ（二律背反）の関係にある。ただし、**外部委託の主目的がコスト削減ではなく「医療の質向上と収入増加」にあるならば、保険収入の増加が見込めるため、委託価格をそれほど抑え込まなくても済み、質の低下も防げる**はずだ。

A病院でも2017年1月から外部委託化にふみきり、栄養指導料算定件数増加と栄養サポートチーム（NST）加算の届出を済ませた。

図表1　A病院とB病院の栄養食事指導料、栄養サポートチーム加算の算定件数（2病院とも常勤管理栄養士3人）

項目	病院名	4月	5月	6月	7月	8月	9月	10月	合計
①栄養食事指導料（入院・外来）	A病院	9	7	11	8	7	10	12	64
	B病院	68	64	68	48	69	53	65	435
②栄養サポートチーム加算（一般・療養）	A病院	0	0	0	0	0	0	0	0
	B病院	59	67	79	91	95	83	94	568

図表2　主な管理栄養士関連の「指導」を評価した診療報酬、介護報酬（2016年4月時点）

【医療保険】
・外来栄養食事指導料　初回 260点　2回目以降 200点
・入院栄養食事指導料1　初回 260点　2回目以降 200点
・入院栄養食事指導料2　初回 250点　2回目以降 190点
・集団栄養食事指導料　80点
・在宅患者訪問栄養食事指導料　同一建物居住者以外 530点
　同一建物居住者 450点
・糖尿病透析予防指導管理料　350点
【介護保険】
・居宅療養管理指導／訪問栄養食事指導　（Ⅰ）533単位
　（Ⅱ）452単位
・デイサービス／栄養改善加算　150単位

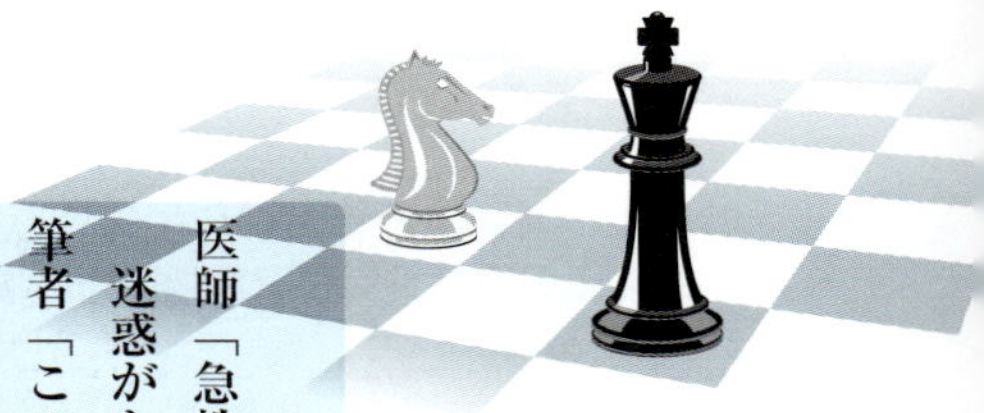

4 「患者や住民に迷惑がかかる」が病棟再編を妨げる

医師「急性期の一般病棟をやめたら、入院先が減って患者や住民に迷惑がかかる。私は反対だ」
筆者「この病床利用率を見る限り、それはただの思い込みです。あるいは急性期への感傷と言ってもいいかもしれません。思い込みや感傷で、数字は変えられませんよ」

救急が少ない「自称急性期」だった

病院のなかには、**提供している診療機能と地域住民のニーズがマッチしていないケースが散見される。ニーズに見合った医療を提供できていないから業績が振るわず、職員も定着しない。**

A病院（150床）もそんな病院の一つだった。10年前は看護配置10対1の一般病棟、医療療養病棟、障害者病棟を1病棟ずつ届け出ていた。急性期入院医療を診療の柱と位置づけ、救急告示病院の指定を受けていたが、夜間救急は多い日でも軽症患者が数人程度であり、重症患者はすべて断っていた。

A病院の一般病棟は、慢性期の紹介患者を療養病棟に転棟させる前に2週間ほど診る〝つなぎ〟の病棟であり、「自称急性期」というのが実態。病床利用率は70％を割っており、2006年10月時点の1日入院単価は2万8700円と10対1一般病棟にしてはかなり低く（図表）、療養病棟、障害者病棟も予算上の目標単価を下回っていた。

病院の収支は赤字続きで、職員の士気も低下。医師や看護師の確保にも相当苦労していた。地域の医療提供体制を見てみると、周辺には似たような200床未満のケアミックス病院が多く、さらに、車で15分の場所に全国的に有名な高度急性期のB病院（500床規模）が立地していた。

平均在院日数9日で病棟を〝高速回転〟させているB病院にとって必要不可欠なのが、退院患者の受け皿となる回復期リハビリテーション病院や慢性期病院との連携だが、2006年当時は、近隣に十分なリハビリができる病院がなかったため、脳血管疾患や運動器疾患のリハビリ対象患者を、電車で1時間ほどかかる回復期リハビリ病院に紹介していた。

そもそも稼働が低い自称・急性期病棟は無くなっても困らない

こうした地域事情を考えると、A病院にとって、回復期リハビリ病院への転換を図ることが最善の策であるのは明白だった。幸い同院には、リハビリセラピスト（理学療法士、作業療法士、言語聴覚士）が2006年当時で計13人おり、脳血管疾患等リハビリテーション料は施設基準が最もきびしい「Ⅰ」を届け出済み。周辺のケアミックス病院の大部分は、リハビリセラピストが多くても5人程度しかおらず、リハビリ部門の人員配置は他院と比較すると優位な状況にあった。A病院のように**提供している医療機能が中途半端で、業績が振るわないケースでは、「何をやめるか」を決め、他院の機能が手薄な分野に資**

源を重点投入することが経営戦略上の有力な選択肢となる。

急性期をやめてしまう道もあるが、その際にネックになりがちなのが経営幹部の急性期医療へのこだわりである。

一般病院が多い地域で「自称急性期」病棟をやめても、住民はさほど困らない。もともと稼働が低くて患者が少ないからだ。つまり、患者の需要がないのだが、幹部の医師がかたちだけでも急性期機能を残したがるケースが多い。

A病院でも、中・長期的に全床を回復期リハビリ病棟に転換させる案に対して、一部の医師から一般病棟をやめたら、急性期の入院先が減って患者や住民に迷惑がかかると拒絶の意向が出た。一方で、各病棟の看護師長とリハビリ科技師長の4人は、全床回復期リハビリ病棟転換に賛成であった。赤字体質と病院の方向性に不安を感じていた彼らは、**チーム医療による回復期リハビリの提供が、現状打破につながることをよく理解していたのだ。**

図表　A病院の2006年10月と2012年10月の病棟編成、1日当たり入院単価の比較（保険請求分）

2006年10月 病棟編成	2006年10月 1日入院単価	2006年10月 当時の目標単価	2012年10月 病棟編成	2012年10月 1日入院単価
2階病棟（48床） 一般10対1	28,700円	38,000円	2階病棟（46床） 回復期リハビリ1	41,900円
3階病棟（52床） 障害者病棟	21,500円	23,000円	3階病棟（50床） 回復期リハビリ1	42,300円
4階病棟（50床） 医療療養病棟	15,800円	18,000円	4階病棟（48床） 回復期リハビリ2	40,200円

辞める職員も若干いたが新たにリハビリをやりたい職員も入職した

最終的には院長のトップダウンで全床を回復期リハビリに舵を切ることが正式決定。「3年間で二次医療圏ナンバーワンの回復期リハビリ病院になる」との目標を掲げ、3病棟を段階的に回復期リハビリ病棟に転換していった。車いす用トイレや浴室を増設する関係でダウンサイジングを余儀なくされたが、6床を減らしただけで済んだ。人材も同院のビジョンに共鳴した大学病院のリハビリ専門医を確保。病棟再編前は13人だったリハビリセラピストも、2012年10月時点では90人となり、365日体制で、患者1人1日平均7単位前後のリハビリを提供している。

2012年9月には、同年4月の診療報酬改定で新設された回復期リハビリテーション病棟入院料1を2つの病棟で届け出た。ともに脳血管リハビリ中心の病棟であり、図表のように1日入院単価は4万2000円前後まで上昇した。入院収益が大きく増えたことで、リハビリセラピストの大幅増員にもかかわらず人件費比率は相対的に下がっている。もちろん経常利益も大きく増えた。2017年4月時点では130人のリハビリセラピストとなり、通所リハビリ、訪問リハビリも実施している。全病棟を回復期リハビリ病棟にしたことで辞めた医師や看護師も若干いたが、新たなリハビリ医やリハビリ看護をしたいというナースも入職した。機能絞り込みの戦略は成功したわけだ。

5 何でも「現状維持課長」の弊害が大きかった

医事課長「いや、それは前例がない」
筆者「DPC対象病院も電子カルテも前例はいくらでもありますよ」
医事課長「いや、前例とは、当院での前例だ」
筆者「新しいことに前例がないのは当たり前ですよ。そんなことを言ってたら、新しいことは何もできませんよ」
医事課長「何も新しいことをしないと言ってるわけじゃない。時期尚早だと言ってるんだ」
筆者「時期尚早だと思う時こそが、まさに行動に移すべき時ですよ」
医事課長「いや、そんな風に行動に移した前例はないし…」

担当病床数は少ないのに多い残業

医事課の情報システムや職員数をベンチマークすると、様々な病院があることがわかる。

A病院（260床）は急性期病院としてのポテンシャルは高いものの、ずっとDPC準備病院であり、対象病院になっていなかった。情報システムでは電子カルテが導入されておらず、オーダリングも投薬と検査のみ。注射は注射伝票を医事課職員がレセコンに打ち込むという昔ながらの作業を行っていた。業務改革が遅れていた原因の一つが、勤続40年を超える医事課長の存在だ。課長の口癖は「前例がない」と「時期尚早」。「あれでは『（現状）維持課長』」と陰口をたたく者もいた。

業務内容を調べてみたところ、医事課の労働生産性の低さが改めて浮き彫りになった。**医事課業務を外来と入院に分けると、外来受付・会計は患者30～40人に職員1人程度という大まかな目安がある。**電子カルテや自動受付・支払機を導入していれば、職員数がより少なく済む場合もある。また、土曜が完全休診か、それとも土曜が通常診療で平日に交代で指定休日を取るのかでも異なり、後者の場合は1割程度多く必要になる。A病院の職員1人当たりの外来患者数は24人。紙カルテの搬送・管理にかかわる職員数が多く、その分、職員1人が担当できる患者数が少なくなっていた。

一方、**入院会計に関しては、医事課職員1人が担当する病床数として急性期病棟では50床、療養や回復期リハビリテーション病棟などでは100床強程度が適正水準と言える。**ただし高度急性期の場合、日帰り入院が多いなど、病棟が〝高速回転〟しているケースでは、同じ50床でも医事課職員1・5人程度は必要と考えられる。

図表は、A病院を含む4病院の入院担当の医事課職員数をベンチマークしたものだ。病棟クラーク的な業務を兼務せず、入院会計だけに従事する職員の数を比較している。4病院ともに一般病棟の平均在院日数は15日前後で、1日退院患者数はさほど変わらない。

職員1人当たり担当病床数を見てみると、B、C、D病院の45～51・7床に対してA病院は32・5床と少ない。一方、入院担当1人当たりの残業時間は、A病院では月38時間と、最も少ないD病院の4倍近くに達していた。

図表　Ａ病院とその他３病院の医事業務体制の比較

項目	Ａ病院	Ｂ病院	Ｃ病院	Ｄ病院
①稼働病床数（一般病棟）	260	310	250	270
②入院会計担当の医事課職員数	８人	６人	５人	６人
③②の職員１人当たり病床数（①／②）	32.5床	51.7床	50.0床	45床
④②の職員１人当たり平均残業時間（月）	38時間	21時間	15時間	10時間
⑤請求方法	出来高	ＤＰＣ	ＤＰＣ	ＤＰＣ
⑥医事会計情報システム	一部オーダリング	フルオーダリング	電子カルテ	電子カルテ

いまだに「月2回入院請求」のワケ

Ａ病院の入院会計業務の労働生産性が低い理由として、情報システム導入の遅れのほか、出来高請求を行っていることが考えられた。ほかの3病院はＤＰＣ対象病院で、コーディング関連の業務負担はあるものの、ＤＰＣ包括項目の細かな点検作業はない。

さらに入院患者に対する医療費請求書の発行頻度の違いだ。ＤＰＣ対象病院では制度上、月末で締める月１回の定期請求しかできない。これに対してＡ病院では15日締めで月２回、そのつど請求書を発行していたが、月１回請求と比べると職員の業務量は当然多くなる。

仮に資金繰りがきびしければ、現金が半月で入るために請求頻度を増やすことも選択肢になり得るが、キャッシュフローにはまったく問題がない。医事課長いわく「月2回の請求にしていれば、入院医療費の支払いがむずかしそうな滞納患者を早めに把握できるので、未収金対策になる」と言う。だが、平均在院日数13日のＡ病院にはそもそも、一部を除いては長期入院患者自体が少なかった。

また、月２回請求の背景には、一度に多額を払わせたくないという患者への配慮もあったという。しかし、**高額療養費の限度額適用認定制度を利用すれば、窓口での支払いを自己負担限度額までに抑えられる。**つまり同院では、平均在院日数が長く、限度額適用認定制度が導入されていない、ふた昔も前の時代の請求方法を継続していたわけだ。

合理化できる業務を何の疑問も感じずにそのまま継続している〝伝統芸能〟業務にこだわる病院は多い。

Ａ病院の医事課長も「なんでも現状維持課長」であった。しかし、さすがに業務改革の波に抵抗し続けることはできず、その後、月１回の請求に変更し、さらにフルオーダリングシステム、電子カルテを導入し、２０１６年にはＤＰＣ対象病院となった。

当時と比較すると医事課職員の残業時間が3割ほど減少して長期休暇も取りやすくなったという。

現状維持とは、まわりの進歩や変化との相対関係において、明らかな〝後退〟だということを自覚すべきだろう。

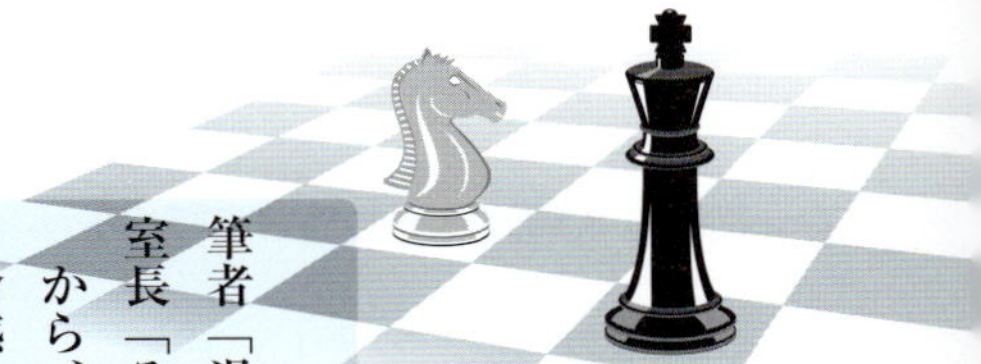

6 月間入退院1000人で退院調整加算わずか1件の「なぜ」

筆者「退院調整加算が月1件だけってことはないでしょう」

室長「そんなこと言われても、実際に要件が満たされていないんだから、仕方ないでしょ。それに私たちは患者さんのためという使命感をもって仕事をしてるんであって、たかだか数百点の加算を算定するために仕事してるんじゃありませんから」

筆者「でも、通算すれば収入は月100万円近く変わってきますよ」

室長「すぐやりましょう、今から算定しましょう！」

スタッフの数はそろっていたが…

2016年度診療報酬改定において、それまでの退院調整加算は退院支援加算1、2になり、大きく評価されたが、これは改定前の旧点数「退院調整加算」の時代の話である（改定後の退院支援加算のエピソードは「38」p・115へ続く）。

地域中核的な公立A病院（600床）では、満床により救急患者の入院を断ったり、予定手術の入院待機期間が長くなるケースが目立っていた。大きな理由は、退院調整が十分に機能していなかったこと。転院先が見つからず、入院が長期化する例が多かったのだ。

入院後早期（7日以内）に退院困難患者を抽出し、退院支援計画策定に着手することを評価した診療報酬項目が「退院調整加算」（現在の退院支援加算）である。2012年度診療報酬改定では、同加算が再編されて点数が大幅にアップした。ところがA病院では、**入退院が月間約1000人に達するにもかかわらず2012年8月の算定はわずか1件**。退院調整関連では、身体機能や退院後に必要なサービスなどを総合的に評価した場合に算定できる「総合評価加算」もあるが、これも算定ゼロだった。

連携室は11人体制で、元看護師長のB室長がトップを務める。人数はそれなりにいたわけだが、入院後早期に退院支援計画書を作成する体制ができておらず、退院調整加算の算定が極端に少なくなっていた。現場は一生懸命、忙しく動いていると言うのだが、診療報酬上の算定につながっていなかったわけだ。退院調整への着手が遅れていたのは、**退院困難者のスクリーニングが入院後早期に行われていなかった**からだ。スクリーニングで高齢者総合的機能評価（CGA）を実施し、一定の要件を満たせば、前述の総合評価加算の算定も可能になるため、早めに評価を行える体制を作ることが不可欠と思われた。

思い込みによる算定漏れもあった

退院調整加算の算定が少ない原因は、ほかにもあった。当時の旧点数上の解釈で、**患者が転院する場合は算定できないと思い込んでいた**のだ。確かに2012年度改定当初は、厚生労働省通知で転院の場合は算定できないとしていたが、その後の疑義解釈で「加算1は転院でも算定できる」と変更された。

改定後の疑義解釈などによって、当初の解釈が変更されることは多い。その際は、医事課が関連部署へ情報発信を行う必要があるが、実施されていなかった。このように、**そもそも院内連携ができていない病院で、院外連携が機能するはずはない。**

院内の連携不足による算定漏れは、ほかにもいくつか発覚した。例えば、退院後の介護サービスなどについてケアマネジャーと連携して指導した場合に算定できる「介護支援連携指導料」。調べてみたところ、**ケアマネジャーが患者に面会しているものの、連携室が把握できていないケースがある**と判明した。来院時は必ず連携室に寄ってもらうように地域の介護施設・事業所に連絡し、算定が大きく増えた。

総合評価加算に関しても、**「所定の研修を修了した常勤医師の配置」の要件を満たせないと思い込んでいたが、実際には老年内科の医師が研修を修了していた**ことがわかった。この加算は65歳以上の全患者が対象となるのだが、この研修修了医師がいないために算定できていない病院は多い。また、測定結果に基づいた評価も主治医でいいのだが、研修修了医師が全患者を評価しなければならないという誤解も多い。

図表　A病院における退院調整関連の点数の算定件数（2012年８～12月、2012年当時の点数に基づく）

		点数	8月	9月	10月	11月	12月
総合評価加算（総合的な機能評価）		100点	0	48	165	315	435
介護支援連携指導料（ケアマネジャーとの連携）		300点	8	7	6	10	15
退院調整加算１（旧点数）	14日以内	340点	0	7	9	32	57
	15～30日	150点	0	15	29	39	56
	31日以上	50点	1	12	23	25	36
	小計	—	1	34	61	96	149
合計（点）		—	2,450	12,130	26,860	52,480	77,580

大幅増収で室長もがぜんやる気に

問題点が明らかになったことで、A病院ではさっそく、連携室、医局、病棟看護部、医事課によるワーキングチームを立ち上げ、各種帳票の作成・整理、患者情報の伝達などの業務フローを見直した。具体的には、**入院直後に病棟看護師が患者のアセスメントシートを作成して、主治医が評価を行うことをルール化。**アセスメントシートは連携室も共有し、退院が困難になると予想されるケースでは、連携室が入院7日以内に退院支援計画の作成に着手する体制を作った。

こうした取組みにより、各種の点数の算定件数は大幅に増加し、**２０１２年12月には退院調整加算、総合評価加算、介護支援連携指導料の合計で約77万６０００円の収入を得た。**これは退院調整担当の看護スタッフ２人分の給与に相当する「真水」の増収（純益）だ。

そして、この取組みは２０１６年度改定の退院支援加算１の算定につながり、その診療報酬上の評価が上がったことに伴い、「真水」も増えていったのである。

7 CT待機期間の短縮作戦を実行、誰もが納得の「四方良し」の結末に

筆者「CTの稼働増のため、早出、遅出で予約枠を広げましょう」
課長「CTという機械を中心に人間がシフトされるなんて、本末転倒もいいところじゃないですか」
筆者「CTは確かに機械ですが、患者を診る機械です。CTの中には患者がいて、患者を中心にCTやスタッフがあるんです。まさにこれは患者中心の医療ですよ」
課長「う、うむ…。うまいこと言いくるめられた感もあるが…」

「稼働時間を増やすしかない」

大規模な公立病院などではCTやMRIの経過観察の外来患者への撮影待ちの期間が長く、A病院（600床）もまた、CTは1カ月待ちとなっていた。

OECDのヘルスデータによると、日本の人口当たりのCT設置台数はOECD諸国平均の4倍以上である。しかし、その稼働率は医療機関によって異なり、高性能の64列マルチスライスCTを購入したものの撮影件数が事業計画ほど伸びず、初期投資を回収できない病院もある。そのような病院ではもちろん予約なしで撮影可能だが、一方で、A病院のように1カ月先の予約しか取れないケースもある。

A病院の放射線科技師長も危機感をもっていたが、話を聞くと、「3台あるCTをもう1台増やせば1日30件弱は多く撮影できるけれど、場所も予算もないからすぐには無理」とのことだった。

CTの場合、撮影部位、造影の有無、機種のスペック、診療放射線技師の経験などによって撮影時間は異なるが、平均すると1時間当たり4件程度の撮影が可能であろう。

撮影件数を増やす手段としては、**技師のスキルを高めて時間当たりの件数を増やす**方策が考えられる。また、対症療法的な改善策として、**予約枠の設定時間の細分化でロスをなくしたり、患者更衣室の増設により着替え待ちの時間を短縮する**ことなどが挙げられるが、いずれも件数が飛躍的に増加するわけではない。結局、根治的な解決方法として「**CTの稼働時間を増やすしかない**」という結論に至った。

早朝・夜間・休日に枠増設の余地

図表は、当時のA病院と、同じ中核病院であるB病院（900床）のCTの運用状況を比較したものだ。A病院の予約枠の設定時間は、始業の朝8時半から終業の17時まで。昼休みの1時間は緊急以外の撮影をしていないため、実質7時間半のみの設定だった。17時から翌朝8時半までは宿直体制だが、その時間帯は緊急撮影だけで予約の撮影枠はなし。さらに、病院外来が休診となる土・日曜も緊急撮影のみで、予約枠が設けられているのは週5日間だけだった。

一方、B病院では、就業時間は同じく8時半〜17時だが、朝は1時間の早出により7時半から予約枠を運用。夕方は19時まで予約枠を設け、2時間遅出の10時半出勤の技師が対応していた。昼休み時間も交

図表　A病院とB病院のCTの稼働条件（2012年6月実績、予約患者分のみ）

	CT台数	撮影件数	1台当たり件数	1台1日当たり件数	予約枠の設定時間	予約枠の設定日数
A病院（600床）	3	2,350	783	26	8：30～17：00（7時間半）	21日
B病院（900床）	4	5,011	1,253	42	7：30～19：00（11時間半）	25日

代制で予約患者を受け付け、1日11時間半対応。そのため、2012年6月のCT1台1日当たり撮影件数（予約患者）は42件と、A病院の26件を大きく上回っていた。また土曜日も平日同様の予約枠を設けており、月の予約枠の設定日数もA病院より4日間多かった。

ここにもいた〝維持課長〟

B病院のように平日の早出、遅出のシフトを採用し、7時半から19時まで予約枠を設けることはどうかという話になった。このようなかたちで**労働時間を変更する場合、変則勤務となる技師の同意を得られるかどうかがポイント**になり、労働組合との折衝も必要だが、意外なほどすんなり受け入れられた。技師、労組ともに、1カ月の撮影待ちが臨床的に大きな問題であることを理解していたのだ。

むしろネックになったのが、医事課長の存在。「何でも現状維持」の〝維持課長〟がここにもいたのだ。早出、遅出の時間帯の外来会計をどうするかが問題となったが、すったもんだの末、その時間帯は事務当直者が対応することで決着した。〝維持課長〟を最終的に納得させたのは、「患者第一主義」という理念であった。

CTの予約枠が増えたことで喜んだのは、サラリーマンの外来患者だ。それまでは会社を少なくとも半日休んで受診していたが、早朝や17時以降ならば仕事にさほど支障を来さずに済む。特に、検査が予約時間からずれ込むことのない朝一番の7時半枠の人気が高かった。稼働時間を増やした結果、月間の予約検査件数は、1日4時間稼働増×平日20日×1時間当たりCT撮影4件×3台＝約960件の増加となり、検査待ちは約2週間と半分に短縮した。

CTの稼働率が低い病院と連携

次なるステップは休診日である土曜日の予約枠の設定だが、これは代休取得や手当などの関係でコストが大幅に増える可能性もある。そこでCTの稼働率が低い近隣病院との連携を図ることにした。A病院の地域連携室が動き、近隣の医療法人立のC病院にCT検査の〝代行〟を依頼。低稼働に悩んでいたC病院は、この申入れを快諾した。C病院のように、高度機器の稼働に余裕がある病院の側から見れば、近隣に検査待ち日数が長い中核病院が存在することは、病病連携で検査の実施依頼を受けるチャンスにもなるのだ。

A病院の経過観察の撮影待ちの期間は、最終的に1週間まで短縮。医師は早く診断できるようになり、患者は撮影待ち日数が短縮、撮影依頼を受けるC病院はCT稼働率が上がるという、「売り手良し」「買い手良し」「世間良し」の近江商人の心得を言った「三方良し」が実現した。それでは、早出・遅出の勤務体制となった技師の反応はどうか。早出は1時間早く帰れるし、遅出は朝10時半出勤でゆっくりできるため、「四方良し」と相成ったのである。

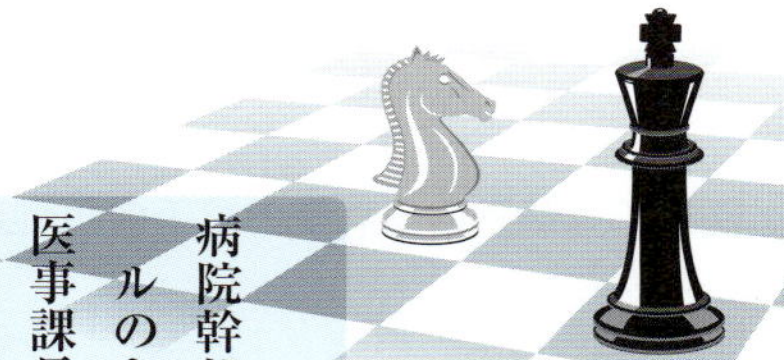

8　医事課がザルだから単価が低い？　院長が抱いた疑念と真相

病院幹部「なんでうちの病院の入院単価は低いんだ？　医事課がザルのような請求をしているからじゃないのか」
医事課長「そ、そんなことはないかと…」
筆者「確かに請求漏れは多く、ザルと言ってもいいかもしれませんが、さすがに入院単価を1万円も落とす芸当は不可能ですよ」
医事課長「そうですとも！　ザルでも1万円はいきませんよ！」
病院幹部「胸を張って言うな」

ケースミックス（患者構成）の違いに着目

A病院（500床）では患者1人1日当たり入院単価が6万円前後だが、同じ高度急性期型のB病院（350床）では7万円前後。医事課が請求漏れをしているのではないかと病院幹部が疑念をもった。

しかし、どんなに〝ザル〟で、底のないバケツ状態の医事課であっても、1日入院単価を1万円落とすような芸当は、入院基本料が7対1なのに間違えて点数マスターを15対1で登録するなどのあり得ないミスをおかさない限り無理であろう。

1日入院単価は病院経営のパフォーマンスを測定する指標の一つで、一般的には「入院収益／在院患者延べ数」で算出される。分子に室料差額などの自費収入を含むのか、分母に退院日や入院中の他科受診日を含むか否かで金額が違ってくる。A病院とB病院はともに看護配置7対1である。保険診療のみのデータで両病院の1日入院単価を比較することにした。計算式の分母は退院日を含む延べ日数、つまりレセプト延べ日数で計算した。

その結果、4月単月の1日入院単価は、A病院が6万389円、B病院が7万126円で約1万円の差があった（図表）。ただし、病院間の入院単価を比較する際は、**患者構成（ケースミックス）を考慮しなければならない**。実際、両病院の入院単価の開きは、その違いによる部分が大きかった。**図表**のように、A病院では産婦人科、小児科、皮膚科、眼科、耳鼻咽喉科などの入院医療も手がけており、これらの診療科の入院単価は全体の単価約6万円よりも概ね低くなっている。一方、B病院は、入院診療を循環器内科や心臓血管外科、脳神経外科など単価がもともと高い診療科に絞り込んでおり、その結果、病院全体の入院単価が高くなっていることがわかる。

「ロングステイ作戦」の影響もある

1日入院単価に着目してみると、一般病院は大きく分けて次の三つに類型化される。

(1)　フォーカスタイプ（1日単価8万以上）
消化器外科、循環器内科、心臓血管外科、脳神経外科など、診療単価が高い科目に絞り込んで提供するタイプ。

(2)　ゼネラルタイプ（1日単価6～7万円台）
かつての医療法に規定されていた「総合病院」的に、単価が低めのマ

イナー診療科を含む多くの診療科の入院医療を提供。

(3) ケアミックスタイプ（1日単価4万円前後）

内科系の長めの入院患者が多く、外科手術はあまり多くない。

A病院は(2)、B病院は(1)のタイプに該当する。マイナー科まで診る以上、A病院の単価が低くなるのは、ある程度致し方ないといえるだろう。

図表　A病院とB病院の1日入院単価の比較（単月分、自費診療は含まず）

診療科	A病院		B病院	
	延べ患者数（人）	入院単価（円）	延べ患者数（人）	入院単価（円）
内科	4,651	54,200	4,322	59,920
循環器内科	842	76,500	1,055	81,550
消化器・胸部外科	857	57,900	1,232	61,560
心臓血管外科	545	146,850	219	182,350
整形外科	1,791	61,580	1,825	76,430
泌尿器科	358	68,750	123	68,540
脳外科	1,189	66,500	910	78,550
腎臓内科	740	60,580	260	66,500
形成外科	144	40,330		
産婦人科	483	26,950		
皮膚科	205	28,880		
眼科	299	51,220		
耳鼻咽喉科	275	45,440		
小児科	320	29,280		
合計	12,699	60,389	9,946	**70,126**

▶ A病院の診療科がB病院と同一と仮定すると…

A病院（B病院と同じ診療科のみ）	
延べ患者数（人）	入院単価（円）
4,651	54,200
842	76,500
857	57,900
545	146,850
1,791	61,580
358	68,750
1,189	66,500
740	60,580
10,973	**64,244**

ただ、単価が低い理由をケースミックスだけに求めるのは正しくない。注目すべきは、内科など両病院が共通して手がける診療科においても、泌尿器科を除いてA病院の入院単価のほうが低くなっている点である。これは、**平均在院日数の違いによるもの**と考えられる。

病院全体で見れば、両病院の平均在院日数は12～13日でほぼ同じ。A病院では在院日数がもともと短いマイナー科を手がけているにもかかわらず、全体の平均在院日数がB病院と同じということは、A病院の内科や外科などの平均日数がB病院より長いことを意味する。

「選択と集中」に踏み切る前に

実際、院長に話を聞いてみると、いくつかの科では高めの病床利用率を維持するため、患者に長めに入院してもらう「ロングステイ作戦」を取っていることがわかった。また、クリティカルパスを適用させている心臓カテーテル検査や腹腔鏡下胆のう摘出術等も、パス自体の在院日数の設定が長めだった。

DPC／PDPSの機能評価係数Ⅱを見ても、在院日数短縮を評価した効率性係数はB病院のほうがはるかに高く、1入院当たり全国平均点数が高い患者をどれだけ診ているかの指標となる複雑性係数も同様だった。

A病院の科目構成がB病院と同じだと仮定して試算すると、A病院の1日入院単価は6万4244円で、現状より4000円弱アップするものの、B病院の水準には至らないとの結果が出た。その差は大きくは在院日数や複雑性係数の差と考えられる。

この件を病院幹部へ説明したところ、請求漏れへの疑念は解消したようだった。そのうえで「当院も診療科を絞り込んでB病院の入院単価を目指せばいいのだろうか」との質問があった。

これについての答は一概には言えない。入院単価の低い診療科が近隣の病院にあれば、自ら手がけず連携で対応する手もあるが、なければ自院で行うしかない。であれば、まず改善すべきは一部の診療科における在院日数引き延ばしである。

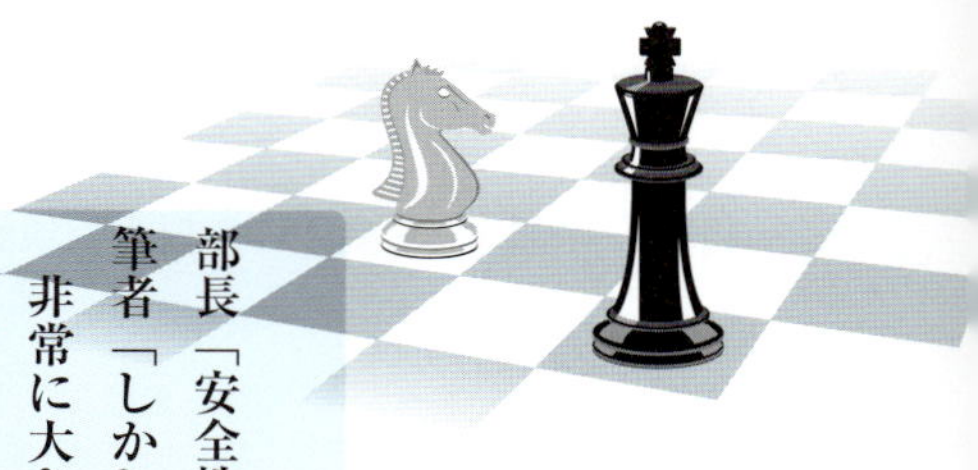

９　ブランド人生貫く内科部長、後発品は「ノーブランドだからダメ」

部長「安全性に不安があるノーブランドの後発品など使わない」

筆者「しかし、ＤＰＣ病院では後発品使用による経営的メリットが非常に大きいのです。これは逆に言えば、後発品を使わないことのデメリットが大きいということでもあります」

部長「メリット、デメリットという商いの問題じゃない。これは医師である私の良心であり、内科部長である私の方針だ」

筆者「メリットなくしてブランド品は買えませんよ。そもそも不安やブランドといった曖昧なものが方針たり得るんですか?」

再三の説得にも態度を変えず

２０１０年４月時点で、ＤＰＣ対象病院であるＡ病院では、内科部長の強い方針により、内科系薬剤の後発医薬品への切り替えはほとんどなかった。当時の入院部門における注射薬剤の後発品の使用割合は、品目ベースで６・６％、金額ベースで８・８％、全医薬品の数量ベースで27・５％と低い水準にとどまっていた（図表）。これは内科において後発品への切り替えを渋っていることの影響が大きかった。

医療費抑制策の一つとして、後発品の利用促進が進められていることは周知のとおりだ。厚労省は当初、２００４年度に数量ベースで16・８％だった後発品の使用割合を、２０１２年度までに30％以上にすることを目標として掲げた。しかし、実際は25％程度にとどまったため、２０１３年４月、厚労省は２０１７年度末までに60％以上（新算出方法ベース）に拡大させる目標を示し、さらに２０１５年６月の閣議決定では、「**２０１７年央に70％以上とするとともに、２０１８年度から２０２０年度末までの間のなるべく早い時期に80％以上**」という目標が定められた。

厚労省はこれまでも、保険診療のルールを定めた療養担当規則の変更や、診療報酬上のインセンティブにより後発品の使用を促してきた。**入院医療に関しては、包括払いのＤＰＣ対象病院や療養病棟、回復期リハビリテーション病棟などでは、先発医薬品よりも薬価が安く購入価格も低いことが多い後発品に切り替え、薬剤費比率を下げることが経営効率化の手段となる。**

以前、１入院当たり包括払いのＤＲＧが適用されているアメリカの急性期病院を見学したことがあるが、この病院の薬剤コストの管理は徹底していた。同院のＣＥＯは「パテントが切れて後発品が発売されたら、発売当日に先発品からチェンジする」と話していたほどだ。

そんなエピソードも紹介しつつ、ＤＰＣ対象病院における後発品採用の経営上のメリットを内科部長へ再三説明した。だが、その頑な態度は変わらず、まったく聞き入れてもらえなかった。

ノーブランドの後発品を使うことがイヤ

２０１０年当時に内科部長が後発品を採用しないのは、「安全性に不安があり、何となく信用できない」ことが大きな理由で、「安定供給がない場合がある」「ＭＲの情報提供が少ない」とも話していた。さらにノーブランドの後発品を使うことがイヤだという。

２０１０年当時は今よりも後発品への切り替えに際して、現場の医師からの反対がはるかに多く、切り替えは病院管理者のトップダウンで進めていくことが多かった。しかしＡ病院の院長は、現場の医師の声を最も大切にして、民主的な運営を行うという方針であり、内科部長の反対を抑えられなかった。また、公立病院であるＡ病院の事務部長も定年前の公務員人生最後の職場で、かつ初めての病院勤務であったため、いろいろな職員の声を聞いて無難に職務をこなそうという姿勢。後発品の問題に限らず、経営自体が明らかに迷走気味になっていた。

結局、１年が経過した２０１１年４月時点でも、後発品の使用割合は品目ベースで８・４％、金額ベースで10・４％、数量ベースでも32・５％にとどまっていた。

図表　Ａ病院における注射薬剤の後発医薬品の使用状況

		2010年４月	2011年４月	2012年４月	2013年４月
全品目数（注射のみ）		365	371	397	381
後発品品目数（注射のみ）		24	31	73	96
後発品使用割合	品目ベース（注射のみ）	6.6%	8.4%	18.4%	25.2%
	金額ベース（注射のみ）	8.8%	10.4%	20.3%	26.1%
	数量ベース（全医薬品）	27.5%	32.5%	36.5%	41.5%

新任院長による後発品採用の大号令で後発医薬品切り替えが進む

だが、その後大きな変化があった。

内科部長が診療所開業のために退職し、院長も強烈なトップダウン型の人物に交代したのだ。新院長は就任早々、後発品のある注射薬剤は原則としてすべて切り替えるというルールを明確に打ち出した。後発品への切り替えは、毎月や隔月の「薬事委員会」などで品目ごとに審議して決定する病院が多いが、新院長はそれでは遅くなるとして、完全な薬剤部主導型で進めさせた。

具体的には、後発品に変更する薬剤を、薬剤部から各医師に対して院内メールで一斉通知。切り替えに問題がある場合は、医師に申し立ててもらう「ネガティブ方式」を採用した。申し立てがない場合は採用となる。その結果、申し立てはほとんどなく、２０１２年４月には品目ベースで18・４％、２０１３年４月には同25・２％、数量ベースで41・５％まで、注射薬剤の後発品への切り替えが進んだ。

そして２０１４年４月改定では、**数量ベース60％以上（２０１６年現在は70％以上）ならば、ＤＰＣ機能評価係数Ⅱの後発医薬品係数が最も高い数値で設定される**ことになり、それも追い風となった。

余談だが、開業した後発医薬品嫌いの元内科部長は、風のうわさでは処方せん料の「一般名処方加算」を対象患者全員に算定していると聞いた。さらにそのクリニックの標榜科目は、ホームページで確認すると「内科・小児科」になっていた。夜間当直の小児科医がいないＡ病院で元内科部長は、「臨床的に小児は大人とまったく違うので、小児科は診ない」と時間外の小児患者の診察をすべて断っていた。まさしく豹変していたわけだ。ただし、勤務医から開業医へと立場が変われば、それまでの方針が１８０度転換するのは決してめずらしいことではない。

10 チーム医療推進を妨げる看護部長「スタッフステーションと呼ばないで」

看護部長「入院患者の管理は私たちナースが責任をもってやってきたし、それはこれからも変わりません」
筆者「ですが、医療のパフォーマンスを上げるためには、リハビリスタッフなどとのチーム医療は欠かせませんよ」
看護部長「私たちはそれぞれに専門職なんですから、それぞれにその専門業務を果たせばいいんです。みんなで協力しあって、手をつないでやっていきましょうなんて、幼稚園児じゃあるまいし」

「ナースステーション」から「スタッフステーション」へ

最近は、「ナースステーション」を「スタッフステーション」という呼称に変える病院が多くなった。というよりも、「ナースステーション」と呼んでいる病院がマイノリティ（少数派）となったと言えよう。理由は薬剤師、管理栄養士、臨床検査技師、リハビリセラピスト、医師事務作業補助者などの多職種が病棟配置されて、共同でカルテ記録やカンファレンスを行っており、もはやナースだけが独占、たまに医師を見かけるという部屋ではなくなったからだ。

厚生労働省は改定のたびに多職種協働によるチーム医療を推進しており、それを評価した診療報酬も次々に新設されている。だが、がん拠点病院であるA病院では、そんなチーム医療への取り組み自体が低調であり、いまだに「スタッフステーション」を「ナースステーション」と呼んでいた。

図表は、チーム医療を評価した主な診療報酬項目の算定状況を、同規模のB病院と比較したものだ。B病院もがん拠点病院だが、A病院よりも活発にチーム医療に取り組んでいることがわかる。がん患者指導管理料1、糖尿病透析予防指導管理料、栄養サポートチーム加算、呼吸ケアチーム加算の合計を見ると、A病院の算定点数はB病院の1割にも満たない。

A病院でチーム医療が進まない原因の一つが、伝統を重んじて変化を好まない「伝統芸能伝承」タイプで、「影の院長」とも呼ばれる看護部長の存在だった。従来の病棟業務のやり方を変えようとせず、チーム医療には懐疑的。「私たちには私たちのやり方があるんです。ですから、ナースステーションをスタッフステーションなどと呼ばないでちょうだい」

こうしてA病院では、チーム医療を強化しなかったために「機会損失」が発生していた。**機会損失とは、行動を起こさなかったり、実際に取った行動が最善のものでなかった結果、本来得られたであろう利益を逸すること**を指す。

たとえば、医療現場において、医療行為に関する情報が医事課に伝わらず、あるいは伝わったものの医事課側に知識がないために請求漏れをすれば、機会損失となってしまう。

こうした〝古典的〟な請求漏れとは別に、A病院では、チーム医療に取り組まないことで「請求埋もれ」とでも言うべき機会損失が発生していた。**「請求漏れ」は、診療報酬の機会損失全体から見れば一部にすぎず、実は「請求埋もれ」のほうがはるかに大きくなっているケースが少なくない。**

図表　チーム医療などを評価した点数の算定件数（2016年４月分）

項目	対象職種	点数単価	Ａ病院	Ｂ病院
がん患者指導管理料１	医師および看護師	500点	0	8
糖尿病透析予防指導管理料	医師、看護師または保健師、管理栄養士	350点	0	44
栄養サポートチーム加算	医師、看護師、薬剤師、管理栄養士	200点	24	160
呼吸ケアチーム加算	医師、看護師、臨床工学技士、理学療法士	150点	1	8
		合計点数	4,950点	52,600点

拠点病院なのにがん相談算定ゼロ

Ａ病院はがん診療連携拠点病院であるにもかかわらず、がん患者指導管理料１（５００点）の算定がゼロだった。１は、がん診療の経験を有する医師と専任の看護師が共同で説明し、相談に対応した場合に算定可能なものである。Ａ病院の算定がゼロなのは、告知の際に医師とがん看護認定看護師がバラバラに説明しており、「共同で」の要件を満たしていなかったからだ。これは多職種によるチーム医療以前に、医師と看護師のコンビすらできていないということだ。がんの拠点病院がこの点数を算定していないのは、医療の質の観点からも大いに問題があると言えよう。

また、図表に示すように、糖尿病外来がアクティブに活動しているＢ病院では、糖尿病透析予防指導管理料（３５０点）を月間44件算定しているが、Ａ病院では届出すらしていない。

同指導管理料は、糖尿病指導の経験を有する専任の医師、看護師（または保健師）、管理栄養士の３人で構成する透析予防診療チームが、個別に指導を行った場合に算定できるものだ。

前述の機会損失の観点で考えると、**病院が透析予防診療チームの活動を行わなければ、国民医療費の面でも機会損失が生じることになる。**糖尿病患者への適切なチーム医療を実施し、透析導入時期を遅らせたり回避すれば、透析医療費を抑制できるからだ。

チーム医療関連の診療収入は、Ｂ病院では月52万６０００円に達するのに、Ａ病院はその１割弱にすぎない。明らかに労働生産性が低くなっていた。

そのためＡ病院では外科病棟の看護師長をリーダーとする業務改善チームを組織し、チーム医療関連の診療報酬項目の算定増を目指し、ＰＤＣＡサイクルによる改善活動を実践してもらった。その結果、**図表**の４項目の算定件数は、徐々にではあるが増加し始めた。やっと遅ればせながらチーム医療が動き出したのである。

そして、それに伴って「ナースステーション」も無事「スタッフステーション」に変更することになった。

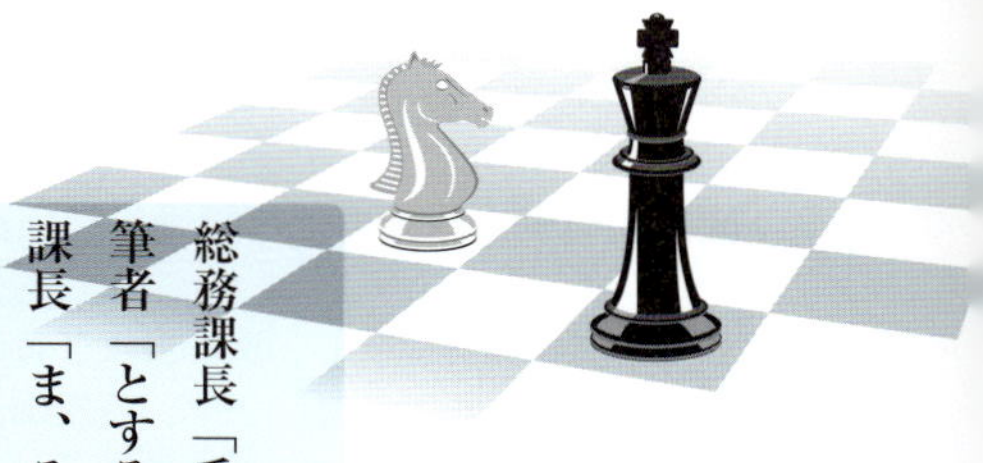

11 逆転の発想で「ケアミックス」を看護師募集の強みに

総務課長「看護学校には足繁く訪問してますよ」
筆者「とすると、担当者とは密な関係が築かれてると？」
課長「ま、そうですね、3年前に訪問したときは、不在だったのですが、そこは抜かりなく、ちゃんと名刺を置いてきたので」
筆者「――まさかの3年前に、まさかの名刺のみですか？」
課長「ええ、人の記憶は3年経つと薄れますが、名刺は3年経っても残りますからね、ハハハ」
筆者「――ハハハの意味がわからないんですが」

課長1人で総務・経理・人事を担当

地方にあるケアミックスの民間中小病院の悩みは、なかなか**新卒看護師が採用できない**ことである。そのため大部分の中小病院の看護師配置はいつも基準ぎりぎりで、綱渡り状態となっている。

A病院でもまったく同じ悩みを抱えている。新卒が採れないために既卒中心となり、紹介会社からの紹介で高額の採用費用を支払っていた。市内には500床規模の急性期型の市立病院があり、近隣の看護学校の卒業生の多くが、そちらへ流れていたのだ。

看護職員をきちんと確保している病院は、病床規模に関係なく奨学金制度の整備はもちろんのこと、リクルートグッズの製作や看護学校訪問、説明会の開催などに多額の費用を投じているものだ。だがA病院ではそれほどコストをかけておらず、採用活動は低調だった。

原因の一つは、同院の組織構造にあった。人事を担当する総務課長は経理課長も兼任しており、担当分野が広すぎるのは明白だった。実際、どの分野でも責任の分散が発生して、管理職の仕事は不十分と言わざるを得なかった。

さらに「看護学校を訪問した」と言うが、それはだいぶ以前のことで、しかも就職担当者が不在だったので名刺だけを置いてきただけだった。首都圏に病院を次から次へと新設して、多くの看護職員を集めている某病院グループの人事部長は、「しつこいほど訪問して担当者と人間関係を構築しないと、なかなか紹介してくれない」と言っていたが、おそらくはそれが実態だろう。

もちろん、この人事部長の言う「しつこいほど」の訪問とは、経験と勘と根性に頼った「3K営業」ではなく、看護学校側が欲する情報を的確に提供するための訪問のことだ。看護学校側が欲する情報とは、**(1)看護理念、看護方針、看護体制、(2)卒後研修の内容・期間、(3)配属先に関する希望への対応、(4)プリセプター制度の内容、(5)“独り立ち”して夜勤を開始する時期、(6)看護師の年齢構成と離職率、(7)メンタルヘルスケアのサポートシステム**――など。人事担当者には、これらを短時間で簡潔に説明するための知識やスキルが求められる。

「総合看護」で求職者にアピール

A病院の経営母体の医療法人では、高齢者住宅の新設や訪問・通所サービス事業の拡大などを予定しており、看護職員の採用を増やす必要があったが、当時の体制のままでは増員はむずかしい状況だった。そこで採用活動を抜本的に見直すことにして、課長の兼務体制をやめて、人事部門の責任者を別に置くようにした。

また、採用戦略を再検討し、**「総合看護」というコンセプトを前面に打ち出して採用を進める**方針を固めた。

A病院では、急性期、回復期、緩和ケア、療養のケアミックスで、介護施設・事業所も併設するため、入職してローテートしていけば、様々なステージの患者に対する看護技術を修得できる。すなわち、**「急性期から慢性期、在宅まで、どんな現場でも適切に対応できる基礎技術を身につけ、経験を積んだうえで専門性を高めていく」**――これを独自に「総合看護」と銘打って、アピールする戦略を立てたのだ。それまで「弱み」と考えていたケアミックスを、逆転の発想で「強み」に変えることにしたわけである。

様々なアンケート結果を見ると、新卒看護師が勤務先を選んだ理由として、**「給与」ではなく「卒後教育制度の充実」がトップに挙げられる**ことが多い。しかも、厚労省は地域医療構想において、回復期機能の入院医療と在宅医療を充実させる方針を打ち出している。**今後、急性期後の回復期、慢性期、在宅のステージにおける看護職員の需要が高まり、その技術を身につけることの重要性も今より高まるのは間違いない。**こうした状況を考え合わせると、「総合看護」を前面に打ち出したことは理にかなっていたと言える。また、結婚・出産で急性期病院を退職した看護師が、子育てがひと段落して再就職する場合、急性期以外の職場を選ぶことが多い。そのため、「総合看護」の体制を築くことができれば、再就職組の採用にも有利に働く。

図表　A病院における看護師の採用人数と離職率の推移

	2013年	2014年	2015年
①　採用人数	19人	21人	28人
②　①のうち新卒者	2人	3人	10人
③　看護職員全体の離職率	15.1%	12.3%	9.5%

看護学校別の採用ポスターが好評

同院は人事部門の実質的な責任者として医薬品メーカーのMRの経験をもつ人間をあて、「総合看護」のPRのため、看護学校に足繁く通った。評判が良かったのは看護学校別のオリジナルの採用ポスターを作成したことだ。各学校の卒業生をモデルとして写真撮影し、ポスターを自作。看護学校の教員にとって、教え子が頑張っている姿を見るのは嬉しいもので、大いに喜ばれた。また、看護職員のリクルート用のパンフレットも、それまでのお堅いイメージから、20歳代前半向けのファッション誌のようなデザインに変えた。

また、「総合看護」の研修も強化。現在では、看護職員以外の研修を含め、年間の医業収入の0・5%を職員研修費に充てている。

診療報酬改定のたびに、認定看護師や一定の研修を修了した看護師の配置を要件とする項目が増加しているが、これはほかのメディカルスタッフでも同様であり、病院経営において、**研修費予算を確保することの重要性が増している。**人材育成に力を入れる急性期病院のなかには、医業収入の1%を研修費に充てているケースもある。

こうした一連の強化策が奏功し、2013年には2人にとどまっていた新卒看護師の採用数は、2015年には10人と大幅に増加し、看護職員の離職率も確実に低下傾向にある（図表）。

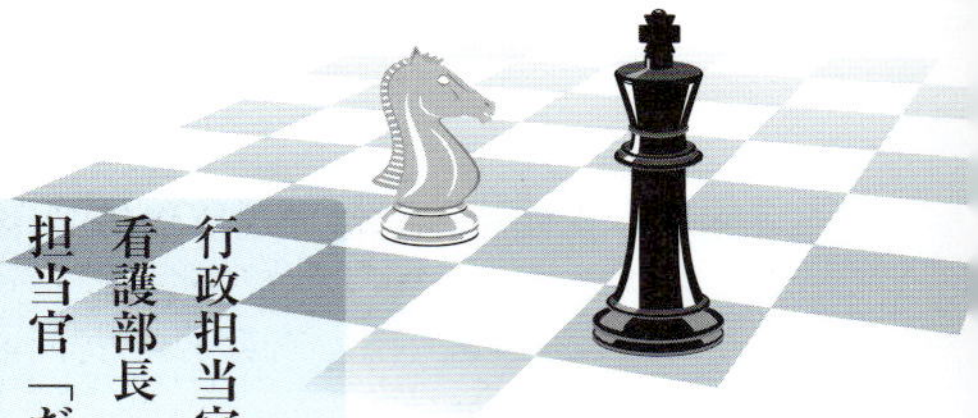

12 「歩くルールブック」の理不尽な行政指導

行政担当官「脳梗塞の入院診療計画書の内容が画一的だ」
看護部長「パスで標準化しているので、当然画一的になりますが」
担当官「だったら、患者ごとに独自性のあるパスを作成しなさい」
看護部長「お言葉ですが、個々の患者ごとに独自性をもたせたら、それはもはやパスじゃありませんよね」
担当官「君は、これまで30年間医療機関を指導してきた、この私の指摘を無視するのか。パスに対する私の指摘をパスするというのか？　——ここは笑ってよろしい」

適時調査と監査はまったく別物なのだが

病院では、「監査」「適時調査」「個別指導」「立入検査」等の行政によるチェックをすべてひっくるめて「監査」と呼ぶ傾向がある。「監査」があると聞いて、よくよく確認してみると「適時調査」だったというようなことは多い。

保険診療は「契約診療」であり、医療法や健康保険法などの法律、療養担当規則をはじめとする保険請求上のルールがベースとなっている。保険医療機関には、これらの順守が求められており、その確認のため行政機関によって様々なチェックや指導が行われる（図表）。

「監査」という言葉は「会計監査」や「ＩＳＯの内部監査」など医療機関でも日常的に使用されるし、さほどネガティブなイメージはない。ただし、**保険医療機関に対する行政指導の「監査」は、保険指導の結果、「不正・著しい不当が強く疑われる場合」に行われるもので、保険医や保険医療機関の指定の取り消し処分に至ることもある。**

大学病院の関連病院が「監査」で不正請求を指摘され、保険医療機関の取り消し処分を受けたケースがあったが、「監査」を税務調査に喩えるならば、国税局査察部（マルサ）による「強制調査」のようなものだと説明するとわかりやすい。**「監査」と「適時調査」はまったく別物**であるわけだ。

「適時調査」と「立入検査」の違いは？

最近、頻回に実施されるようになった**「適時調査」は、診療報酬上の施設基準や人員基準などを順守しているかどうかを確認するために、地方厚生（支）局が定期的に実施するもの**だ。地域によって頻度に差があるが、基準の届出受理後、概ね６カ月以内に実施され、その後は原則年１回行われることになっている。これと「立入検査」が混同されやすいのだが、立入検査は人員配置や安全管理体制など医療法の規定を順守しているか否かを調べるものだ。厚生局ではなく保健所が、病院や診療所を対象に実施する。

「適時調査」への対応は、まず院内研修を行って、具体的な対策をアドバイスする必要がある。そのうえで、地方厚生局がホームページで公開している「改善を求めた主な指摘事項」を各部門責任者に配布し、**①届け出た人員・施設基準**、**②看護関係の帳票類**、**③入院時食事**

療養に関する書類、④届出事項の院内掲示、⑤保険外負担の徴収の運用――などの項目を綿密にチェックする作業が必要となる。

「パスは画一的であってはならない」

A病院ではコンプライアンス（法令順守）経営を重視しており、届出医療に関する日常的な管理やカルテ記載もしっかりとしていた。ただ、それでも油断ならないのが行政指導である。**その地域の「ローカルルール」が定められていたり、担当官が「MYルール」を作っているケースもある**からだ。実際A病院でも、自主返還は命じられなかったものの、いくつか首をかしげたくなるような指導を受けた。

例えば、「院長による入院患者の食事の検食は、患者に提供する前に行うことが望ましい」という指摘があった。しかし、12時の患者昼食の前に検食しろと言われても、業務が多忙な院長には無理な話である。さらに、脳梗塞でリハビリが必要な患者の入院診療計画書に対して、「歩くルールブック」とも言うべき年配の担当官から「内容が画一的だ」との指摘があった。「クリティカルパスを運用しているから、画一的になるのですが」と説明したところ、「それでは、個々の患者さんについて独自性のあるパスを作成しなさい」と、医療の標準化を目的としたパスの存在意義を完全否定する驚きの言葉を発した。「そうしたバラツキを標準化するのがパスなのに」――である。

図表　医療機関に対する主な行政指導

<table>
<tr><th colspan="2"></th><th>対象</th><th>返還金</th><th>行政措置</th></tr>
<tr><td colspan="2">適時調査</td><td>主に病院</td><td>あり</td><td rowspan="5">なし</td></tr>
<tr><td colspan="2">立入検査</td><td>保険医療機関</td><td rowspan="3">なし</td></tr>
<tr><td rowspan="3">保険指導</td><td>集団指導</td><td>新規保険指定の医療機関など。講習形式で行われる</td></tr>
<tr><td>集団的個別指導</td><td>レセプト１件当たりの平均点数が高い保険医療機関など。対象者を集め、面談形式で行われる</td></tr>
<tr><td>個別指導</td><td>診療報酬請求に関して個別指導が必要と認められる保険医療機関。カルテとレセプトの突合が行われる</td><td rowspan="2">あり</td></tr>
<tr><td colspan="2">監査</td><td>不正または著しい不当が疑われる保険医療機関。カルテとレセプトの突合が行われる</td><td>あり※</td></tr>
</table>

※注意、戒告、取り消し処分

「工事料金を返せ！」

これまでも「適時調査」や新規届出の際に、実に様々な「ローカルルール」や「MYルール」に遭遇してきた。

例えば、２００８年度診療報酬改定で医師事務作業補助体制加算が創設されたときのこと。ある厚生局は、「電子カルテの導入医療機関でないと加算の新規届出を認めない」と、紙カルテの施設を門前払いした。これについては、厚労省がその後、「電子カルテシステム（オーダリングシステムを含む）を整備していなくても届出可能」と事務連絡を出している。

また、診療録管理体制加算の施設基準の「中央病歴管理室の設置」に関して、「独立した部屋でなければならない」と指導を受けた病院もある。同院では医事課の一角に「中央病歴管理室」を設けており、医事課長が「施設基準にそのような記載はないはず」と食い下がったものの、担当官は「『室』という名称なのだから専用部屋でなければならない」という国語教師のような解釈。その指導を受けて、多額の投資をして壁を増設し、独立した部屋にしたが、その後、厚労省から「必ずしも専用の個室である必要はない」との事務連絡が出た。

このような地方ごとに異なる「方言的」な指導はやめてほしいし、また理不尽な「歩く独自ルールブック」の「徘徊」もご遠慮願いたいものだ。

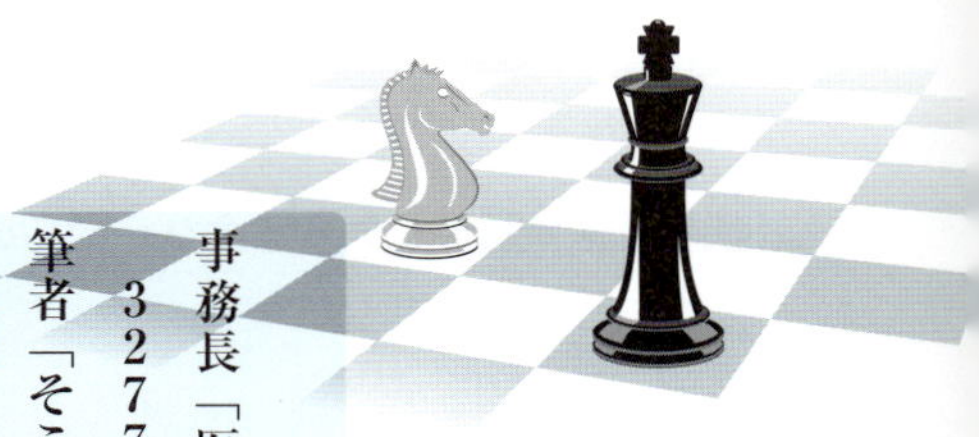

13 医師事務作業補助者の試算には「機会損失コスト」を勘案

事務長「医師事務作業補助者の人件費が4800万円で、収入が3277万円、採算が取れないのは一目瞭然だ」

筆者「そこには機会損失コストが勘案されていません。事務作業が軽減された分、医師が診療に専念して生み出す収益増が見込まれるわけです」

事務長「が、それはあくまで見込みであって、根拠のある数字とは言えない。捕らぬ狸の皮算用に過ぎないだろ」

筆者「当然ですよ。経営は投資なんですから、捕らぬ狸の皮も含めてその蓋然性を計算すべきです。逆に言えば、捕った狸の皮を数えるだけなら、経営など必要ありませんよ」

改定の度に医師事務点数は追い風状態が続いている

「勤務医対策」が柱となった2008年度診療報酬改定の目玉の一つが、「医師事務作業補助体制加算」の創設だった。

医師事務作業補助の代表的な業務内容は、「医師の指示のもとに行う」ことを前提とした、**①診断書や紹介状などの医療文書の作成代行、②電子カルテなどの診療録代行入力、③医療の質向上に資する院内がん登録や外科手術の症例登録（ＮＣＤ）やカンファレンス準備、④厚労省などの行政に報告する診療データ作成**――等である。

その後、２０１０年度改定では15対1、20対1の上位ランクが新設され、点数も引き上げられた。２０１２年度改定では8区分となり、届出病院数も大きく増加。２０１４年度改定では従来の加算を医師事務2とし、より点数の高い医師事務1を創設。２０１６年度改定でも図表1のような変更が行われた。――このように、医師事務点数は**改定のたびに追い風状態が続いている**と言える。

疑問だったのは、２０１４年度改定で医師事務1が創設された際、「業務場所の8割以上が病棟又は外来勤務」とされた点だ。そのため文書作成や録音による代行入力の作業場所をわざわざ外来や病棟に変えた病院もあった。２０１６年度改定では、文書作成と代行入力の業務に限り、その要件が撤廃されたが、そもそも業務の特殊性を考慮せず、業務場所を固定化したことが誤りだったと言えよう。このように改定での変更が実態にそぐわなかった場合、それを改善するまでは次回改定まで最低2年かかってしまうというのは問題だろう。

A病院では人件費分は十分にまかなえていた

２００８年度の「医師事務作業補助体制加算」の創設時、A病院（約３００床）では算定を見送った。

同院はＤＰＣ／ＰＤＰＳ対象病院で、平均在院日数12日、1日入院単価は7万２０００円。同院では事業損益に関する考え方がシビアで、ちょっとでも採算性が悪いと新しい取組みを拒否する傾向があった。当時の基準で最もランクが高い25対1配置の医師事務作業補助体制加算を算定した場合、３００床なら12人以上必要であり、平均年俸を

400万円とすると年4800万円の人件費がかかる。これに対して診療報酬は、当時の年間DPC包括分診療報酬収入29億円×0・0113（機能評価係数Ⅰ）＝3277万円で、単純計算すれば年1523万円のマイナスとなる。そのため算定を見送ったわけだ。

しかし、そのA病院でも2010年度に算定を開始した。2013年には補助者20人の体制として、2014年度には医師事務1の15対1を取得。2016年度は図表2のような収入となっている。

DPC包括分年間収入32億5000万円×係数0・0266で、8645万円の収入になるのに対して、人件費は平均年俸400万円×20人＝8000万円で、収支は約645万円のプラス。また、20対1以下のすべての配置基準でも試算上プラスになる。もちろん、この収入は病院の包括分収入、人件費によって大きく変動する。

図表1　2016年度改定の変更点

1．医師事務1の点数引き上げ、診断書作成補助・診療録の代行入力は業務の場所を問わず「病棟又は外来」に含むに変更
2．20対1を25対1、30対1、40対1の基準に緩和、また75対1、100対1は「年間の緊急入院患者数100名以上」の要件を「50名以上」に緩和
3．50対1、75対1、100対1の対象として療養病棟入院基本料及び精神病棟入院基本料を追加
4．特定機能病院入院基本料（一般・結核・精神）でも医師事務1に限り算定可能に

図表2　A病院（医師事務1の15対1）の収支と20対1以下だった場合のシミュレーション

項目	①DPC（係数）	②DPC年間収入（32.5億円／年×①係数）	③最低必要人数	④人件費 年俸400万円×③	②収入－④人件費
15対1	0.0266	¥86,450,000	20	¥80,000,000	¥6,450,000
20対1	0.0201	¥65,325,000	15	¥60,000,000	¥5,325,000
25対1	0.0162	¥52,650,000	12	¥48,000,000	¥4,650,000
30対1	0.0136	¥44,200,000	10	¥40,000,000	¥4,200,000
40対1	0.0109	¥35,425,000	8	¥32,000,000	¥3,425,000
50対1	0.0084	¥27,300,000	6	¥24,000,000	¥3,300,000
75対1	0.0060	¥19,500,000	4	¥16,000,000	¥3,500,000
100対1	0.0045	¥14,625,000	3	¥12,000,000	¥2,625,000

収支はマイナスでも機会損失コストまで勘案するとプラスへ

A病院の医師に対するアンケートでは、**業務が「軽くなった」とする回答が9割強を占め、書類完成までの期間も、補助者導入前の平均2週間から5日前後に短縮され、患者の満足度も高まった。**

ところが医師事務作業補助体制加算を届け出たものの、このような成果が上がっていないという話も時々聞く。これは業務を明確にせず、単に補助者の頭数だけそろえて届け出たケースに多いようだ。資質がない職員を配置したうえ、十分な院内教育を施していないというのが典型例。補助者の業務を統括する管理者がいなかったり、院内各職種の理解不足などが原因となっていることもある。

A病院では人件費がまかなえて利益が出ていたが、病院によっては「診療報酬－人件費」でマイナスになる場合がある。このようなケースでは「機会損失コスト」まで考える必要がある。**機会損失コストとは、行動を起こさなかったり、実際に取った行動が最善なものでなかった結果、本来得られたであろう利益を逸することを指す。**

時給の高い医師が、医師でなければできない診断や手術等を行わず「代替性」のある書類作成などの作業を行うと、莫大な機会損失コストが発生してしまう。つまり、医師が5400円の入院証明書を1時間で4枚作成すれば2万1600円の収入となるが、同じ時間に胃・十二指腸の内視鏡検査を4件行えば検査料だけで1万1400円×4件＝4万5600円の収入が得られる。この場合、差額の2万4000円が機会損失コストとなる。さらに、医師と補助者の時給の違いを考えれば、証明書作成の〝利益率〟も大きく異なる。医師にどちらの業務をやってもらうべきかは一目瞭然だろう。

14 病棟への薬剤師配置が「できない理由」を膨大なリポートに

薬剤部長「病棟薬剤業務実施加算？　それは無理。それはできない」
筆者「頭からできないとはせず、前向きに検討してみませんか」
薬剤部長「検討してもできないものはできない。第一に薬剤師が足りない。現状でも薬剤管理指導、無菌製剤処理、入院患者の持参薬管理に人手がかかっているなかで、病棟業務までとてもできない、絶対できない」
筆者「現状を前提にできない理由を並べるのでなく、発想を変え、現状を変えることを前提にどうしたらできるかを考えませんか」
薬剤部長「発想を変え、現状を変える？　無理。それはできない」
筆者「とすると、伺いますが、――あなたには何ができると？」

病棟薬剤業務実施加算は中規模病院のほうが算定しやすい？

Ａ病院の薬剤部長は、「それはできない」が口癖である。新たに取り組むべき重要業務が発生した場合、「どうしたらできるか」を考えるのではなく、「できない理由」を膨大なリポートにまとめて出してくるタイプだ。偏差値が高い有名大学薬学部出身だけに、そのロジックは見事だ。同院で届出をしていない「病棟薬剤業務実施加算」の届出を打診したときも、「それができない」理由が列挙された。

２０１２年度診療報酬改定で新設された同加算は、**病棟専任の薬剤師が1病棟・1週当たりの病棟薬剤業務を20時間相当以上行っている体制などを評価した報酬（２０１６年度改定で「1」と「2」に分岐。「1」は週1回１００点、「2」は1日につき80点）**である。ＤＰＣ対象病院では機能評価係数Ⅰで病棟薬剤業務実施加算「1」０・００６３が乗じられる。

厚生労働省によると、２０１４年7月時点の同加算の届出病院は１１８９病院。一方、ほかの調査では１００床未満の小規模病院や４００床以上の大規模病院で算定が少ないという結果が出ている。**小規模病院では薬剤師を確保できないために、大規模病院では病床数が多いために、病棟ごとに専任薬剤師を配置する要件を満たすのがむずかしい**ようだ。

これに対して、**１００～３９９床の中規模病院では、薬剤師の確保状況と病床数のバランスが比較的取れているからなのか算定例が多い**。ところが、２３０床と中規模のＡ病院では、最近まで同加算を届け出ていなかった。背景には、冒頭の薬剤部長の消極的な姿勢があった。

調剤一筋の昔気質がネックに

かつての病院薬剤師の主な業務は、医師から処方せんを受け、調剤室で黙々と調剤することだった。Ａ病院の薬剤部長も、こうした業務に長年従事。そのため、患者とコミュニケーションを取りながら服薬指導する業務などは苦手で、「地下の薬剤部長室に引きこもるタイプ」と自虐的に公言するほどだった。

薬剤部長が示した、病棟薬剤業務実施加算を「届出できない理由」は、薬剤師の人員不足に起因していた。具体的には、(1)今の人員では薬剤管理指導で手一杯である、(2)無菌製剤処理は抗癌剤だけでなく中心静脈用剤も手がけており負担が大きい、(3)入院患者の持参薬の管理に時間がかかる——など。そのうえで、「入院患者に対する(2)と(3)は、病棟薬剤業務実施加算の業務従事時間の要件に含められ、現状でも無理をすれば届出可能だが、薬剤管理指導にかける時間は確実に減る」と主張した。

他院と比べてみると…

そこでA病院より若干病床数の多い2病院と、薬剤師の配置状況などを比較してみた(図表)。ちなみに、B病院もC病院も病棟薬剤業務実施加算を届け出ている。図表を見ると、3病院とも医薬分業はほぼ100%。病床100床当たりの薬剤師人数は、A病院が3・5人で最も多く、1病棟当たり人数はA、B病院が2・0人で同じだった。

図表　クライアントの3病院における薬剤師人数などの比較（すべてDPC対象病院）

	A病院	B病院	C病院
病棟薬剤業務実施加算	未届け	届け出済み	届け出済み
①許可病床	230床	300床	300床
②病院の形態	一般＋回復期リハ	7対1＋ICU	7対1＋療養
③医薬分業の有無	ほぼ100%	ほぼ100%	ほぼ100%
④薬剤師人数（非常勤は常勤換算）	8	10	9
⑤許可病床100床当たり薬剤師人数	3.5	3.3	3.0
⑥薬剤師配置が必須の病棟数	4	5	5
⑦１病棟当たり薬剤師人数(④／⑥)	2.0	2.0	1.8
⑧2013年６月時点の薬剤管理指導料2、3の件数	220	510	196
⑨薬剤師１人当たり薬剤管理指導料2、3の件数（⑧／④）	27.5	51.0	21.8
⑩無菌製剤処理料の実施	抗癌剤、IVH用剤	抗癌剤のみ	抗癌剤のみ

薬剤管理指導料の算定件数は、確かにB病院では病棟薬剤業務実施加算を届け出た当初は減った。**病棟薬剤業務に充てた時間は薬剤管理指導料を算定するための時間に含められないため**である。ただ、病棟薬剤業務に慣れるにつれて、薬剤管理指導料の算定は増え、届出前の件数に戻った。また、B、C病院の医師や看護師も、「病棟に薬剤師がいると、わからない点をすぐ聞けるので心強い」と口をそろえる。

薬剤部助手2名採用で加算届出

薬剤部長を説得するには、薬剤師の増員が必須だが、そう簡単にはいかない。A病院も薬剤師を常時募集しているが、応募がない。

多くの中小病院が薬剤師採用に苦労している。その理由には、(1)**2006年に薬学部が4年制から6年制になり、2010、2011年の2年間新卒がいなかった、(2)薬剤管理指導料や病棟薬剤業務実施加算を算定しようと、多くの病院が薬剤師の採用に走り、売り手市場になっている、(3)大手調剤薬局などが多店舗展開を打ち出し、求人を増やしている**——といったことがある。

B、C病院にはそれぞれ薬剤部助手2名がいたが、A病院にはいなかった。そのため、薬剤の発注業務や雑用も薬剤師が手がけており、本来の薬剤師の仕事に専念できていなかった。そこでA病院では、薬剤部助手2名を採用。その結果、ようやく同加算の届出ができた。

近年、**薬剤師の業務は、病棟での管理指導はもちろん、感染制御チーム(ICT)、栄養サポートチーム(NST)、化学療法、持参薬の管理など多方面に広がっている。**薬剤師が主体的に薬物療法に参加することが、医療の質向上に大きく寄与する時代になったと言える。

15 DPC係数を上げるため、医学部受験でなじみの偏差値で説得する

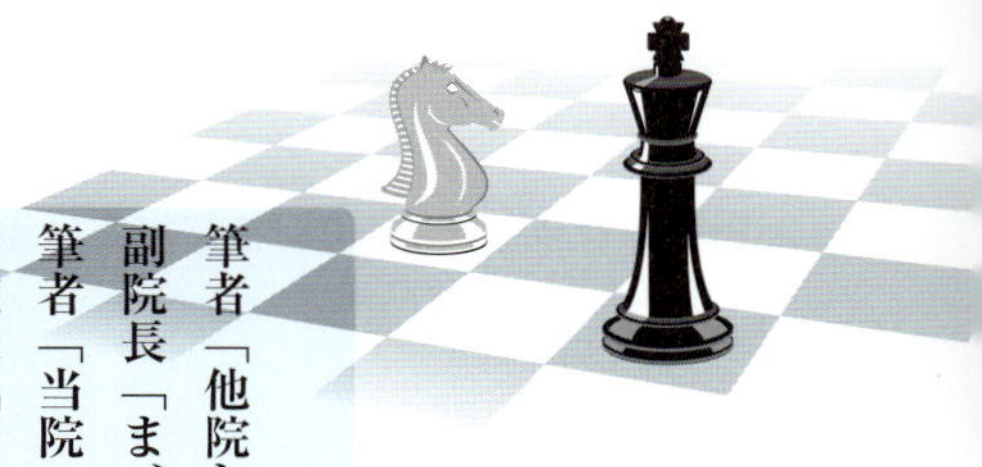

筆者「他院と比べて効率性係数が低いですね」
副院長「ま、他院は他院、ウチはウチだ」
筆者「当院の対前年度比でも低下しています」
副院長「前年は前年、今年は今年だ」
筆者「――ちなみに当院の効率性係数の全国偏差値は48・5です」
副院長「なにーっ？　偏差値が48・5？　偏差値72の名門医学部出身の私が副院長を務める病院の偏差値が40台？　ありえない。すぐに改善だ、試験対策だ！」

「今でも平均在院日数は短い！」

DPC対象病院のA病院は、一般病床300床、平均在院日数12日、1日入院単価6万円の急性期病院だ。救急車の受入れ件数は年4000台以上に達し、ウォークインの救急患者が入院する例も多く、都会の〝野戦病院〟的な役割を果たしている。当然、2012年度の機能評価係数Ⅱの救急医療係数は0・00864と高かったが、一方で、地域医療係数と効率性係数はそれぞれ0・00244、0・00366と低かった（図表1）。

地域医療係数は、へき地医療や周産期医療が不足する地域を支える病院を評価する色合いが濃いため、都会にあるA病院にとっては改善がむずかしいが、**在院日数短縮の努力を評価する効率性係数**は向上の余地があった。

ところが医療現場からは、「平均在院日数は12日で短いのに、効率性が悪いとされるのは納得できない」と疑問をもたれることが多い。それは通常の平均在院日数の算出方法（「直近3カ月間の在院患者延べ日数［人数］」を「同期間の新入棟［入院］＋新退棟［退院］患者数／2」で除した値）と、**効率性係数の算出方法（「全DPC対象病院の平均在院日数」を「当該医療機関の患者構成［ケースミックス］が全DPC対象病院と同じと仮定した場合の平均在院日数」で除した値）**が異なっているからだ。効率性係数は、全国の病院で退院症例数の多い肺炎や狭心症などの患者の在院日数が大きく影響し、DPCの算定ルール上、こうした症例が少なくとも年12症例（1症例／月）以上あれば計算対象になり、係数を左右することになる。つまり、計算式も対象疾患も大きく違うわけだ。

偏差値40台の事実に衝撃走る

A病院の効率性係数を詳細に調べてみると、全国で患者数の多い「市中肺炎」「肺の悪性腫瘍（ターミナル）」「脳梗塞」「大腿骨頸部骨折」の症例の在院日数が長めで、マイナス要因となっていた。

ただ、機能評価係数Ⅱを自院の前年度や他院と比較しても、医師たちに対してはあまり説得力がないため、それを**偏差値に置き換えて説明**することにしている。難関の医学部を目指した医師にとって関心の高い数字といえば偏差値である。A病院の実数値を偏差値にしてみる

図表1　A病院における機能評価係数Ⅱ（データ提出係数を除いた5項目）の実数値

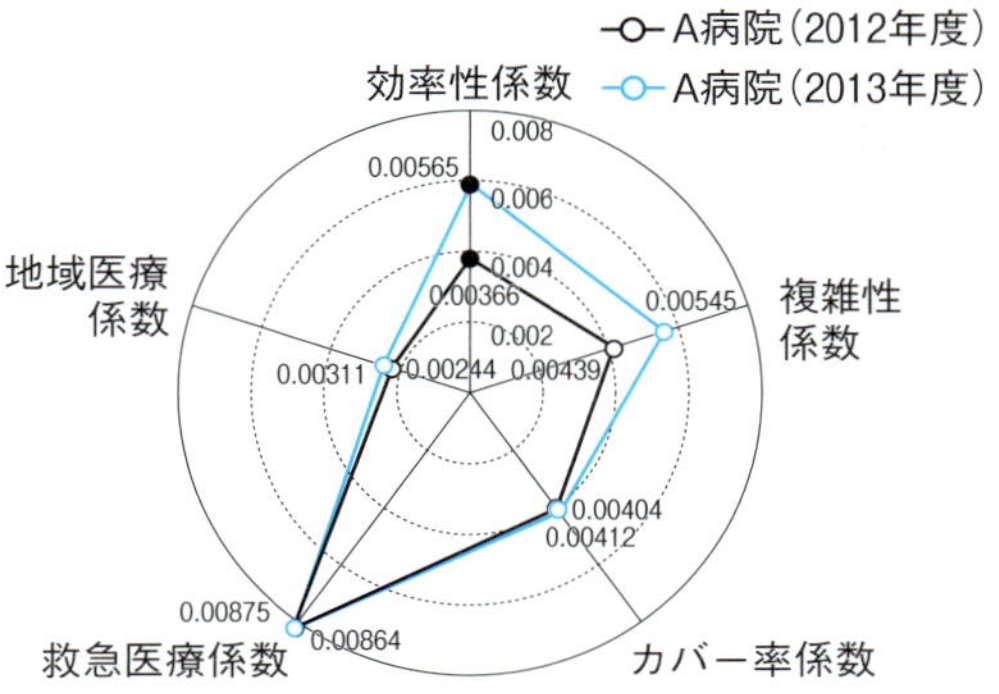

図表2　A病院における機能評価係数Ⅱ（データ提出係数を除いた5項目）の偏差値

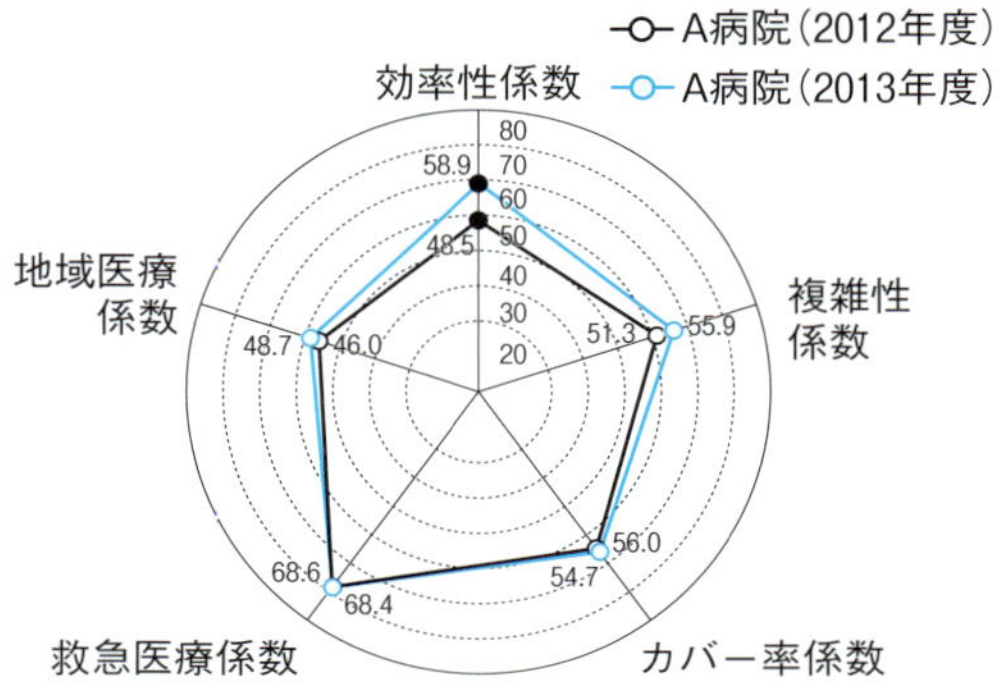

と48・5であり、全国平均の50を下回っていた（図表2）。

医師は偏差値60～70台の医学部を合格してきたのだから、偏差値40台には驚くことが多い。偏差値とは母集団のなかでどの程度の位置にいるのかを推し量る指標で、学力を表す数値として大学入試でよく用いられるからだ。もし、A病院が効率性係数だけで医学部を目指すなら、偏差値40台ではとうてい合格は無理である。

効率性の改善で500万円の増収

A病院の医局会で、効率性係数を偏差値で示し、それが低い要因も説明したところ、効果はてきめん。医師たちのあいだに改善に向けた雰囲気が広がり、副院長をリーダー役として、効率性係数改善活動がトントン拍子で進んだ。**医局や看護部、地域連携室、診療情報管理課が情報を共有し、疾患ごとのきめ細かいクリティカルパスの整備、他院の回復期リハビリテーション病棟や療養病棟への転院を促す医療連携の強化が図られた。**入院患者の退院を推進しても、救急患者が多いA病院では病床利用率が下がることはなく、逆に新規の重症患者が増えて病床回転率は上がった。

効率性係数の改善というと、すべての診断群の在院日数を短くすることと勘違いする人が多いが、それは違う。DPCの算定ルールを考慮すると、**全国のDPC病院で患者数が多いメジャー疾患で、自院において年12症例以上あり、在院日数が長い診断群の改善が最優先となる**のだ。

その改善効果は大きかった。2013年度の効率性係数の偏差値は58・9（実数値0・00565）に上昇（図表2）。前年度は約900万円だった効率性係数に伴う収入は、約1400万円に増加し、機能評価係数Ⅱの6つの係数全体では7260万円となった。

DPC円滑導入のために設定された調整係数（各病院の前年度並みの収入を確保する目的で設定）の調整部分は2012年度以降、機能評価係数Ⅱと基礎係数に順次置き換えられ、2012年に25%、14年に50%、16年に75%、そして、2018年同時改定で100%すべてが移行する予定となっている。2013年当時の機能評価係数Ⅱの算出方法やA病院の診療実績が今のままと仮定すると、機能評価係数Ⅱに関連する収入は約3億円に上ることになり、係数による影響は大きい。

偏差値70超の難関国立大学医学部出身の副院長は医局会で、「今度は偏差値60超えを目指す。やがては僕の出身医学部の70も超える」とした。さすがに偏差値70は無理だったが、2017年の効率性係数は60台前半をキープしている。

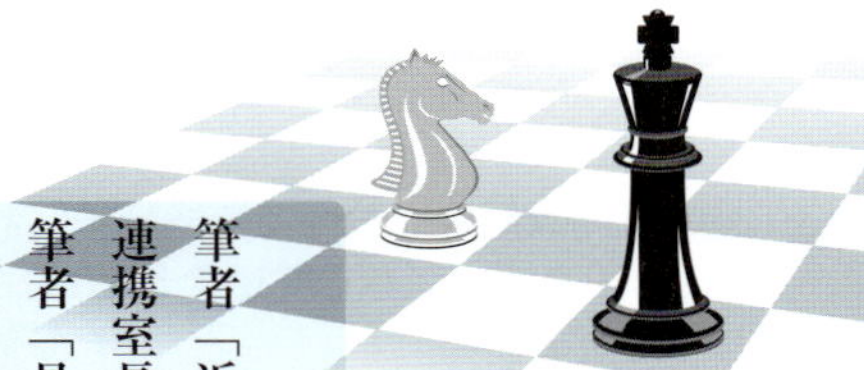

16 モーレツ営業一辺倒の医療連携室長、ABC分析で患者紹介元をランク付け

筆者「近隣の医療機関訪問はどのように行っていますか」
連携室長（さわやかに）「頑張って行っています！」
筆者「具体的にどのような方法で実施しているのですか」
室長「誠心誠意、日々、頑張って実施しています！」
筆者「――訪問先のＡＢＣ分析などは行っていますか」
室長「訪問は地域連携の基本のＡＢＣという意味で頑張っています」
筆者「ＡＢＣ分析の意味、わかっていますか」
室長「もちろんわかりませんが、今後は頑張ってわかります！」

地域医療支援病院としての承認を目指すことをキックオフ

人口30万人の地方中核都市にある公立Ａ病院は、５２０床の急性期病院。地域連携にあまり注力していなかったため、外来患者は１日１５００人に達し、医師は外来診療で疲弊していた。近隣の医療機関からも、「患者を紹介するには敷居が高い」と思われていた。

経営陣が危機感を抱き、対策に乗り出したのは２０１４年のこと。「症状が落ち着き、プライマリ・ケアの提供が適切な外来患者は地域の医療機関へ逆紹介し、入院が必要な患者の紹介は積極的に受ける。救急患者の受入れも促進し、地域医療支援病院としての承認を目指す」と病院の方針を決めて、院長がキックオフを行った。

紹介・逆紹介を推進するキーマンとなったのが医療連携室の室長である。室長は「市内だけでなく、市外、いや県内すべての医療機関を訪問して紹介患者を増やしてみせます。訪問ノルマは、１日最低５件！」と院長に熱く語り、医療機関訪問という営業活動に猪突猛進した。その室長の頑張りもあり、２０１４年度の紹介率は38％、逆紹介率は52・１％で、ともに前年度より2割程度上がった（図表１）。しかし、地域医療支援病院の承認基準である「紹介率40％以上」「逆紹介率60％以上」は満たせていなかった。

紹介の大半は2割のAランクの医療機関から

同院では、もっと効果的かつ効率的に紹介率と逆紹介率を上げられるのではないかとは考えておらず、分析手法の一つである紹介元医療機関のＡＢＣ分析をしていなかった。**ＡＢＣ分析は「重点分析」とも呼ばれ、たくさんあるデータを整理して大事なものから順番に並べ、優先順位をつけて管理する手法だ。**病院がこの方法を活用して、患者紹介が多い順番に紹介元の医療機関を並べてグループに分類すれば、それぞれに見合った〝営業戦略〟を練ることができるわけだ。

まず、１位の医療機関から順番に紹介患者数を足していき、Ａ病院の紹介患者総数（１万３１２人）の70％（７２００人）に達したところまでの医療機関をＡランクとし、70～90％（７２０１～９２７９人）をＢランク、90～１００％（９２８０～１万３１２人）をＣランクとする（図表２）。結果、全紹介元医療機関３４１施設のうち、Ａランクは71施設、Ｂランクは76施設、Ｃランクは１９４施設となり、紹介患者の7割は2割程度の数の医療機関から紹介されてきていることがわかった。一方、Cランクには全紹介元医療機関数の6割弱の施設が分類されるが、紹介患者数は1033人と最も少ない。

Bランクの紹介患者を増やせ!

A病院では、セオリー通り、**2割の重要顧客（リピーター）が7割の診療報酬につながっていた**が、公立病院なのでお中元・お歳暮は贈呈できない（贈るとすれば最高級品になる）。このAランクの医療機関には粗相がないよう、きちんとフォローしなければならない。

一方、**積極的に訪問すべきなのは、Bランクの77施設である。ここからの紹介が増えれば、全体の紹介率は大きくアップする。**連携室のマンパワーを勘案すると、**Cランクの医療機関に力を注ぐのは次の段階になる。**Cランクは医療機関数としては最も多いが、患者が出張先で倒れて緊急入院したなどのケースが多い。つまり、遠方であり、継続的に紹介患者増につながることは期待できないためだ。

室長はこれまでランクに関係なく当てずっぽうに訪問していたことを認め、Bランクからの紹介を増やせばいいことを理解してくれた。特にBランクの医療機関の医師の多くは地元医大の出身で、A病院の副院長2人の同窓であった。そのため訪問は副院長に同行してもらうことにした。また、地元の医療機関から紹介の敷居が高いと思われていることについても、細かくマーケティング調査を実施した。

その結果、紹介しにくいと思われていた主な理由は、いくつかの診療科への患者紹介の依頼に連携室が対応しておらず、受入れが円滑にできていなかったことだった。そこで**連携室の体制を見直し、窓口を連携室に一本化**した。ほかにも、**オンラインによるCT、MRIの予約システムの構築、連携医療機関からの紹介患者を最優先で診察する仕組みづくり、症例検討会の開催、地域連携パスや退院時共同指導の充実などを図り**、紹介患者・逆紹介患者を増やしていった。

同時に、紹介率算定式の分母となる初診患者を減らすため、紹介状のない患者に対する初診選定療養を2100円から3150円に引き上げた。なお、2016年度改定で500床以上は5000円以上とされたため、現在は5400円の選定療養費としている。

こうした取組みの結果、2016年4~12月の9カ月間におけるA病院の紹介率は52・7%、逆紹介率は73・8%に高まり、地域医療支援病院の要件をクリアできる見通しが立った。これまで1960年代の高度経済成長期のように、3K（経験、勘、根性）に基づくモーレツ営業ばかりしていたA病院の訪問営業だが、ABC分析によって医療機関への効率的なアプローチが可能となった。

図表1　11年度と13年度の地域医療支援病院紹介率・逆紹介率

	11年4月～3月	13年4月～12月
①初診患者数	29,665	19,751
②緊急入院患者数	950	752
③紹介患者数	10,312	9,662
④逆紹介患者数	15,442	14,582
⑤紹介率	38.0%	52.7%
⑥逆紹介率	52.1%	73.8%

※①③からは「休日・夜間救急外来を除く」
⑤紹介率(%)＝③紹介患者数＋②緊急入院患者数／①初診患者数
⑥逆紹介率(%)＝④逆紹介患者数／①初診患者数

■地域医療支援病院承認基準
⑴紹介率80%以上、⑵紹介率60%以上、逆紹介率30%以上、⑶紹介率40%以上、逆紹介率60%以上

図表2　11年度におけるA病院の紹介元医療機関ABC分析

	①紹介患者数累計	②患者数割合	③1医療機関当り平均紹介患者数	④紹介元医療機関数	⑤医療機関割合
Aランク医療機関	7,200	70%	101	71	21%
Bランク医療機関	2,064	20%	27	76	22%
Cランク医療機関	1,048	10%	5	194	57%
合計	10,312	100.0%	30	341	100.0%

③からは「休日・夜間救急外来を除く」

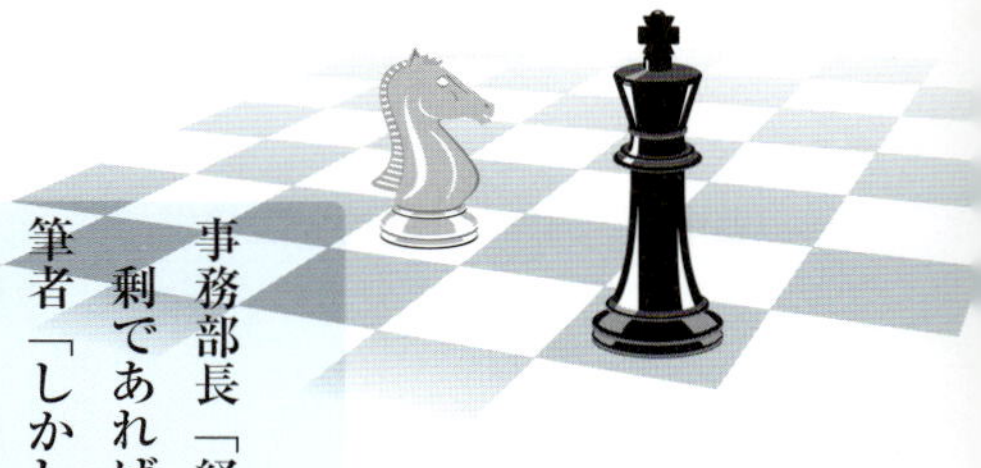

17 検査技師が多ければ即刻リストラ？ 早朝の病棟採血を担って価値高める

事務部長「経営において、余剰のものはカットする。検査技師が余剰であれば、余剰人員はカットする」
筆者「しかし、検査と同じで、人数という数値だけで評価はできません。院内検査のメリットやチーム医療の観点、早朝病棟採血を行っている現状などを精査したうえで判断すべきです。――まさに〝検査技師精査判断料〟とでもいうべきものです」
事務部長「その最後のダジャレ的比喩は余剰だからカットだ」

単純な人数比較では評価できない

「臨床検査技師が常勤換算で35人もいるのは多いと思うので、精査してほしい」。ある県のA病院（一般病床４００床）の事務部長から、こんな依頼が舞い込んだ。

入院費用を出来高で請求できた昔は、臨床検査は薬価差益とともに病院の大きな収益源だった。それが今では、急性期はＤＰＣ、慢性期は療養型でともに検査の多くが入院料に包括され、**検査を最小限に抑えれば利益増につながるので、コストとみなされることが一般的**となった。

図表は、一般病院の１００床当たり検査技師数の平均だ。４００～４９９床の病院では平均5・9人。比較すると、A病院の１００床当たり技師数は8・8人で、同規模（４００～４９９床）の一般病院より2・9人も多い。

事務部長は数字を見るなり、「ならば、多すぎる分はカットする。即刻リストラだ」と息巻いた。が、そう単純に判断はできない。

検査受託会社の技師が病院へ出向する「ブランチ（出先）方式」だと、病院が雇用する技師数は当然少なくなるが、A病院はブランチ方式を採用していなかった。また、**検体検査を外部委託すれば技師数は抑えられるが、院内検査のほうが結果は早く得られる。**A病院では検査結果に迅速性を求める医師が多く、院内検査の実施割合が高くなっていた。さらに外来患者が１０００人を超え、健診センターの規模も大きいため、その分、病院の検体数は他院より多かった。

それ以上に他の病院と異なっていたのが、5年ほど前から入院患者の早朝病棟採血を技師が担っていたことである。**技師が早朝病棟採血を担当すれば、看護師や医師の業務負担の軽減やチーム医療の推進につながり、A病院にとってはメリットが大きい。**

「こうした事情を考慮すると、検査技師数は決して多いと言えないでしょう」と私は事務部長に伝え、再考を促した。

早出シフトを組んで積極的に対応

２０１４年度診療報酬改定により、勤務医の負担軽減のため、当直勤務や夜間緊急呼び出しに一定の配慮を行っている医療機関については、１０００点以上の処置や手術の時間外・休日・深夜加算が2倍の点数として評価された。その施設基準の一つに「採血、静脈注射および留置針によるルート確保について、原則として医師以外が実施していること」という要件が設定されている。その意味では、**早朝などの時間外に検査技師が採血すれば、間接的に報酬増に貢献する**わけだ。

最近は検査技師が外来採血を行う病院が増えたが、早朝病棟採血に取り組んでいる例はまだ少ない。

A病院では、小児科の病床や採血時間が一定でないICU、HCUなど以外での早朝採血は検査技師が担当。朝7時半からの早出シフトを設け、検体数が多い月曜は4人、他の曜日は2人の検査技師が勤務している（その分早く帰宅する）。

図表　DPC対象病院の5施設における臨床検査技師数の比較（ブランチはなし、当社調べ）

	A病院	B病院	C病院	D病院	E病院
①許可病床数	400	350	550	500	480
②臨床検査技師数（常勤換算）	35	23	48	30	37
③100床当たり技師数	8.8	6.6	8.7	6.0	7.7
④病床規模別の100床当たり技師数*	5.9	5.0	6.0	5.0	5.9
③ー④の技師数	2.9	1.6	2.7	1.0	1.8
外来採血の実施状況	○	○	○	○	○
病棟採血の実施状況	○	×	×	×	×

＊　日本病院会、全国公私病院連盟「平成24年病院経営調査報告」より

この検査技師による早朝病棟採血の実現には、県の検査技師会会長を務める検査科技師長の存在が大きかった。コスト面から見れば、検体検査業務は外部委託のほうが安く済むことが多い。技師長はそれに危機感を抱くとともに、これからはチーム医療が重要になると考え、「院内での技師のバリュー（価値）を高めよう」との方針を打ち出した。その一環として、早朝病棟採血に乗り出したわけだ。

それまで検査技師は、心電図などの生体検査を除くと、患者とコミュニケーションを取る機会がほとんどなかった。病院薬剤師も従来はそうだったが、服薬指導や病棟配置が推進されて状況は大きく変わった。同様に検査技師も病棟採血に関われば、患者との接点が増える。A病院で実際に導入してみると、**検体だけではわからなかった患者の状態を把握できるようになった**と感じる技師が多かったそうだ。

また看護師から、**安全面において評価する声**もあがっている。それまで早朝採血は、夜勤看護職員が眠い目をこすりながら行っていた。そのためインシデントやアクシデントの発生の可能性も高く、実際、患者が同姓同名あるいは名前が似ていたため、別の患者から採血してしまう事故も数件起きており、採血量不足などのミスも多かったという。こうしたミスが、検査技師が行うことで減ったそうだ。

「NHKの朝ドラが観られない！」

別のクライアントのB病院（一般病床350床）から、病棟看護師の業務負担軽減を目的に、検査科で早朝病棟採血をする仕組みを導入したいと相談を受けたことがある。ところが、同院には難敵がいた。昔気質で職人肌の技師長だ。

「人員を増やさないと無理」「技師全員が採血トレーニングを受けているわけではない」「技師の多くが遠方通勤なので早出はきびしい」――。「できない理由」が出るわ出るわ。ついに、理事長が激怒。「ならば検体検査部門はブランチ（出先）にしてしまうぞ！」と恫喝され、しぶしぶ早朝病棟採血を実施することになった。

B病院が早朝病棟採血を始めてしばらく経った頃、技師長に「どうですか」と尋ねてみた。すると、「おかげさまでNHKの朝の連続ドラマを観られなくなった」と皮肉たっぷりの回答が返ってきた。私も負けずに「昼休みに再放送を観ればいいでしょう」と返した。ただ、そもそも技師長は早朝病棟採血メンバーに入っていないのだが…。

18 「在宅復帰率ほぼ100%」の理由、軽症入院患者ばかりでいいんですか？

事務長「うちの回復期リハ病棟の在宅復帰率は100%です！」

筆者「在宅復帰率が100%でも回復期リハ病棟入院料3を算定しているということは、軽症患者ばかりということですよね。これは、高校生が中学生の試験で満点をとるのと同じことですよね」

事務長「いやいや、息子が中学生だけど、今どきの中学生の試験をなめちゃいけない。因数分解なんて、もう、さっぱりわからん」

筆者「まあ、それはそうでしょうけど…」

重症患者の割合要件を満たせず…

2014年度診療報酬改定のキーワードの一つは、**入院患者の在宅復帰の促進**だ。7対1一般病棟入院基本料に、「自宅などに退院した患者の割合75%以上」（2016年度改定で80%に変更）とする要件が導入されたほか、療養病棟入院基本料1の加算として、「在宅への退院患者の割合が50%以上」などを満たした場合に算定できる在宅復帰機能強化加算が新設された。これまで**亜急性期、回復期に限られていた在宅復帰機能を、急性期や慢性期にも求めた**わけだ。

亜急性期でも、亜急性期入院医療管理料が地域包括ケア病棟入院料・入院医療管理料にリニューアル。入院料・入院医療管理料1には、従来の60%より高い「在宅復帰率70%以上」の要件が課された。

一方、在宅復帰機能では〝先輩格〟とも言える**回復期リハビリテーション病棟**。——脳血管疾患や大腿骨頸部骨折等の患者に対して、リハビリを集中的に行う病棟である。2000年は全国で4019床だったが、2015年には7万7102床に上っている。在宅復帰率の要件は、**入院料1は「70%以上」、入院料2は「60%以上」だが、入院料3には在宅復帰に関する基準はない**（図表1）。

一般45床、回復期リハ30床を有するケアミックス型のA病院では、回復期リハ病棟の在宅復帰率がほぼ100%であることが自慢であった。ただ、算定しているのは、在宅復帰率の要件のない入院料3。比較的軽症な患者ばかりを受け入れていたため、入院料2の要件の「新規入院患者のうち重症患者が20%以上」が満たせなかったのだ。

事務長に聞くと、入院判定会議で在宅復帰がむずかしい患者はあえて入院させていないとのことで、「100%在宅復帰」がセールスポイントとのことだった。しかし、**回復期リハビリ病棟のうち入院料3を届け出ている施設は少ないため、やがては新規届出時の6カ月間算定以外はどうなるかわからないと**、事務長にそのことを伝えた。

理想は入院料1を算定することだが、A病院は運動器疾患の患者が多く、脳血管疾患等の重症患者の割合が低いので、入院料2を目指すことにした。要件の一つである「重症患者の30%以上が退院時に日常生活機能の改善が図られていること」はクリアしているので、「新規入院患者のうち重症患者が20%以上」のクリアが課題となる。

軽症、重症のバランスが大事

在宅復帰率を高く維持することにこだわる回復期リハ病院は少なくない。だが、入院料2の「在宅復帰率60％以上」という基準は逆に、40％近くは他院に転院する患者でも構わないということである。

図表2に示したB病院は、脳血管疾患患者を中心に受け入れて入院料1を届け出ている施設だが、在宅復帰率79・9％は要件の「70％以上」と比べてずば抜けて高いわけではない。留意すべきなのは、**新規入院患者に占める重症患者の割合と、退院時の日常生活機能の改善割合、在宅復帰率の三つのバランス**なのである。

在宅復帰率ばかり高めようとすると、必然的に軽症入院患者が多くなり、反対に重症患者ばかり受け入れると、改善割合や在宅復帰率が低くなってしまう。実際、B病院の実績では、重症度、医療・看護必要度A項目（モニタリング・処置などの項目）1点以上（継続的な医学的処置が必要）の患者だけを見ると、約40％は在宅復帰できていない。こうした入院患者ばかりだと、「70％以上」の在宅復帰要件をクリアできないわけだ。

図表１　回復期リハビリ病棟入院料の主な施設基準

	回復期リハビリ病棟入院料１：2025点	回復期リハビリ病棟入院料２：1811点	回復期リハビリ病棟入院料３：1657点
在宅復帰率	70%以上	60%以上	—
新規入院患者	・重症患者3割以上 ・重症度、医療看護必要度A項目１点以上の患者が10%以上（2016年度改定で５%以上へ変更）	重症患者が20%以上	—
重症患者の退院時日常生活機能評価	退院時に日常生活機能評価が４点以上改善している重症患者が30％以上	退院時に日常生活機能評価が３点以上改善している重症患者が30％以上	—

図表２　2013年6月におけるA病院とB病院の回復期リハビリ病棟の実績（直近6カ月の平均値）

項目	Ａ病院（入院料３）	Ｂ病院（入院料１）
①在宅復帰率	96.6%	79.9%
②新規入院患者の重症者比率	13.5%	37.7%
③新規入院患者の看護度A項目該当比率	3.5%	20.0%
④日常生活機能評価が３点以上改善の重症者比率	69.9%	78.0%
⑤日常生活機能評価が４点以上改善の重症者比率	55.6%	67.8%
⑥回復期リハビリ病床数	30床	45床
⑦１日平均入院患者数	21人	41人
⑧病床利用率	70.2%	90.2%
⑨１日当たり入院単価	2万5000円	3万9000円
⑩平均在院日数	49.8日	89.6日
⑪患者１人１日当たりリハビリ平均単位数	2.5単位	7.0単位

2016年には入院料1を届出した

A病院が回復期リハビリテーション病棟入院料2を目指すことになったのは2013年9月だった。病床利用率も70％程度で低かったが、その原因は自院の整形外科の術後患者ばかりを受け入れていたことだった。そこで、近隣の急性期病院から重症度の高い脳血管疾患患者を受け入れる方針を打ち出し、リハビリスタッフも増員して、患者1人1日当たりのリハビリ平均単位数を4単位まで引き上げた。

結果、在宅復帰率は80％前後に低下したが、重症患者割合の要件を満たせるようになり、2014年1月に入院料2の届出にこぎ着けた。1日入院単価も2万5000円から3万円を超え、病床利用率も90％近くまで上昇した。さらにその後、A病院では医療連携を強化して脳血管疾患患者を増やし、2016年には入院料1を届出するまでになった。在宅復帰率は80％前後をキープしている。

19 本日もベッドは空いていますが、夜間緊急入院は受けられません…

筆者「診療科ごとのベッド定数制に融通をもたせて運用すべきです」
副院長「反対だ。各科の入院患者が分散して回診が大変だ」
筆者「そこのところをうまくマネジメントしている病院もあります」
副院長「当院と他院とでは事情も条件も異なる」
筆者「もちろんです。なかでも最も異なる点は、副院長の優れたマネジメント力かもしれません。であれば、当然、他院より優れた運用ができるはずです」
副院長「――ま、当然、それはそうだろうが。――どう思うかね、看護部長？　僕は多少の融通をもたせた運用もあり得ると思うのだが」
看護部長「はあ…」（『優れているのはあなたの被マネジメント力ね…？』）

「1日入院単価は十分高い！」

A病院は、7対1一般病棟300床のDPC対象病院だ。A病院の課題は病床利用率の向上。経営を安定させるには85％以上が必要だが、82％にとどまっていた。その一方で、病床が空いているのに、夜間緊急入院を受け入れられない状態が続いていた。

緊急患者の疾患がA病院の専門外であったり、当直医が緊急手術・処置中だったといった物理的な理由もあったが、問題なのは「翌日に予約入院が入っているためベッドを利用できない」「診療科ごとに病床が割り当てられているので、ベッドが空いていても他科の患者は受け入れられない」といった理由である。A病院では、300床のベッドを診療科ごとに割り振り（図表）、ベッドコントロールは各病棟の看護師長に一任されていたので、各診療科に〝テリトリー意識〟が生じていた。結果、病床利用率が伸び悩んでいたのだ。

さらに拍車をかけていたのは、建物が築30年以上と古いこと。個室が少なく6床室の割合が高かったため、感染症や認知症の有無、性別などで病室を分けてしまうと、需要に合わせて効率的にベッドを融通することがむずかしい状況にあった。

改善策は、**診療科ごとのベッド定数制にもう少し融通をもたせて運用し、ベッドが空いていたら診療科に関係なく緊急入院患者を一時的に受け入れ、病床利用率の向上を図る**ことだった。

ところが、これに対して副院長が猛反対。「そんなことをしたら、各診療科の受けもちの入院患者がいろんな病棟に分散して回診が大変じゃないか」との意見であった。予約入院の多い眼科と耳鼻咽喉科の両医長も「診療科の特性上、他科の患者を受け入れられないし、当科の1日当たり入院単価は6万円を超えていて経営にも大いに貢献している」と反論。さらには看護部長までも、「診療科ごとにケアの内容が異なるので反対です」と語気を強めた。

実は眼科は最下位だった

1日入院単価は確かに、眼科6万7455円、耳鼻咽喉科6万

３６０円と高い（図表）。9診療科中、眼科は循環器内科、脳神経外科に次いで3位、耳鼻咽喉科も5位だ。

ところが、１日入院単価に病床利用率を乗じた「ベッド単価」を計算すると、眼科は３万３４５８円で最下位、耳鼻咽喉科も３万５１９０円で下から2番目に落ちてしまう。つまり、**１日入院単価がそれなりに高くても、病床利用率が低ければベッド単価は下がる**わけだ。

A病院の眼科と耳鼻咽喉科の病床利用率が低い理由は、白内障や慢性副鼻腔炎といった短期入院手術を日帰り手術に積極的にシフトしていたのに、割り当てられた病床数はそのままだったことにあった。

図表　2012年度におけるA病院の各診療科の1日入院単価と病床利用率、ベッド単価

診療科	病床数（床）	①1日入院単価（円）	②病床利用率（％）	③ベッド単価（①×②）（円）
内科	100	4万5211	83.2	3万7616
整形外科	48	5万8455	81.6	4万7699
消化器外科	40	6万5423	89.5	5万8554
神経内科	30	5万2430	90.1	4万7239
脳神経外科	26	8万2555	85.6	7万667
循環器内科	20	8万9865	82.4	7万4049
泌尿器科	20	5万8963	70.2	4万1392
眼科	8	6万7455	49.6	3万3458
耳鼻咽喉科	8	6万360	58.3	3万5190
病院全体	300	5万8822	82.2	4万8831

先進病院を見学してみたら…

そこで、病床利用率を上げる先駆的な取組みをしている病院を実際に見てもらおうと、副院長と看護部長に見学に行ってもらうことにした。最近では**患者が入院する前から、ベッドコントロールや退院調整、外来や在宅への引き継ぎ準備などを、病院全体で一貫してマネジメントする病床管理システムを導入**するケースが増えている。

その効果はてきめんだった。特に看護部長には目からウロコだったようで、早速、看護部主導の「ベッドコントロール師長」を新設。それからしばらくして、地域医療連携室と協働して患者の入退院の管制塔役を担う「病床管理・連携センター」も立ち上げた。

その際、理事長が同センター長に任命したのは、なんと猛反対していた副院長。政治の世界でもそうだが、野党から責任与党の立場に変わると主張や行動に大きな変化が表れる。副院長も同様で、その非協力的な姿勢が大きく変わり、センター機能の充実のために、医局で他の医師との病床の調整役を積極的に務めるようになったのだ。

結果、病床利用率の低い眼科、耳鼻咽喉科、泌尿器科のベッド数を減らし、その分、緊急入院の多い内科や脳神経外科の病床を拡大。最終的には、**診療科ごとの病床割り当てをだいたい決めておく程度にして、空床があれば診療科に関係なく緊急入院患者を受け入れるようにした。**実際、退院患者を含んで計算する病床稼働率１００％を超えている急性期病院のほとんどは、こうした運営を行っている。

同センターの頑張りなどが効果を上げ、２０１５年度に82・2％だったA病院の病床利用率は、２０１６年度には87・4％に向上した。平均在院日数も、13・1日から11・2日に短縮。病院全体の１日入院単価も6万円を上回った。平均在院日数の短縮に伴って病床利用率が低下する病院が多いが、A病院の場合、新規入院患者も増加して病床回転率が上昇したわけだ。さらに、病床管理システムの導入によって重症度、医療・看護必要度、DPCの効率性係数（在院日数短縮の努力を評価）、複雑性係数（重症患者の割合の高い病院を評価）、救急医療係数などの経営指標もすべて右肩上がりの数値となった。

百聞は一見にしかず。まずは他院から学ぶべきは学び、旧来のこけむしたウロコを落とすことから始めなくてはならない。

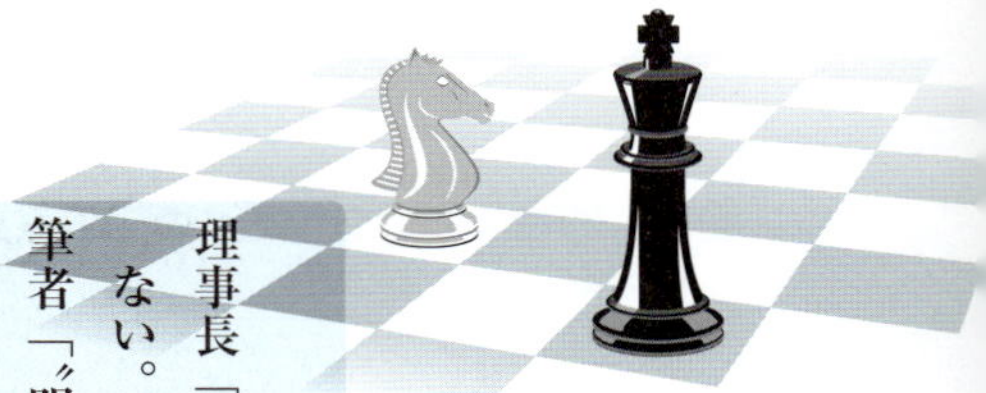

20 包括報酬嫌いの頑固な理事長、病棟転換を決断させたものとは？

理事長「患者に説明できる〝明朗会計〟の出来高医療でないといけない。提供した医療に対して価格が不明瞭な包括医療はダメだ」
筆者「〝明朗会計〟は結構ですが、それが〝明朗経営〟につながらないところが問題なんです。そもそも国の医療政策自体、〝明朗政策〟とはほど遠いのですから」
理事長「明朗ならぬ〝迷路〟の政策と言ってもよいかもしれんな」
筆者「言ってもよいかもしれません」
理事長「あるいは〝メロメロ〟政策と言ってもよいかもしれんな」
筆者「はいはい…」

月500万円以上の増収に！

入院が出来高請求であった良き時代を過ごした経営者には、マルメ（包括）の入院料に対してアレルギーのある方が多い。それが、出来高の入院基本料から地域包括ケア病棟にする際などに問題になる。

A病院は、10対1一般病棟40床、13対1障害者施設等入院基本料1の病床45床の計85床を運営するケアミックス型の病院だ。

2016年4月、診療報酬改定を踏まえて、これからの病床のあり方を話し合う経営会議が開かれた。ところが、マルメ嫌いの理事長は時間が経つにつれて機嫌が悪化、ついには怒りを爆発させた。

平均在院日数が長めで1日当たり入院単価は決して高くないが、自らは急性期と思い込んでいる病院は少なくない。こうした病院では、急性期病床の削減方針が盛り込まれた2014年度改定を機に、今後の病棟再編に関して院内で熱い議論を交わしている。

A病院もその一つ。2016年度改定後の10対1一般病棟の平均在院日数は20日前後で、要件の「21日以内」をぎりぎりクリアしている状態。1日当たり平均入院単価も2万6千円前後で、10対1としては低い。そこで、経営会議で病棟再編の話し合いが行われたわけだ。

経営会議では、**「10対1一般病棟入院基本料の病棟を地域包括ケア病棟入院料1に転換してはどうか」**という話になった。同入院料1の主な施設基準は以下のとおりである。

(1)入院60日が限度、(2)看護配置13対1以上、(3)在宅復帰率70％以上、(4)居室面積6・4㎡以上、(5)疾患別リハビリまたはがん患者リハビリの届出、(6)専従リハビリセラピスト1人以上および専任の在宅復帰支援担当者1人以上を配置、(7)一般病棟用の重症度、医療・看護必要度A項目またはC項目1点以上の患者が10％以上、(8)在宅療養支援病院または救急告示病院等の届出、(9)データ提出加算の届出、(10)リハビリ提供患者への1日平均2単位以上の実施（1単位20分）――。

A病院では、難関の(8)についてはすでに在宅療養支援病院を届け出ており、(10)のリハビリもクリア。10対1なので、13対1の地域包括ケア病棟に転換すれば看護職員配置加算（150点）の要件を満たし、看護補助者配置加算（150点）の算定が可能な補助者人数もいた。

このため、救急・在宅等支援病床初期加算（150点）を算定できる入院14日までの入院単価は3万80円となり、10対1一般病棟より4000円以上高くなると予測された（図表）。通算すると、入院全体の収入は月500万円以上アップする計算だった。

「〝明朗会計〟じゃなきゃダメ！」

入院日数が短く、地域包括ケア病棟に転換した場合より入院単価の高い患者が全体の2割弱いたが、残り8割強の患者により全体最適化される。つまり、今までと同じ医療提供体制で増収になるわけだ。

こうしたデータを示しながら病棟転換を勧めたところ、看護部長や事務部長は賛成したが、理事長だけは烈火のごとく怒ったのだ。

図表　14年3月請求分では全体の2割の患者が30,080円を超えてマイナスへ

地域包括ケア病棟入院料1の1日あたり30,080円（全ての加算含む）を超える単価の症例は、全体の2割弱

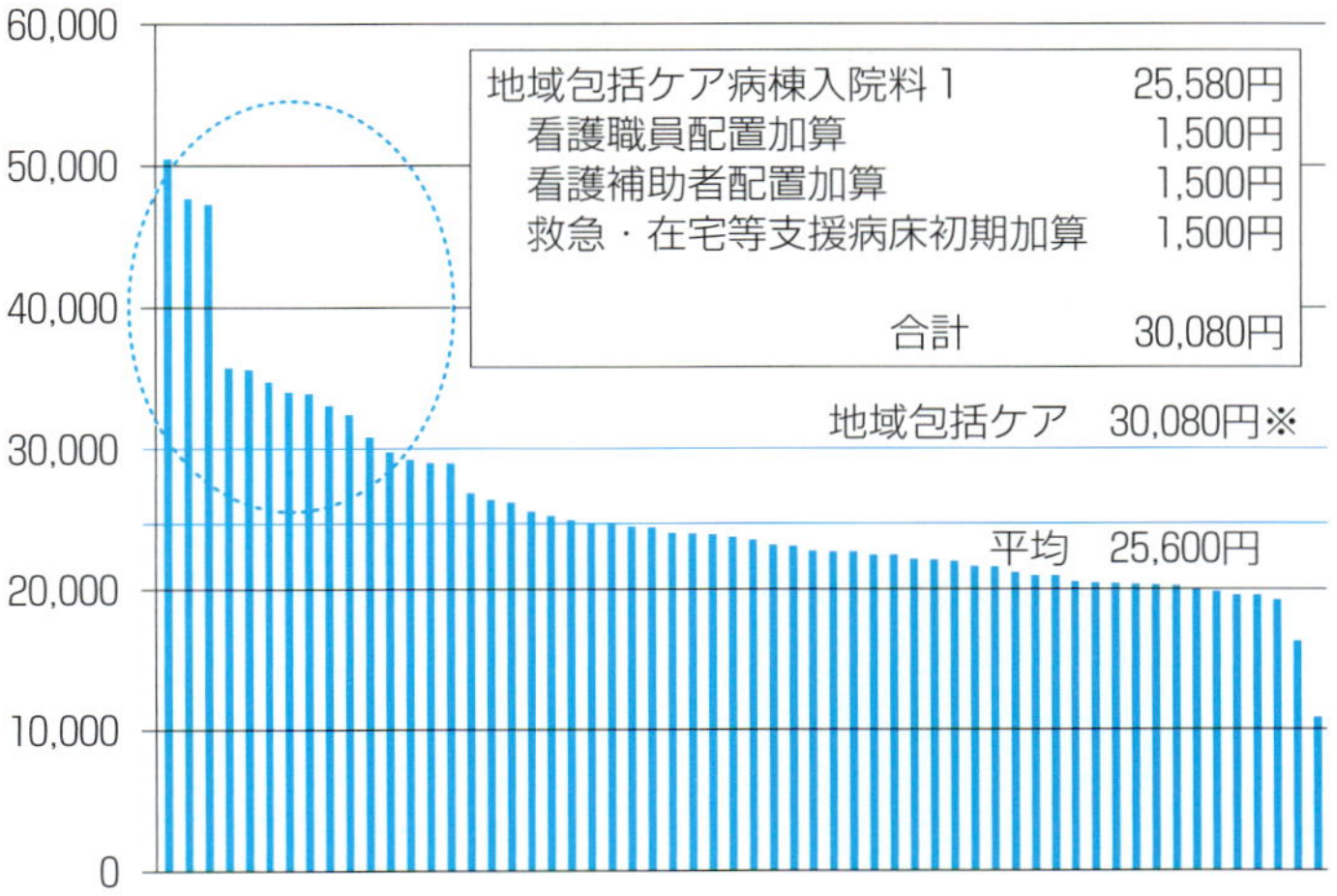

※救急・在宅等支援病床初期加算（14日以内を含む）、15日目以降は28,580円となる

「増収はわかるが、現時点では病院全体の経営は赤字ではない。包括入院料にすると、2割の患者について減収になることが許せない。病院経営哲学の問題だ」――まさに取りつく島がなかった。医療サービスは、患者個々への医療行為が個別に点数になっている〝明朗会計〟の出来高医療でなければならず、提供した医療に対して価格が不明瞭な包括医療は絶対ダメというわけだ。

紹介先の〝仕分け〟に屈す

ところが数週間後、理事長も包括入院料の導入を了承せざるを得ない事態が起きた。そのきっかけは、A病院の入院患者の約4割を紹介してくれている500床規模のB病院による紹介先病院の〝仕分け〟だった。B病院は7対1入院基本料を取得しており、施設基準の一つである「自宅などへの退院割合80％以上」はクリアしていたが、90％以上を目標に対策を講じ始めていた。

「自宅などへの退院割合」に含んでよいのは「自宅、回復期リハビリ病棟、地域包括ケア病棟・病床、療養病棟（在宅復帰機能強化加算の届出病棟に限る）、居住系介護施設、介護老人保健施設（在宅強化型老健施設、在宅復帰・在宅療養支援機能加算の届出施設に限る）」に退院した患者である。A病院が届け出ている一般病棟入院基本料と障害者施設等入院基本料は含まれない。

B病院は「地域連携の会」を開催し、在宅復帰の対象に該当する病院・施設へ優先的に患者を紹介することを宣言したのだ。このままではA病院は4割の入院患者を失い、経営が立ち行かなくなってしまう。そのため理事長は、一般病棟の地域包括ケア病棟への転換を承諾せざるを得なくなった。さらに、今後もこうした傾向が続くことを考慮し、障害者病棟もいずれは在宅復帰機能強化加算を算定する医療療養病棟に転換する方針も打ち出した。

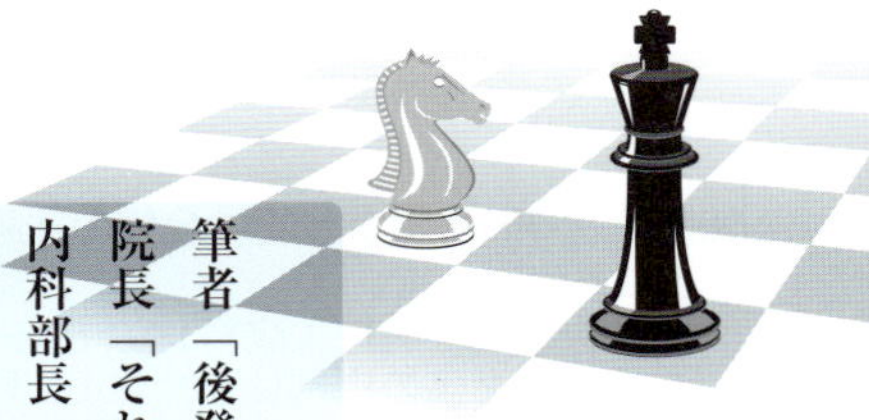

21 エンドレスな後発品への切り替えレース

筆者「後発医薬品係数により2000万円の損失が生じています」
院長「それは病院経営にとって実に由々しき問題だ」
内科部長「しかし、先発品へのこだわりは私の哲学の問題です」
院長「うむ、確かに医師の哲学は尊重しなければならない」
筆者「では、2000万円は先生個人の哲学のために甘受せよと？」
院長「やはり2000万円は大きすぎるな、どうだろ、内科部長？」
内科部長「哲学とは金に換算するものではありません」
院長「そう、哲学は金に換算するものじゃないな、確かに」
筆者「では病院としての経営哲学はどうなるのですか」
院長「そう、この病院の経営哲学はいったいどうなってるんだ？」
内科部長・筆者「………」

数量ベースでの後発品の割合を高めることが重要に

DPC対象病院である公立A病院（240床）の2014年3月の医局会の議題は、2014年度改定で7つ目の機能評価係数Ⅱとして新設された「後発医薬品係数」であった。この**係数により、数量ベースでの後発品の割合を高めることが病院経営にとって重要となった。**

ところがA病院では内科で後発品の採用が少なかった。理由は、内科部長が反対しているためで、内科部長によると、「これは病院収入の問題ではない。哲学の問題だ」とのこと――。

後発医薬品係数は、1年間に入院患者に使用した「後発品の数量シェア」をベースに算出される。計算式は「**後発品の数量／後発品のある先発医薬品の数量＋後発品の数量**」（**数量とは薬価基準告示上の1錠や1カプセルといった規格単位ごと**）で、**60％が評価上限（16年改定で70％上限に）**となる。

評価上限で0・01544の係数がついたのは189病院で、DPC対象病院の11・9％。内訳はⅠ群が4病院、Ⅱ群が6病院、Ⅲ群が179病院。**同係数は、年間のDPC包括収入分が100億円に上る1000床クラスの大学病院だと、年間1億5000万円の真水の増収（純益）となった。**

こうして2014年度改定を機に、後発品に切り替える病院が続出。実際、地方の1000床クラスの病院が積極的に後発品に切り替えた結果、その県の薬剤卸会社の倉庫から売れ筋の後発品がなくなったという〝都市伝説〟が医療関係者の間で広まった。

数量ベースでの評価は、DPC病院における後発品への切り替えの方法論を大きく変えた。これまでは、包括収入のなかでのコスト抑制のため、後発品採用を推進してきた病院が多かったのは確かだ。抗生剤や造影剤の注射剤のように薬価が高めで、かつ先発と後発の価格差が大きい医薬品から積極的に切り替えていた。

しかし2014年度改定を機に、**1錠数円の安価な錠剤でも入院患者への1日当たり投与数が多ければ、後発品への切り替えで数量ベースの使用量は飛躍的に増え、後発医薬品係数が上昇して収入増につな**

がるようになった。薬価が安価で後発品の採用を考えていなかった内服薬や外用薬も、積極的に切り替える必要が生じたと言えるだろう。

後発医薬品係数による収入差が約2000万円

こうした状況下、2014年3月に内示されたA病院の後発医薬品係数は0・00555（図表）。これは平均値の0・00802より低い。標準偏差は0・00481なので、偏差値に置き換えると、「（0・00555－0・00802）／0・00481×10＋50＝44・9」で、50を下回る。その原因が、内科の後発品の採用遅れだ。

図表　後発医薬品係数の分布（全病院）（2014年1月22日中医協資料より引用）

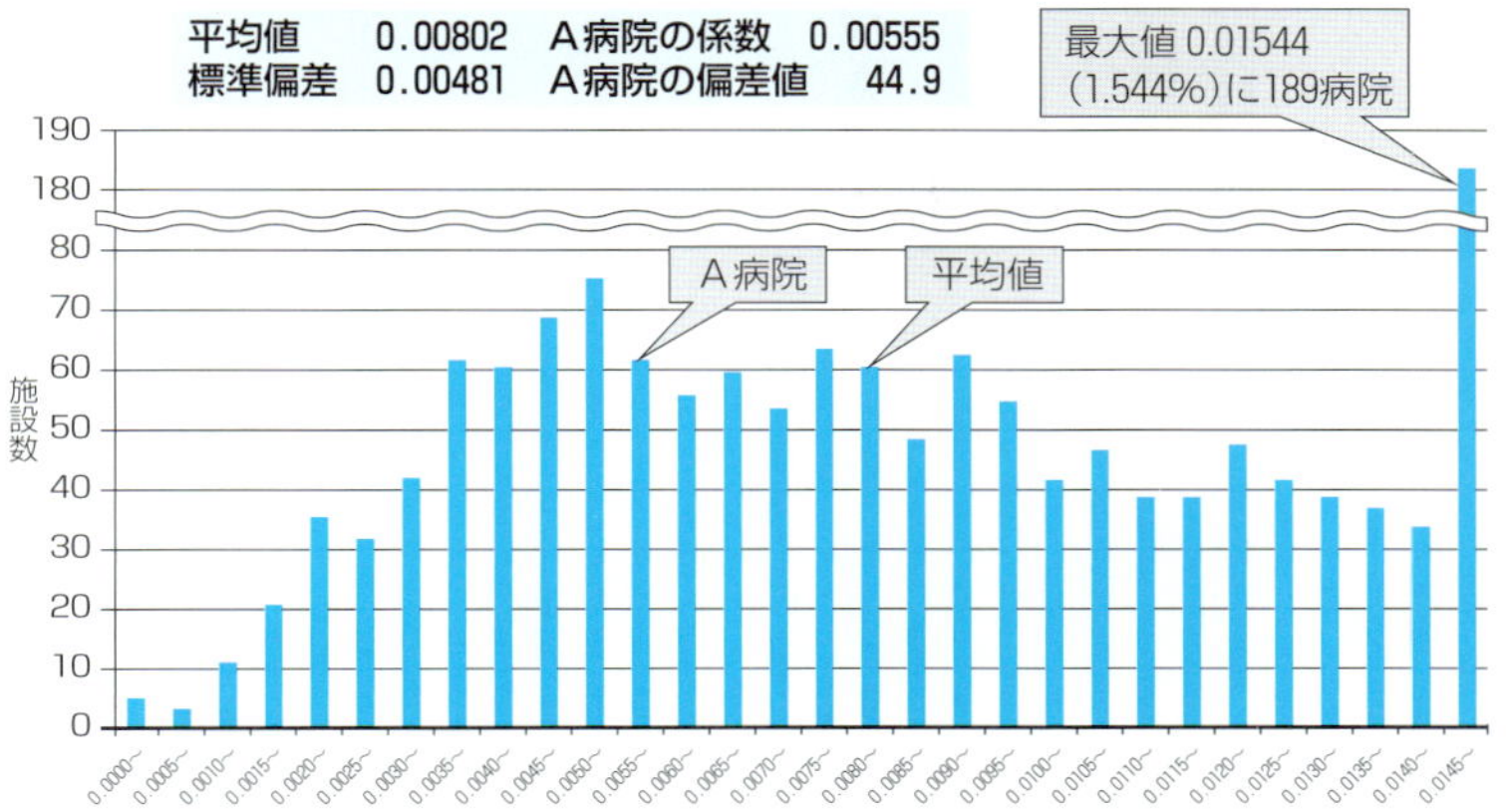

A病院の年間包括入院請求分20億円に係数0・00555を乗じると、後発医薬品係数による収入は1110万円だが、仮に評価上限の0・01544だったら3088万円、その差は約2000万円であることを示した。

だが、〝哲学〟を重視する内科部長は納得しない。こうした際、経営陣のトップダウンによる決定で押し切れるとよいのだが、院長は周囲の皆さんのご意見を聞きすぎて迷走するタイプであり、薬剤部長もおとなしく、押しの利く性格ではなかった。が、それは2014年3月までのこと――。

トップダウンで後発品採用が進んだが…

2014年4月の人事で院長が代わり形勢が逆転した。新院長は、赤字体質が続くA病院の経営改革の最優先課題として、「後発品のある薬剤はすべて切り替える」ことを強烈なトップダウンで打ち出した。これには、さすがの内科部長も従わざるを得なかった。

その効果はてきめんに表れた。それまで後発品の数量ベースの割合は32・0%だったが、それが53・8%に上昇。目標の60%まであと6・2%に迫った。内科以外の診療科が昨年末から後発品を順次採用していたのに加え、2014年4月に、渋る内科部長の同意を得て、内科で使用量の多い上位10品目を一気に後発品に変えたことが寄与した。

それでも内科部長には、どうしても替えたくない薬剤があった。それは、使用薬剤量の8%近くを占め、後発品に切り替えると一気に数量ベース60%が達成できた。新院長がこれを見逃すはずがなく、内科部長の抵抗もむなしく、採用が決まった。

こうして後発品の採用が進んだA病院だが、他の多くの病院も後発品にどんどん切り替えている。全DPC病院に振り分ける各係数の財源総額は決まっているために、自院が60%を超えても、結果として、2015年度の評価は2014年度より相対的に下がることになってしまった。そしてさらに2016年度改定では評価上限「60%以上」のハードルも上がり、「70%以上」に変更されたのである。

まさにエンドレスな後発品への切り替えレースが続いている。

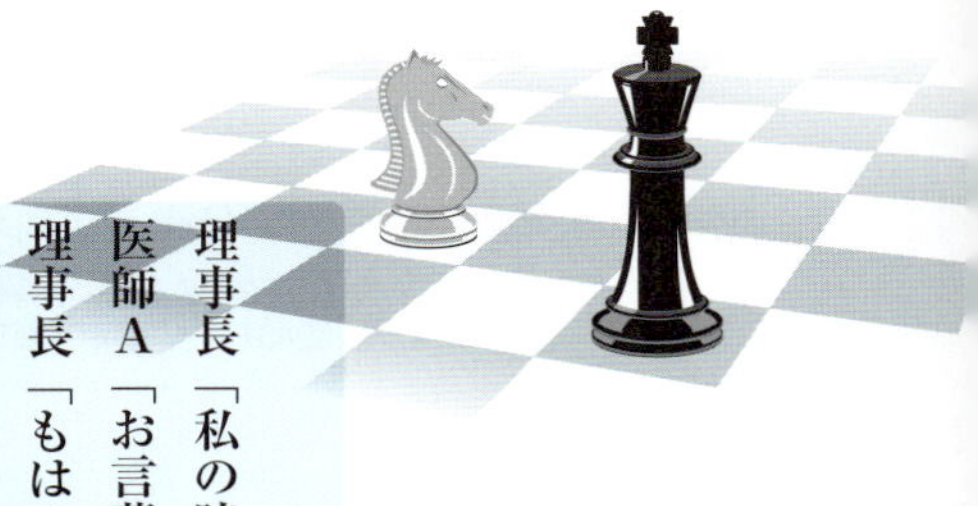

22「ワシの時代はすべて受け入れたぞ！」――理事長の一喝で救急車応需を改善

理事長「私の時代は救急車を断るなんてことはなかった！」
医師A「お言葉ですが、それは、もはや時代が――」
理事長「もはや時代がどうだと言うんだ？　救急車を年間500台も断る真っ当な理由があるのなら言ってみたまえ！（と激高）」
医師A「あ、いや、その、理事長のお言葉は、もはや時代を超えた正論と言うべきだと考えております次第で――そうですね皆さん」
医局医師たち「まあ…」

入院単価高い救急搬送入院患者

300床のDPC対象病院である民間のA病院で緊急医局会が開かれた。議題は「救急車応需の体制」についてで、前年度に救急車の搬送受入れを断ったケースが525件に上ったことが問題視された。80歳の高齢理事長は現役外科医で、「当直していた当時、救急車を断るなんてことはなかった。一人で全身麻酔をかけて手術もした。それが、年間500台以上も断るとは言語道断だ」と怒り心頭であった。

とはいえ、昔とは違い、今は患者の権利意識も変わり、医療訴訟のリスクも高くなった。そんな無茶はできない。医局の医師たちは皆そう感じていたが、理事長に面と向かって反論する者はなかった。

前年度のA病院の救急車受入れ台数は3820台、月に約300台に上る。この数は、現代の「野戦病院」と言ってもよいほど、立派な実績だ。このうち1276人が入院しているので、搬送台数に対する入院率は33%になる。A病院のルート別の入院率を見ると、「通常の外来診療」が2%、「救急外来のウォークイン患者」が16%、「他院からの紹介患者」が18%だから、**救急車応需の体制強化が病床の安定稼働につながるのは確かだ。**

さらに、**救急車搬送での入院患者は、脳梗塞や心筋梗塞、外傷などの重篤患者が多いため、「重症度、医療・看護必要度」やDPC機能評価係数Ⅱの「救急医療係数」や「複雑性係数」を高める。救急応需のため病床を空けておく必要があるため、病床回転率が上がって平均在院日数が短縮され、「効率性係数」も向上するわけだ。**

「捕らぬ狸の皮算用」ではないが、断った救急車525台をすべて受け入れていた場合、A病院の入院率33%を当てはめると、173人が入院したことになる。平均在院日数15日、1日入院単価6万2000円を乗じると、救急搬送入院患者1人当たり93万円、年間では1億6000万円もの増収の機会を損失した計算となる（図表1）。

当直医を増やしてでも

これは、A病院の入院収入50億円の3・2%に相当する額だ。ちなみにA病院全体の1日平均入院単価は5万5000円で、重症患者が多い救急車搬送による入院患者の単価は、これより7000円ほど高い。

理事長が怒りをあらわにした医局会の後、院長は「言われていることはわかるけど、若い医師たちには『精神論』としての救急車応需は

図表１　救急車断り525台をすべて受け入れたと仮定した場合の収入

①年間救急車断り台数（１台１名と仮定）	525台（名）
②救急車搬送入院患者数（①×33%）	173名
③救急車搬送入院患者の平均在院日数	15日
④救急車搬送入院患者の１日入院単価	¥62,000
⑤収入（②×③×④）	¥160,890,000

図表２　2013年度の救急車断り理由別台数

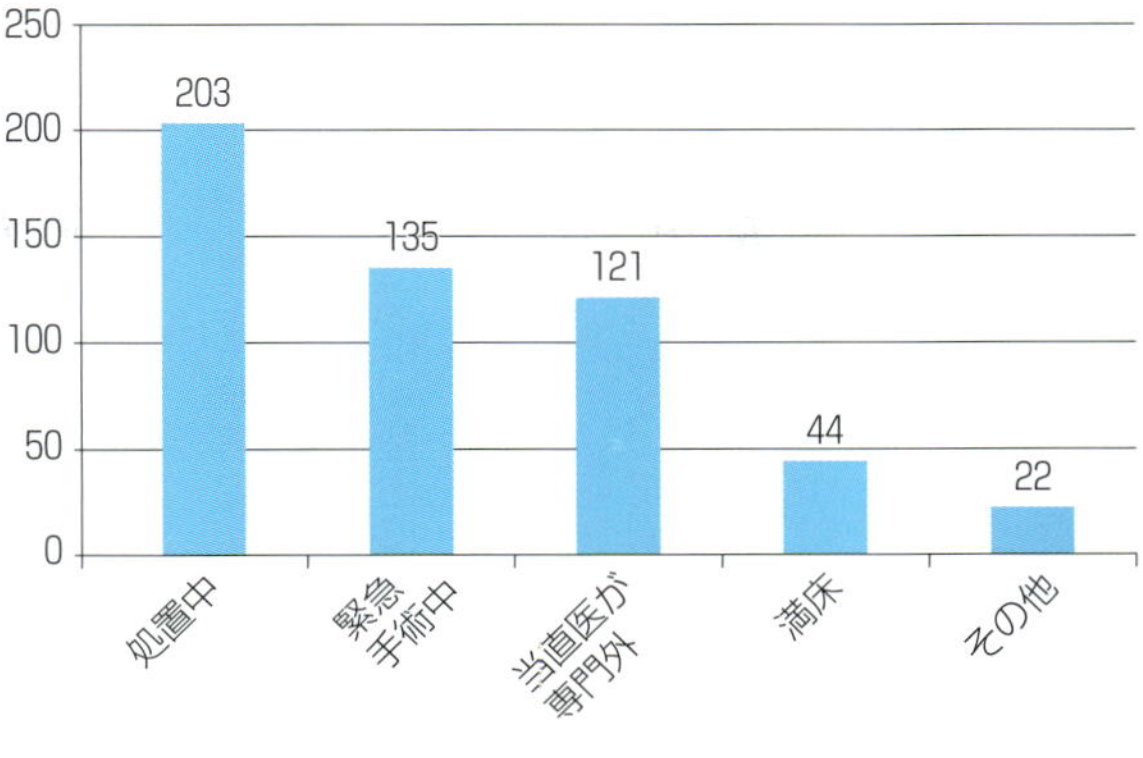

もう通用しない。処置中や手術中で対応困難なケースを減らすためには、外科系1人、内科系1人で当直している医師の人数を増やす必要があるのではないか」と考えた。

確かに問題は医師のマンパワーだった。受入れを断る救急車を少なくするには、当直医を3人体制にすることが必要だが、1人増員しても、入院患者増により十分ペイできると考えられた。

一方で気になったのは、満床で救急車搬送を受け入れられなかったケースだ。受入れを断念した理由を詳細に見ると、「処置中で対応困難」が203台、「緊急手術中」が135台、「当直医が専門外」が121台あったのに対し、「満床」による理由も44台あった（図表2）。

本当に満床で受け入れられない？

病床利用率80%のA病院で、瞬間風速的にでも満床だったときが本当にあったのか――。調べてみると、ベッドは空いていたが、「4人部屋が男女別で、性別が違うため受け入れなかった」「診療科ごとにベッドが振り分けられ、該当科のベッドが一杯だった」「予約入院が入っていたため、ベッドが空いてなかった」という3つが、〝満床〟での受入れ不可の主な理由だった。

一つ目の「性別による受け入れ不可」は、個室率が低いA病院ではやむを得ないだろう。もちろん、個室が空いていれば受け入れるべきだ。**重篤患者自身や家族の希望がなく個室に入院させた場合は差額室料を徴収できないが、それを差し引いても、1日入院単価の高い救急車搬送による入院患者は受けたほうがよい。**そして、大部屋が空いたら速やかに移動してもらう。

二つ目の診療科ごとにベッドが振り分けられている問題は、「回診のための病棟移動が大変」という医師の事情のほか、「看護の専門性の違いがある」という看護部の理由もある。そのため、**該当する診療科ではなくても、最初は空いているベッドに救急搬送患者を受け入れて、各科病棟のベッドが空いたら速やかに患者に移動してもらう**ことにして、現場の理解を得るしかない。

三つ目の予約入院については、まだ患者が実際に入院していないのに前日から空けておく「空気だけ入院」のケースも少なくない。その場合は、一時的に救急患者が入院できる体制を取らないといけない。

このようなベッドコントロールの改善と当直医3人体制へ変更したことで、A病院ではその翌年、救急搬送を断った件数は半減した。

理事長はその後の医局会で、まだ受入れを断っているケースがあることに納得していなかったものの、だいぶ改善されたためか機嫌は悪くなかった。そこへタイミングよく救急車のサイレン音が外から響いてきた。ここぞとばかりに反応して医局を飛び出したのは若手のB医師である。――実は、救急車搬入を断るケースが最も多かったのは、B医師が当直に入っているときだった。

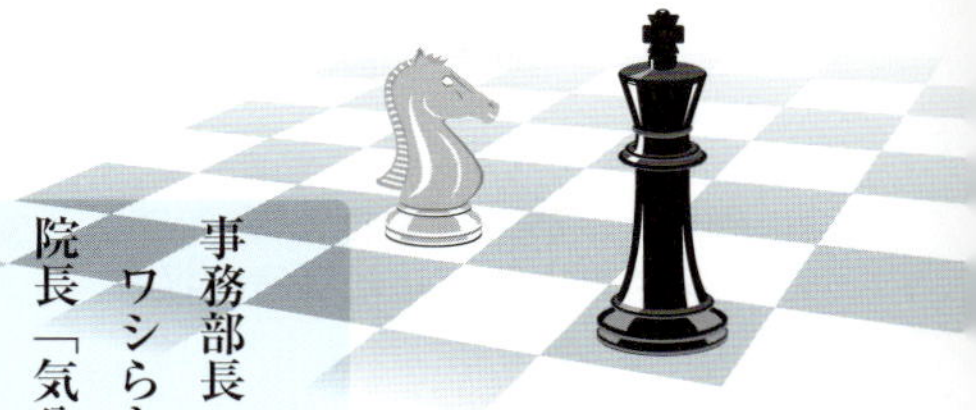

23 国立大学病院と入院患者を奪い合う〝仁義なき戦い〟！

事務部長「向こうがウチのショバを荒らすいうんなら、目には目を、ワシらもやり返すまでじゃ。弾はまだ残っとるがよ」
院長「気分はわかるが、とりあえず、そのノリはやめようか…」

目覚めた〝眠れる獅子〟

A病院（350床）では、最近、新規入院患者が減少していた。

2014年夏はA病院に限らず、他の地域の急性期病院からも、「対前年同月比で病床稼働率が下がった」という悲痛な声を多く聞いていた。筆者の推測では、理由は二つあった。

一つは、その年の夏は暑さがきびしくなく、人々の熱中症への予防意識も高まったこと。もう一つは、2014年度診療報酬改定で7対1一般病棟の「重症度、医療・看護必要度」の基準がきびしくなり、病床回転率を高めることが求められたためである。

ただ、A病院の患者減少は前年度から顕著になっており、季節変動や診療報酬改定だけでは説明できないことは明らかだった。

主因は、同じ二次医療圏にある700床の国立大学病院だった。人口25万人のこの地域で、実質的に高度急性期病院と言えるのはこの国立大学病院とA病院の2病院だった。

もともと経営は二の次の感があった国立大学病院だが、2年前に経営感覚の鋭い院長が就任。ER機能を充実させ、救急患者を積極的に受け入れるようになった。大学病院という〝眠れる獅子〟が目覚めたのである。その余波を受け、A病院の救急車搬送受入れ件数が減り、それが入院患者の減少につながったものと考えられる。

「自称・野戦病院」も開店休業状態

2012、2013年度の両病院のMDC（診断群大分類）データを比較してみると、その推測は見事に的中していた。

脳梗塞などの頭部疾患が該当する「MDC01 神経系」の年間入院患者数は、A病院が2012年度の652人から2013年度には574人（前年度比78人減）に減った一方、国立大学病院は915人から984人（同69人増）に増加（図表）。A病院が得意とする大腿骨頸部骨折などの「MDC16外傷・熱傷・中毒」の年間入院患者数も、A病院は73人減少したが、国立大学病院は72人増えていた。

MDC01、MDC16の入院患者の多くは、救急車搬送で緊急入院する人たちである。『自称・野戦病院』だったA病院も救急車搬送がなければ開店休業状態となってしまう。

また、MDC01~18の全DPC入院患者数も、A病院は6538人から6104人（同434人減、6・7%減）に減少。減少した434人にA病院の平均在院日数15日を乗じて365日で除すと、1日当たり18人もの入院患者の減少になる。一方、国立大学病院は1万2261人から1万2954人（同693人増、5・7%増）に増加。A病院だけでなく、同じ医療圏にある200床前後のDPC対象病院

図表　2012、2013年度における国立大病院とA病院の「MDC01神経系」「MDC16外傷・熱傷・中毒」「全診断群分類合計」の入院患者数の比較

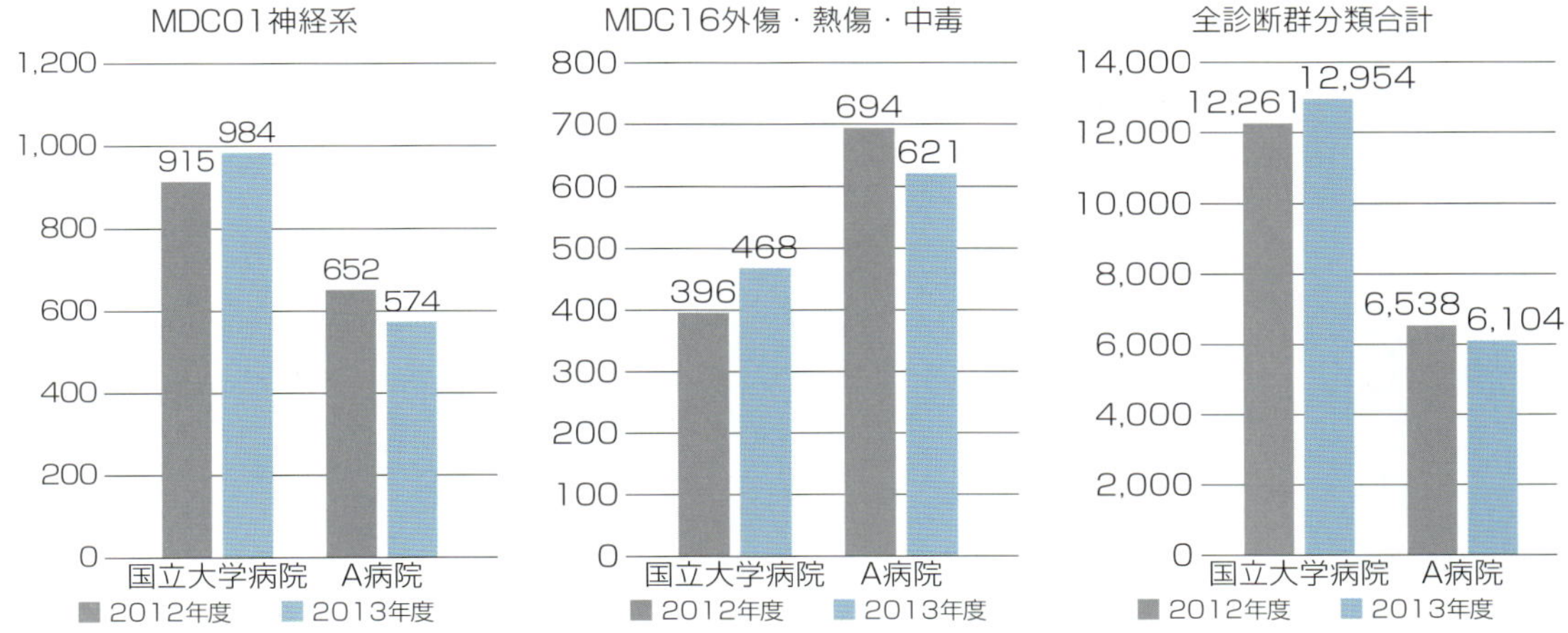

の入院患者数も減少傾向にあり、その分も国立大学病院に食われたかたちである。

独立行政法人化後、病床利用率が向上している国公立大学病院が多い。DPC病院群ごとに、2010年度を100として2013年度までの患者数の伸び率を見ると、**大学病院本院であるI群が患者数を伸ばしている地域では、伸び率6％以上を達成しているⅡ、Ⅲ群の病院は少なかった。逆に、Ⅰ群の病院の患者数が増えていない地域では、伸び率6％以上のⅡ、Ⅲ群の病院が多かった。**

国立大学病院が、都道府県単位の広域な三次医療圏から高度医療の必要な患者ばかりを増やしているのであれば、二次救急をメインとするA病院への影響は少ない。しかし、**脳卒中や外傷のほか、白内障や結腸ポリープといった短期滞在手術等基本料3に該当する疾患の患者も受入れ対象にされてしまうと、大学病院を頂点とする地域の医療提供体制の「生態系」は大きく変わってしまう。**

「やられたらやり返す！」

A病院の院長は隣の県の大学医学部出身で、ほかの医師も大部分がそうだった。病院側では、そういうこともあって余計に目の敵にされているのかもしれないと推測した。

A病院の「MDC05循環器系」の入院患者数は1382人で、国立大病院の1008人を374人上回っていた。そこで、強みを伸ばす戦略に従い、循環器科医をもっと増やして国立大病院の循環器疾患の患者を奪うという戦略を立てた。国立大病院の循環器科はあまり評判が良くないようなのでチャンスだった。

しかし、オセロゲームのように二次医療圏内で入院患者を奪い合うことが、医療機関にとって、また地域にとって、はたしてよいことだろうか。弱肉強食の患者獲得合戦ではなく、MDC分野ごとに棲み分けを図る共存共栄の戦略が必要だったのではないか。

それを地域の医療機関同士で話し合うのが「地域医療構想」のはずだったが、それが「地域医療抗争」になりつつあるようだ…。

24 看護必要度クリアが危険水域に！ “急性期原理主義”の院長に回リハ転換を説得

筆者「病床の一部を回復期リハに転換してはどうでしょうか」
院長「回復期リハなどという姑息な手段は取らない！　当院は正々堂々、7対1という急性期の王道を行く！」
筆者「しかし、このままでは看護必要度はクリアできませんよ」
院長「だったら、A項目1点の心電図モニターやシリンジポンプをあらゆる患者にやったらいいだろ」
筆者「なるほど、それで点数が上がって看護必要度がクリアできるかもしれませんが——それって、急性期の王道ですか…？」

一定の入院期間が経つと看護必要度クリアの割合低下

２０１４年3月末に開かれたA病院（１５０床）の経営会議で看護部長は、「現在、当院の重症度、医療・看護必要度を満たす入院患者は17％前後ですが、２０１４年度改定後の新基準（当時は15％以上）で計算すると、14％台にとどまります。このままでは7対１一般病棟入院基本料の要件である15％以上を保てません」と発言。

２０１４年度改定では7対1病床を絞り込むため、**A項目（看護必要度のモニタリングおよび処置等）から「呼吸ケアのうち喀痰吸引のみの場合」「血圧測定」「時間尿測定」が除外された。**こうした項目に該当する入院患者を多く受け入れていた病院では、A病院と同様の事態に直面したはずだ。

救急告示病院であるA病院の病棟構成は、A病棟（脳神経外科・神経内科病棟）50床、B病棟（外科・整形外科病棟）50床、C病棟（内科病棟）50床の計１５０床。

図表1は、A病院の重症度、医療・看護必要度（以下、看護必要度）の「A項目2点以上かつB項目（ＡＤＬ）3点以上」を満たす入院患者の割合を入院経過日数ごとにまとめたものだ。入院初日、2日目に手術することが多いため、それぞれ10％未満、20％未満だが、入院3日目の患者については要件を満たす人が26・5％を占めた。ただ、その後は逓減して入院10日目以降は10％前後にとどまる。

図表2は脳梗塞の入院患者を同様に見たもの。入院初日は23・4％、2日目は27・2％に達するが、ベッドサイドでの早期リハビリの実施で患者のＡＤＬ向上が図られ、5日目には10％を切ってしまう。25日目以降で再び高くなっているのは、退院等で入院患者数が減り、入院の重症患者の占める割合が高くなるからだ。同様に大腿骨頸部骨折も入院2日目は44・4％だが、9日目以降は10％を下回った。

なお、A病院で最も看護必要度の該当割合が高いのは、誤嚥性肺炎の患者。最大値は入院6日目の48・2％で、入院29日を過ぎても20％を切ることはなかった。

「それはコンプライアンス違反！」

A病院は以前、１９０床だった許可病床のうち、7対1病床の稼働率維持を目的にD病棟の40床を休床してダウンサイジングを図った経

図表1　入院経過に応じた看護必要度該当患者割合の推移
【全患者】

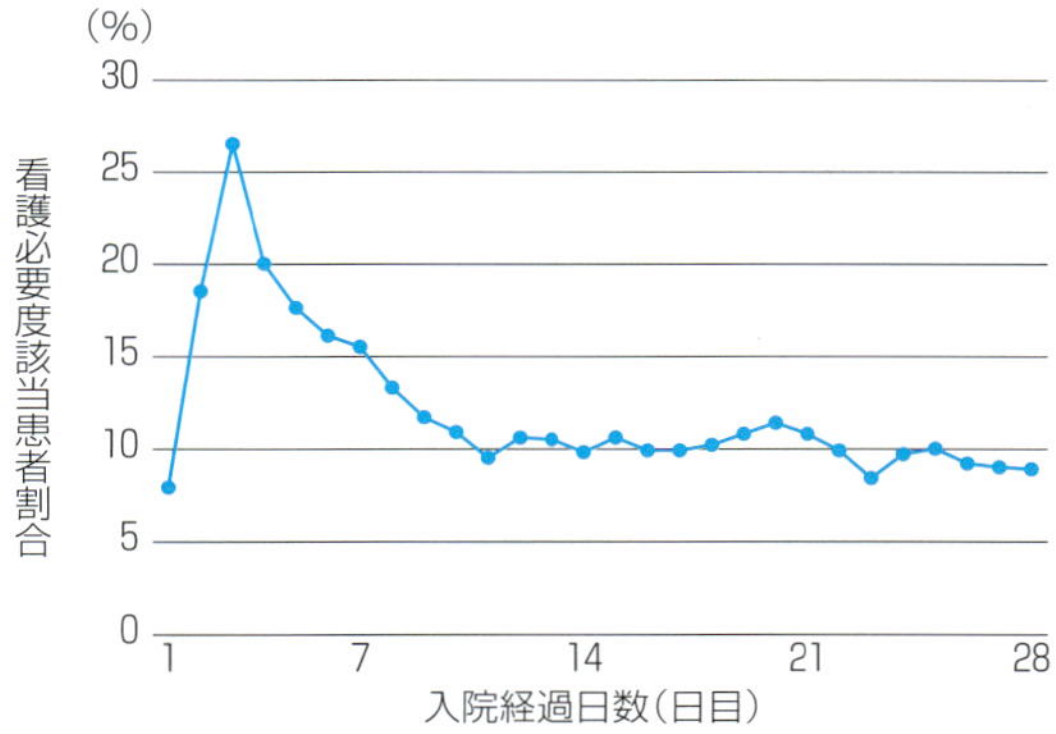

図表2　入院経過に応じた看護必要度該当患者割合の推移
【脳梗塞】

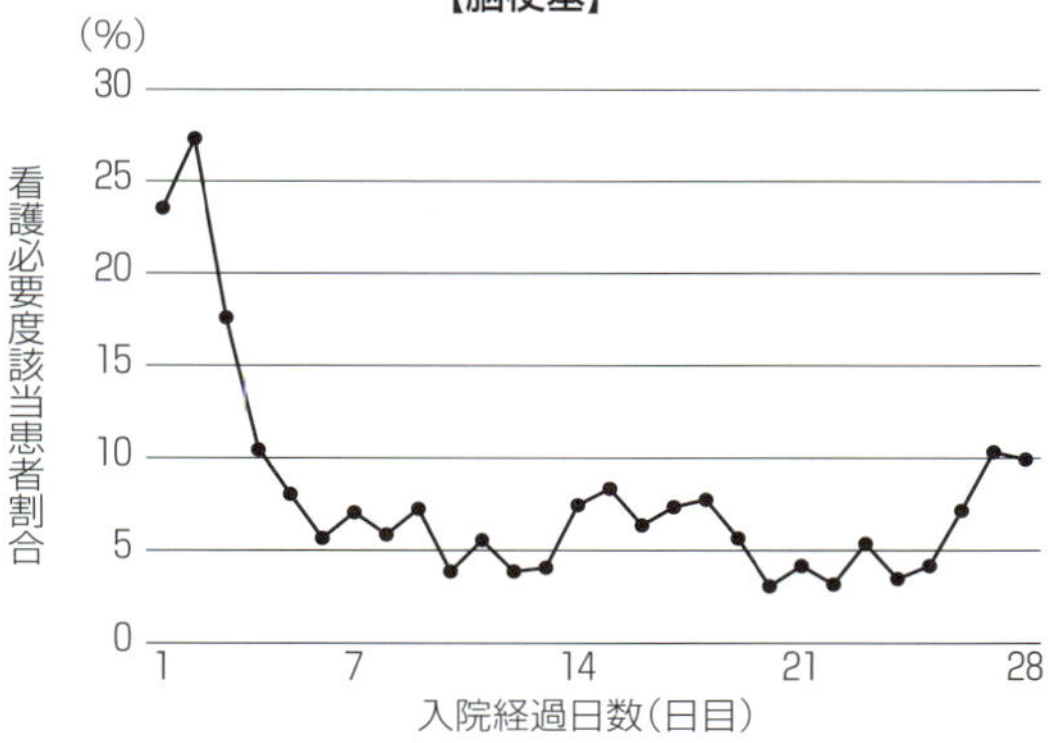

緯がある。それ以降、D病棟は倉庫や会議室として使用されてきたが、今回の看護必要度の改善策として、D病棟を回復期リハビリテーション病棟として再活用することが検討された。

看護必要度をクリアするには、救急応需体制や医療連携を強化して計算式の分子に該当する重症患者を増やすか、分母の延べ入院患者数を減らすかという二つの方策がある。その点、A病棟には脳梗塞、B病棟には大腿骨頸部骨折という、入院が長めのリハビリ患者が多く、それが看護必要度を満たせない一因となっていた。そのため、ABC病棟それぞれを10床ずつ減らして30床の回復期リハビリ病棟を新設し、転棟させるべきだと考えたわけだ。

同一地域でほかに回復期リハビリ病棟を運営している病院がなかったので、こうした案は従来からあったが、回復期リハビリ病棟には〝急性期原理主義者〟の院長が強固に反対。7対1の看護必要度をクリアするため、「A項目1点の心電図モニターやシリンジポンプをフル稼働させろ」と経営会議で指示を出した。しかし当然のことだが、臨床上、不要な患者にこれらの医療行為は実施できない。「そんなことをしたら、コンプライアンス違反になります」と他の経営幹部が院長の説得に当たった。院長も最後は渋々、許可病床数を減らさなければならない事態を招きたくないとして、回復期リハビリ病棟の設置に承諾した。

要件クリアの目途は立ったが安心は禁物

A病院は２０１４年9月に30床の回復期リハビリ病棟を開設。脳梗塞、大腿骨頸部骨折の入院患者のうち、DPC入院期間Ⅲ以降で入院が長めになっている患者を中心に転棟させていった。

その結果、これらの患者は**看護必要度の計算式の分母から除外できるようになり、**7対1入院基本料の看護必要度の要件を満たす患者の割合は、A病棟では２０１４年5月の10・8%から、10月には16・8%に上昇。B病棟でも15・9%から16・9%に、病院全体（回復期リハビリ病棟を除く）でも14・9%から17・7%に上がり、なんとか「15%以上」の基準をクリアできる見込みが立った。だが、決して安心はできない。２０１６年度改定では、さらに要件がきびしくなることが予測された。「場合によっては『地域包括ケア病棟』の開設も視野に入れなければならなくなるかもしれません」と会議で話があった。

そして実際、予想どおりに**２０１６年度改定では25%以上（許可病床２００床未満は23%以上）に要件が変更**され、A病院でも地域包括ケア病棟が導入されたのである。

２０１８年同時改定でも、さらにその先の改定でも、その傾向は変わらないだろう。7対1入院基本料の「標高」はますます高くなる。

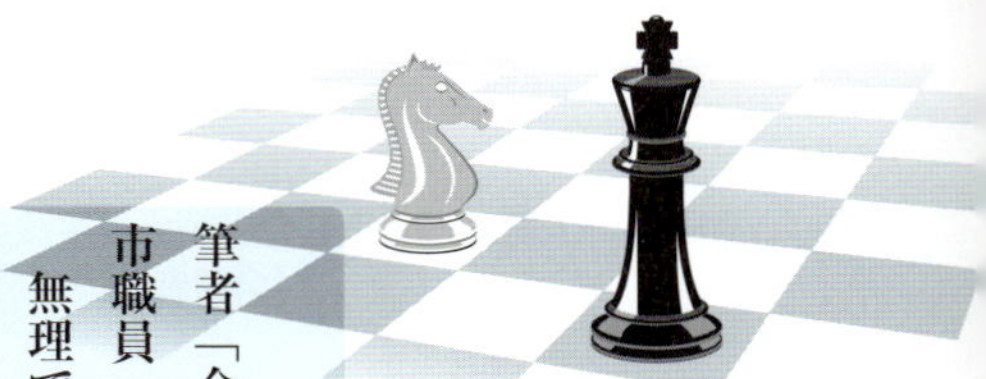

25 地域包括ケア病棟のリハビリが足らないが、セラピストは増やせない公立病院

筆者「今すぐセラピストを増やす必要があります」

市職員「と言われましても、市の人事制度と予算からして、それは無理です」

筆者「しかし、セラピストを増やすことは、病院経営にもプラスですし、治療効果が上がることで医療費の抑止効果もあります。今すぐ手を打つべきです」

市職員「では、市としましては、『無理』という査定から、『困難』という査定に変更したうえで、次年度以降の中長期的な課題の一つとさせていただき、市議会、関係各所からも広く意見を賜りつつ、慎重に検討を行ったうえで――」

筆者「………」

急性期リハビリから人員を緊急投入！

市立A病院（250床）では、2014年8月時点で、地域包括ケア病棟のリハビリテーションが1日平均1・95単位にとどまっていた。

2014年度診療報酬改定で創設された地域包括ケア病棟では、**リハビリの必要な入院患者に直近3カ月間で1日平均2単位（1単位20分）以上のリハビリを行うことが要件**の一つとなっている。「**（直近3カ月間のリハビリ総単位数）÷（直近3カ月間のリハビリ実施患者の入院延べ日数）**」が算出方法だ。

入院延べ日数には平日以外の日祝祭日も含まれるので、土日休診でリハビリを実施していないA病院では、平日に患者1人1日当たり平均3単位を手がけなければならない。

人口3万人強の地方都市にあるA病院は、内科や外科だけでなく産科や小児科も標榜する〝総合病院〟である。7対1病床と亜急性期病床（2014年度改定で廃止）で病棟を構成してきたが、全体的に稼働率が低く、市からの繰入金で相当額を補っても赤字が常態化し、さらに重症度、医療・看護必要度や平均在院日数の実績も悪化傾向にあった。そこで2014年7月に、亜急性期病床30床を含んだ40床1病棟を地域包括ケア病棟に変更。転換した病棟の収入だけで年間4000万円程度の増収が見込まれた。

一方、市内で急性期治療を担っているのは、実質的にA病院だけ。ほかには医療療養病棟・回復期リハビリ病棟をもつ病院と精神科の病院しかなかったので、A病院が地域包括ケア病棟を届け出ても各施設間との棲み分けは可能だった。

ところが、冒頭の地域包括ケア病棟のリハビリ要件を満たせない危機に陥ったのである。原因は、セラピスト（理学療法士、作業療法士、言語聴覚士）の不足。A病院には地域包括ケア病棟の専従を合わせて計9人のセラピストが在籍していたが、2014年7月中旬から1人が体調不良で長期休暇を取っており、実質8人体制となっていた。そのため、リハビリを十分実施できない状況にあったのだ。

リハビリ要件をクリアできなければ再度、地域包括ケア病棟から他

図表1　A病院のリハビリ単位数

	4月	5月	6月	7月	8月	9月
①3カ月間のリハビリ総単位数	5,560	5,822	5,097	5,053	4,811	5,737
②3カ月間のリハビリ実施患者の入院延日数	2,893	2,811	2,363	2,333	2,359	2,553
③3カ月平均患者1人当たりリハビリ単位数≦2単位	1.92	2.07	2.16	2.17	2.04	2.25
④病院全体のセラピスト人数（地包専従2名含む）	9	9	9	8	8	10.5

図表2　3病院のセラピスト人数比較（すべて一般病棟のみの病院）

	A病院	B病院	C病院
母体	市立	社会医療法人	社会医療法人
病床数	250	280	340
セラピスト人数	9	35	53
100床当たりセラピスト人数	3.6	12.5	15.6

の病棟に変更しなければならなくなる。この非常事態を乗り切るために、急性期リハビリを主に担当しているセラピスト2人に、地域包括ケア病棟でのリハビリに優先的に従事してもらうことを提案。併せて、8月後半は土日もリハビリ室を臨時稼働させ、各セラピストには夏季休暇の取得を10月以降に持ち越してもらった。結果、同年8月末における直近3カ月間の患者1人1日当たりリハビリ実績をようやく2・04単位まで引き上げることができた（図表1）。

これと並行して、ウェブサイトや市の広報、折込みチラシ、ハローワーク、県技師会のつてなどあらゆる方策を使い、セラピストを募集。幸い、経験10年程度の中堅2人を臨時職員として、またセラピストの資格があり専業主婦だった1人を半日パートで雇用でき、9月末には10・5人体制となり、リハビリ実績も2・25単位まで伸ばせた。

2倍以上のセラピストが必要

ただ、これらの対応はあくまで応急措置で、セラピスト不足の根本解決にはなっていない。急性期リハビリの需要に対してセラピストが足りないことはA病院の構造的な問題である。図表2は、A病院の100床当たりセラピスト人数（2014年6月時点）を、隣の市のB病院、全国的に有名なC病院と比べたものだ。B、C病院では12～23人程度を配置し、脳梗塞の発症翌日から1日平均約5～6単位の急性期リハビリを実施。一方でA病院は3・6人にとどまり、リハビリ介入は早くても発症後5日目、単位数は多くても1日2単位程度だった。

対象患者に十分なリハビリを提供するには、最低でも現在の2倍以上に相当する約20人のセラピストが必要であった。

ところが、地方独立行政法人になっていないA病院では、セラピストを増やすには市議会を通さなければいけない。いまだに職員数を定数管理するケースの多い公立病院では、報酬改定で施設基準などが変更されても迅速に対応できない。

30年後の心配をするより、現在の入院患者のADL向上

公立病院でセラピスト増員を渋る理由には、全職員が原則として終身雇用であるため、一度に10人も採用したら、30年後に誰を技師長にするかが問題となるということもあるようだ（驚くべき理由だが…）。

しかし、ともかく今大事なのは、30年後の心配よりも、**現在の入院患者のADLをしっかり向上させ、今の地域包括ケア病棟や7対1病棟を充実させる**ことである。それには、臨時職員のセラピスト2人をできるだけ早く正規職員にして、地域包括ケア病棟のリハビリ実績『2単位以上』を維持することが大命題なのである。

市と市議会にその施策を了承させるには、機能が拘縮した組織と制度のADL向上を目指すリハビリが必要なのかもしれない。

26 「療養病棟の在宅復帰50％は無理！」と主張する現状〝維持〟課長

医事課長「それは無理ですね」
筆者「私はまだ何も言ってませんよ」
医事課長「言わなくてもわかるよ。キミが今まさに無理なことを言わんとしてたのは」
筆者「話す前から否定されたんじゃ何も言えませんよ」
医事課長「何も言えないなどとネガティブな態度はいけないね。ま、話だけは聞きますよ。——おそらく絶対無理だとは思うけど」

「50％も在宅復帰できない！」

A病院は、一般病棟10対1の３病棟１４０床、療養病棟入院基本料1の1病棟45床を運営するケアミックス型の民間病院だ。同院の医事課長は勤続40年のベテラン。新しい取組みを提案すると、「前例がありません」「それはできません」と、ことごとく反対するのが口癖で、院内では陰で「なんでも現状〝維持〟課長」と呼ばれている。

２０１４年度改定で療養病棟入院基本料1の加算として、在宅復帰率50％以上を要件とする「在宅復帰機能強化加算」が新設されたため、その算定の可否を尋ねたところ、「当院の療養病棟は医療区分の高い患者が多いので、50％も在宅に帰れるはずがない。加算もたった10点だから、１００円×３６５日×45床×病床稼働率95％で年間１５６万円しか増収にならない。加算を取ってベッドがスカスカになったら元も子もないじゃないか」と試算すらしようとしなかった。

同加算に対しては、7対1入院基本料の要件「自宅等への退院割合75％以上」と印象が重なるためか、試算もせず算定がむずかしいと勘違いしているケースが２０１４年度当初は多かった。

この7対1入院基本料の要件は、例えば入院患者３００人で、平均在院日数10日の場合、病床が月に3回転するので、月の退院患者は９００人、このうち６７５人以上が自宅等に退院しないと満たせない。

一方、療養病床の平均在院日数は長く、A病院の平均在院日数は１８５日。「(45床×病床稼働率95％×３６５日)÷平均在院日数１８５日」の式で計算すると、年間84・3人、月7人程度の退院（棟）患者にとどまるため、このうち4人が在宅復帰すればいいわけだ。さらに同加算の算定式の分母は、「**当該病棟に入院した期間が1カ月以上の患者のうち、再入院患者と死亡退院患者を除いた直近6カ月における退院患者数**」（２０１６年度改定で一部変更）であるため、平均在院日数の式の分母より少なくなると考えられ、要件を何とか満たせるはずだ。

7対1病院からの紹介が減る危機

最初から要件クリアは無理だと主張する医事課長に、院長通達で半ば強制的に在宅復帰率を計算してもらったのが図表である。

２０１４年3月時点における直近6カ月間で、再入院と死亡の退院を除いた入院1カ月以上の退院患者数は7人だった。つまり、分母7

人に対して4人が要件を満たせば50%を超える。実際、図表の「(3)老人保健施設への入所」2人、「(5)ほかの医療機関への転院」1人を除くと、「(1)在宅への退院」は4人いたが、1人がすぐに再入院したため、在宅復帰率は惜しくも42・9%だった。

図表　2014年3月時点の3病院における直近6カ月の在宅復帰機能強化加算の在宅復帰率

病院名		A病院	B病院	C病院
病院の形態		ケアミックス	ケアミックス	療養のみ
療養病棟の病床数		45床	36床	58床
①	直近6カ月における退院患者数（当該病棟に入院した期間が1カ月以上の患者のうち、再入院患者、死亡退院患者を除く）	7	16	13
退院先	(1)　在宅	4	14	8
	(2)　(1)のうち、退院した患者の在宅での生活が1カ月以上（医療区分3の患者については14日以上）継続する見込みであることを確認できた患者	3	12	8
	(3)　介護老人保健施設	2	1	0
	(4)　同一の保険医療機関の当該加算にかかる病棟以外の病棟	0	0	0
	(5)　ほかの保険医療機関	1	1	5
②	在宅復帰率　(2)／①（加算要件は50%以上）	42.9%	75.0%	61.5%

なお、もう一つの算定要件の病床回転率10%以上は、直近3カ月間の平均在院日数が170日であるため、「30・4日／170日＝17・9%」でクリアしていた。病床回転率は平均在院日数が304日以下であれば10%以上をクリアできるため、さほど困難なハードルではない。

併せて、ほかのクライアントで療養病棟をもつB、C病院の在宅復帰率も医事課長に示した。B病院は75%、C病院は61・5%で要件をクリアし、2014年4月から在宅復帰機能強化加算を届け出ている。両院とも従来から一定数の患者が在宅復帰しており、近隣の7対1病院からの退院患者を療養病棟で多く受けていた。

7対1病院が患者を療養病棟へ転院させる際、「自宅等への退院割合」に該当するのは、在宅復帰機能強化加算を取得している病院だけである。医事課長に、「A病院への患者紹介が最も多い県立の急性期病院が7対1入院基本料の要件を満たすために、在宅復帰機能強化加算を算定している慢性期病院に優先的に患者を紹介し出したら、病床稼働率95%の維持も危うくなりますよ」と伝えた。ところが医事課長は、「そんなこと言っても、うちで受けないと県立病院のベッドが回転しなくなってしまうよ」と言う始末。A病院の近隣に他法人のケアミックス型病院が移転してくる計画などまったく眼中にない。そんな悠長なことは言っていられないのだが…。

データ提出加算による医事課の世代交代

最終的には院長の鶴の一声で、同加算取得の方針が決まった。

B、C病院でも当然、医療区分3の重症で在宅復帰できない患者は少なくない。しかし、自宅や高齢者住宅などから入院してきた患者が元の場所に戻れるよう努めれば、在宅復帰率50%はそれほどむずかしくない。A病院もその後、医療連携室や看護部の頑張りで、2014年7月には在宅復帰率50%を超え、同加算の届出が可能になった。

しかし、ひと山越えたのも束の間、次なる課題が医事課長に降りかかった。10対1入院基本料の3病棟のうち1病棟を地域包括ケア病棟にする方針が固まったのだ。転換のためには**診療内容の詳細なデータを厚労省に提出する「データ提出加算」の届出が必須。**さすがに、パソコンが苦手でアナログ派の医事課長の陣頭指揮では無理だった。院長は関連会社に医事課長を異動させ、若手の医事課主任を課長代理に抜擢した。――「なんでも現状〝維持〟課長」自身の「現状維持」は叶わなかったのである。

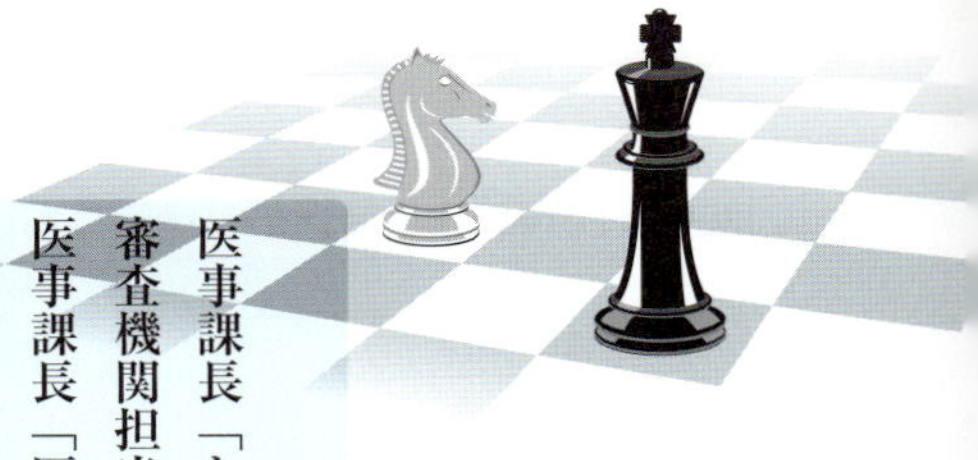

27　突然増え始めたリハビリの減額査定、理解不能なローカル・ルール

医事課長「なぜ一律6単位に減点されるんですか？」
審査機関担当者「再審査請求を提出してください」
医事課長「医学的に過剰なリハビリのエビデンスは何ですか？」
担当者「再審査請求を提出してください」
医事課長「再審査請求をすれば減点理由がわかるんですか？　○か×で答えてください」
担当者「○○○○を××してください」

患者の年齢に関係なく一律に減点

A病院（DPC対象病床80床、回復期リハビリ病床100床）で不可解なリハビリ査定が増加したのは2015年1月末からだった。**回復期リハビリ病棟の入院患者への疾患別リハビリに関する請求が、「医学的に過剰」との理由で180万円も減額査定**されたのだ。それも、国民健康保険団体連合会と社会保険診療報酬支払基金の2種類ある審査支払機関のうち、一方だけから大きな減額を受けたという。

同院の回復期リハビリ病棟は2病棟あり、ともに365日のリハビリ体制などを整えて、最も点数の高い回復期リハビリ入院料1を届け出ている。リハビリスタッフは130人以上おり、入院患者1人当たり1日平均8単位のリハビリを実施し、1日平均入院単価は4万2000円に達する。まさに、回復期リハビリ病院のトップランナー的な存在だ。

しかし同院では先のような減額査定が増え、その傾向は強まるばかりだという。「必要なリハビリをして請求しているのになぜ？」という気持ちでいっぱいだと、請求担当者は明らかに困惑していた。

A病院の回復期リハビリ病棟の減点率は図表のとおりだ。このうち疾患別リハビリに関する減点がほとんどを占める。

2014年4月に新卒スタッフが20人ほど入職。当初はベテランスタッフによる教育が必要で人手が取られるため、病院全体のリハビリ実施単位数は減少する。A病院も、年度初めの実施状況は患者1人1日当たり7単位前後だったが、新人が独り立ちした11月には8単位に達し、1日入院単価も4万2000円と過去最高額となった。ところが、これに比例して減点率も上昇し始め、11月の減点率は1・6％に達し、こちらも過去最高となってしまったのである。

従来から多少の減点はあったが、90歳以上の高齢者に手厚いリハビリを実施した場合などに限られていたという。「こうしたケースも、単に年齢だけが減点理由となるのは納得できませんが、審査員もそれなりの成果を出さなければいけないのだと思い、多少の減点はやむを得ないとしていたのですが…」と事務部長は渋面を作った。

そこで、減点された11月分のレセプトを見せてもらった。すると、**①60歳代の脳梗塞患者に1日9単位の脳血管リハビリを実施した例が7単位に、②大腿骨頸部骨折患者に1日6単位の運動リハビリを行った例が4単位に**——といったように、年齢に関係なく機械的に減点されているものがほとんどで、確かにまったく納得できなかった。

全国平均は7単位弱なのに…

全国の病院を回っているが、レセプト審査の基準には、その地域のみで適用されている「方言」のようなローカル・ルールが明らかにある。**特にリハビリの審査基準については、審査委員会で「最も声の大きい」医師の意見が反映されるケースが多いようだ。**

回復期リハビリ病棟におけるリハビリの実施上限は本来9単位だが、ある県の審査機関では脳血管リハビリでも「患者1人1日当たり6単位までしか認めない」と聞いたことがある。

入院1日当たりのリハビリ提供単位数の全国平均は6・0単位（2014年度）。6単位が上限のこの県では、回復期リハビリ入院患者のADL（日常生活動作）向上は他県より芳しくないのではないかと心配してしまう。A病院のような回復期リハビリのトップランナーでは、脳血管疾患患者は1日平均8単位強のリハビリが一般的となっている。

また、運動器リハビリについても、ローカル・ルールで「1日最大5～6単位までしか認めない」としている審査機関もあるそうだ。「病名漏れ」や「病名と医薬品の適応違い」といった減点理由ならば、請求ルールの逸脱なので納得はできるが、今回のA病院の例では、年齢も関係なくランダムに患者を抽出し、実施したリハビリを一律に1日1～2単位ずつ減点しているのだから理解不能だ。

図表　2014年4月～12月におけるA病院の回復期リハビリ病棟の減点率（%）

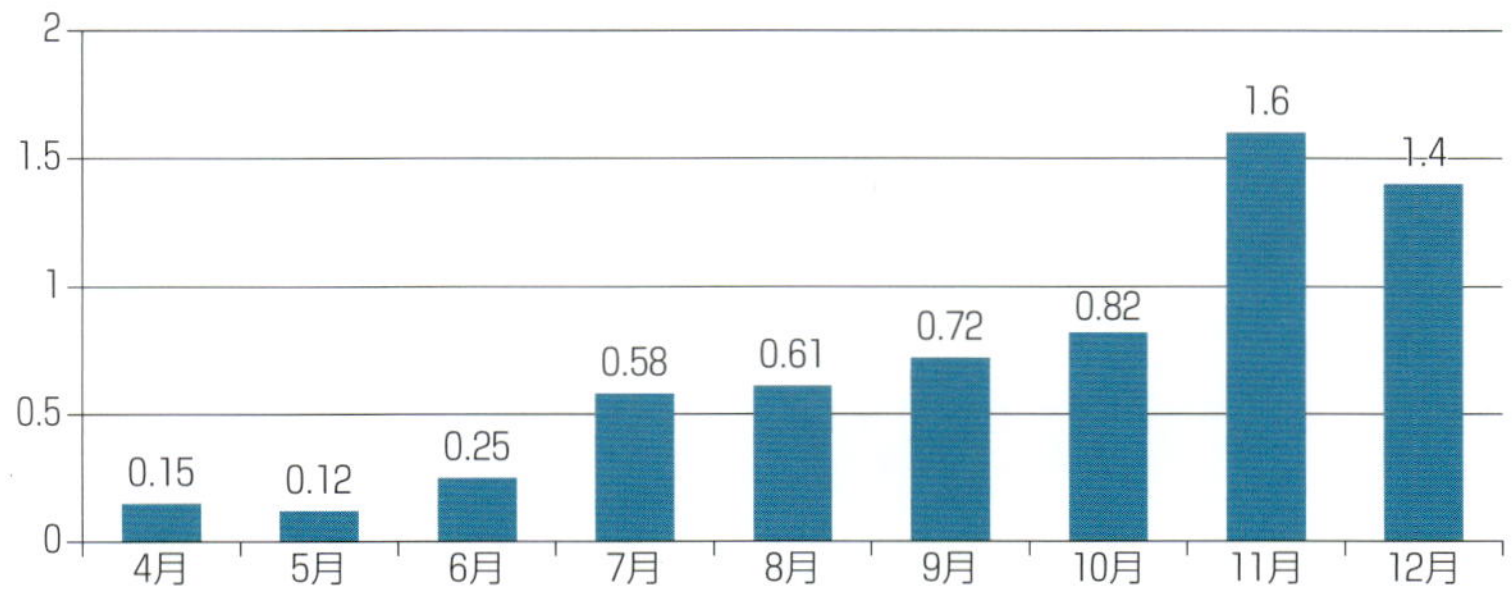

「再審査請求して」の一点張り

これにはA病院の院長も不満をあらわにした。「医学的に過剰なリハビリとは、どんなエビデンスを基にどう判断しているのか。審査員に直接確かめたい」と言う。そこで、医事課長が審査機関に電話したが、担当者の回答は「再審査請求をしてください」の一点張り。

現制度では再審査請求しても減額査定の理由が必ずしも明確になるわけではないが、再審査請求しなければ、提供した医療にエビデンスがないことを自ら認めたかたちになってしまう。そこで、減点を受けた入院患者全員の再審査請求書を作成し、リハビリ科の医師、スタッフ、医事課職員の総動員で、患者の状態や経過などの症状詳記、リハビリ総合実施計画書の添付などのデータ作成に当たった。

そして再審査の結果、一部については復活したが、一律の減額査定の理由はいまだもって不明のままである。

折しも世の中では、「説明責任」を重視する風潮が強まっている。そのなかで、「なんとなく過剰」との理由だけで、一方的に査定する審査機関の姿勢は時代遅れと言わざるを得ない。このままうやむやにするのであれば、十分な説明をせずに嵐が過ぎ去るのを待つ政治家と変わらない。政治家も審査機関も、現代社会のスタンダードが満たせないのであれば、彼等こそが「なんとなく過剰」なのである。

28 救急搬送が多いのに救急医療係数が低い？

医師「救急搬送は多いのに、救急医療係数が低いのは納得できない。日々救急現場で真摯に患者の命と向き合う、我々救急医の尊厳が踏みにじられる思いだ」
筆者「ごもっともですが、当院の場合、救急搬送されても入院に至らない軽症患者が多いことが原因です。とすれば対策は一つです」
医師「なるほど、軽症患者の搬送を断ればいいんだな」
筆者「違います」
医師「わかった、軽症でも重症にして入院させちまえばいいんだな」
筆者「絶対に違いますし——尊厳はどうされたのでしょうか…」

救急車搬送も外来受診だけだと…

A病院（350床）で、DPCの機能評価係数Ⅱの分析結果を、大学受験でおなじみの「偏差値」で説明したときのこと（p・64参照）。

医師より「救急車搬送台数が月間300台に上るのに、救急医療係数が低いのは納得できない」という質問が出た。確かに同院の救急医療係数を偏差値に置き換えると48・9で、全国平均の50を下回る。一方、もう一つのクライアントで、救急車搬送台数が月間500台のC病院（280床）は偏差値76・3と非常に高く、大学受験ならば東大理科Ⅲ類の合格圏内に達している。

その理由は、**救急医療係数の計算方法が救急車搬送台数をベースにした内容ではない**からである。同係数については、ほかの病院からも同様の質問をよく受ける。「近隣の病院よりも当院のほうが、救急車搬送入院患者数が多いのに係数が低い」「昨年より救急車搬送台数が増えているのに、係数が下がった」といった具合だ。

もともと救急医療係数は、救急医療入院の経済的損失を補填する目的がある。予定外入院の緊急入院患者は、確定診断するまで、検査や画像診断などの医療資源を多く投入する。しかしDPCは包括なので、緊急入院患者が多い病院ほど医療資源投入量が多くなり、コストに見合った収入を得られない。そこで、**救急医療入院後の2日間の出来高点数と包括点数の差分を計算して1症例当たりの指数を算出し、係数財源を割り当てて補正したものが救急医療係数である。**

計算対象は、救急医療入院の患者でかつ救急医療管理加算、救命救急入院料、特定集中治療室管理料、ハイケアユニット入院医療管理料、脳卒中ケアユニット入院医療管理料、小児特定集中治療室管理料、新生児特定集中治療室管理料、総合周産期特定集中治療室管理料のいずれかを入院初日から算定している患者。救急医療管理加算の基準を満たしていない施設は、救急医療入院の患者が対象だ。

つまり**救急車で来院しても、これらの診療報酬の算定対象外の入院患者や外来のみで帰宅した患者は該当しない。一方、ウォークインの外来患者でも症状が重くて緊急入院となり、前記の点数を算定した場合は救急医療係数の計算対象となる**わけだ。

図表1　救急医療係数（14年度）と救急医療入院件数の関係（高知県）

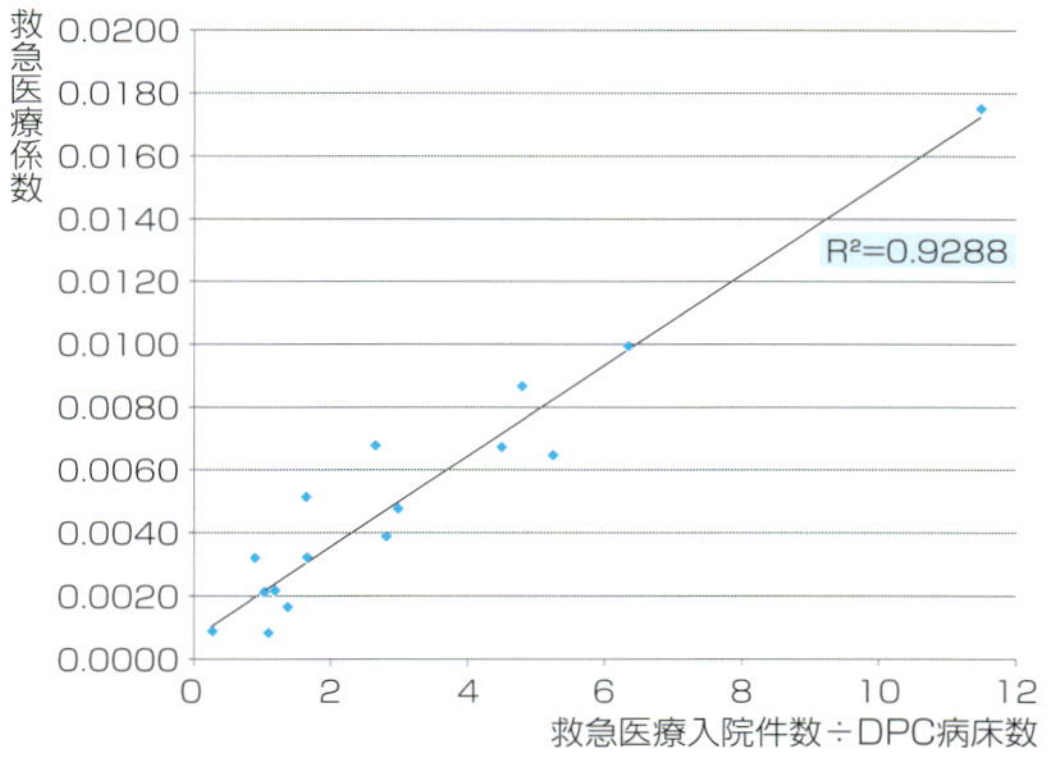

救急医療係数：2014年度の各病院の係数　症例数：2013年度退院患者調査の結果より作成

図表2　救急医療係数（14年度）と救急医療入院件数の関係（青森県）

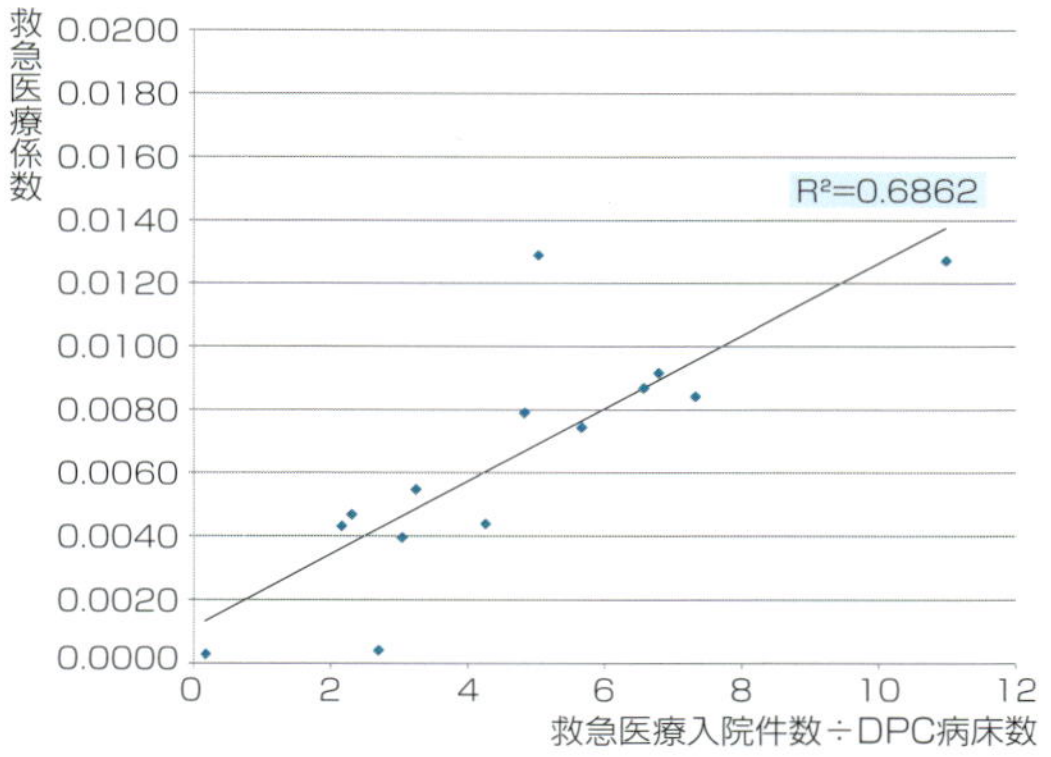

救急医療係数：2014年度の各病院の係数　症例数：2013年度退院患者調査の結果より作成

相関性が高い救急医療管理加算

　救急医療係数の要件の一つである「救急医療管理加算」は、緊急入院が必要と認めた重症患者であって、診療報酬点数表に定められた状態であれば算定できる。ちなみに、レセプト審査機関における査定減点の基準において都道府県独自のローカルルールがあり、特に加算1の対象となる「外傷」の患者の取扱いに大きな違いがあるようなので、注意されたい。

　図表1は高知県、**図表2**は青森県におけるDPC対象病院の救急医療係数とDPC算定病床1床当たり救急医療入院件数（救急医療管理加算の算定件数）との散布図だ。高知県は非常に強い正の相関にあり、青森県も強い相関があった。調べたところ相関のない都道府県が一部あるが、全国的にも正の相関があった。

　A病院の医師にこのデータを示して、救急医療係数は、1床当たり救急医療管理加算の算定割合と正の相関が見られること、さらに救急車で搬送された患者でも、救急医療管理加算を算定するような重篤の入院患者が多い病院ほど係数が高い傾向にあることを説明した。

必要なのは救急応需体制の充実

　確かにA病院の救急車搬送件数は多い。ただ、医師の当直体制を見ると、地域の救急当番日には外科系1人、内科系1人の計2人の医師がいる一方、それ以外の日は1人体制で、専門外の重篤患者は断っている例も少なくない。

　DPCデータを分析すると、重篤な脳血管疾患や心疾患は特に、当直医師体制が充実する近隣の公立病院に流れていることがわかった。A病院では夜間の血栓溶解療法（t-PA）や緊急の心臓カテーテル検査はできなかったためであり、その結果、それ以外の外来で済むような軽症患者が主に、救急隊のトリアージで当院に搬送されていた。

　救急医療係数と正の相関関係にある救急医療管理加算の算定件数を増やすことも大事だが、それを小手先の拡大解釈で増やすことよりも、まずA病院がやるべきことは、**医師の当直や時間内の救急応需の体制を充実させ、重篤な患者を当院に搬送してもらう体制をつくる**ことである。

29 過去の栄光を引きずる外科系院長、15対1なのに「高度急性期」で機能報告

院長「当院はあくまで高度急性期で行く！」
筆者「15対1で高度急性期は、喩えて言えば、ハンディ30のアマチュアゴルファーがマスターズでプレイするようなものですよ」
院長「俺のゴルフのハンディは25だ。どんなもんだ」
筆者「30でも25でも、あり得ないという点では同じですよ」
院長「あり得ないなんて誰が決めたんだ。官僚はハンディが0だとでも言うのか？　奴らハンディまでごまかしてるのか？」

「今でも手術の腕は衰えてない！」

病床機能報告制度とは、２０２５年に目指すべき医療提供体制を策定する地域医療構想において、病棟単位で「高度急性期」「急性期」「回復期」「慢性期」の４区分から一つを毎年報告させるものである。２０１４年10月、第1回目の病床機能報告制度が実施された。その際、ある病院から「院長が全99床を『高度急性期』で報告しようとしているんです！　やめるよう説得できませんか」との相談を受けた。

外科医としてのプライドが高い高齢の院長が、全床15対１一般病棟入院基本料であるにもかかわらず、「高度急性期として報告する」と言ってゆずらないというのだ。

一般的に「急性期」ならば、**最低でも10対１一般病棟入院基本料を算定し、１日入院単価は５万円以上、平均在院日数は15日程度が必要だろう。「高度急性期」を志向する病院となると、７対１入院基本料を算定し、入院単価は７万円超、平均在院日数も12日以下が多い。**

そんななか、地方都市にある前述の中小病院のA病院は、全病床15対１一般病床で、入院単価は２万６０００円、平均在院日数は30日。高度急性期どころか、急性期としての存続も相当むずかしいと言わざるを得ない。院長は消化器外科医で、20年前はA病院でも、食道癌切除再建術や肝臓癌切除術といった難易度の高い手術を年に数例行っていた。しかし現在は、高齢者の転倒による切創などの創傷処理が月数例あるだけで、入院患者も高齢の内科系疾患が多い。「今でも食道癌手術の腕は衰えていないぞ！」と院長は豪語するが、看護配置15対1、夜勤２人の体制では大手術をしても術後管理ができるはずはない。

また、癌手術はそれほど緊急性を要さず手術まで時間があるので、患者や家族は近隣の大病院でのセカンドオピニオンや手術を希望しがちだ。そのため、A病院で見つけても大手術を受けようと思う患者はいない。

「急性期」での説得で精いっぱい…

２０１４年10月の第1回目の病床機能報告では、四つの機能に定量的な基準はなく、報告内容は各医療機関の判断に任せられた。つまり、A院長の主張通りに「高度急性期」で報告することは可能だったが、さすがに実態と乖離し過ぎていた。このような状況を院長に詳しく説明した。実際は「回復期」か「慢性期」での報告が妥当だったが、な

んとか全床を「急性期」で報告するところまでは説得できた。

そして、2015年3月末には厚生労働省が「地域医療構想策定ガイドライン」をまとめ、四つの病床機能に関する医療需要の推計値を示した。入院患者に提供した診療行為を診療報酬の出来高で換算し、1日当たり出来高点数から入院基本料相当分とリハビリテーション料の一部を除いた点数で決める仕組みだ。

具体的な境界点は、**「高度急性期」3000点以上、「急性期」600点以上3000点未満、「回復期」225点以上600点未満としたうえで、「回復期」は在宅復帰に向けた調整を見込んで175点以上とし、175点未満は慢性期および在宅医療等の患者として一体的に推計するとした。**ガイドラインで強調されたのは、この区分は構想区域全体の医療需要の推計に用いるもので、個々の医療機関が各機能の病床数を計算する手段や機能の選択基準に「直ちになるものではない」という点だ。

図表　A病院とB病院における病床機能４区分ごとに見た入院患者の延べ日数割合（直近６か月のデータ：入院基本料相当部分、リハビリの一部、短期滞在手術等基本料３は除く試算）

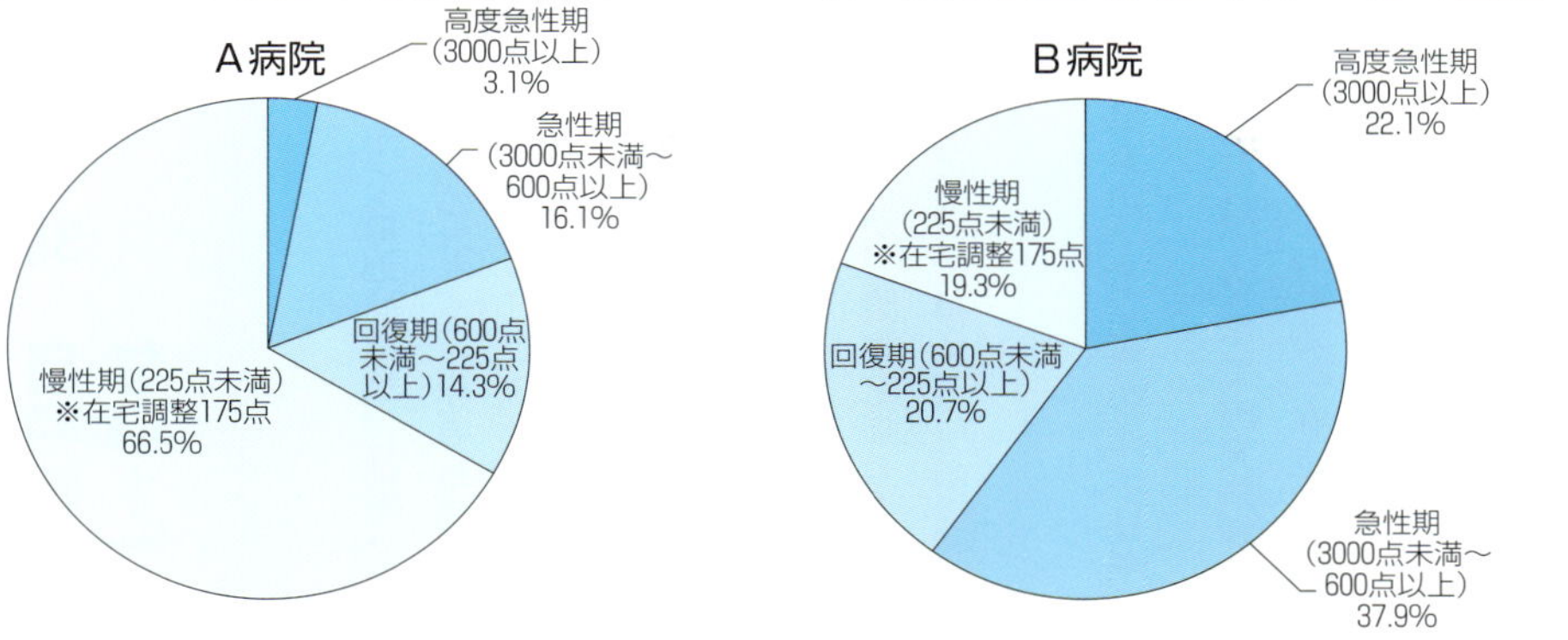

いずれは病床報告の定量基準になる可能性も

2015年4月下旬、「ガイドラインの区分推計を基に当院のデータを分析してほしい」との依頼があり、A病院を再び訪れた。

「ガイドラインでは、あくまでも二次医療圏における病床推計が目的と強調していますが、〝霞が関文学〟で『直ちになるものではない』と表現された場合、『やがてはそうなるのでは』と読み替えるべきです。いずれは病床機能報告制度の定量基準の一部になる可能性があります」と指摘し、分析結果の一つとして示したのが図表である。

案の定、「高度急性期」と「急性期」に該当する患者の割合はそれぞれ3・1%、16・1%で、両方合わせても2割に満たなかった。

B病院（一般300床）の試算結果と比べると、差は歴然としている。B病院は、入院単価6万2000円、平均在院日数11日、病床利用率95%で、ICU14床、HCU20床を運営する。

「このB病院でさえも、全床を『高度急性期』とすべきか否か院内でいつも議論しています。当院としては、『急性期』での運営の再考も必要ではないでしょうか」と院長に伝えた。しかし院長は、「厚労省が勝手に決めた基準だ」と意に介さない。

同院は本来なら、地域包括ケア病棟や療養病棟への転換を検討すべきだろう。だが看護配置が15対1のため、地域包括ケア病棟に転換するには13対1まで看護職員を増員するほか、常勤の理学療法士も増やす必要がある。療養病棟に転換するにも、築30年以上の建物の病室はすべて6人部屋で廊下幅も狭く、施設基準を満たすには、病床を減らして1床当たり面積を広く確保しなければならない。

医療政策を顧みないトップでは生き残りはきわめて危うい、と言わざるを得ない。そうなれば、一番困るのは職員である。

30 自宅等退院割合に悩む脳外科専門病院、「在宅復帰機能がない療養には紹介できない！」

筆者「とにかく最近は地域包括ケアということで、水が高きから低きに流れるがごとく、患者も高密度医療から低密度医療へと流れることが求められ、それが在宅復帰率という指標で誘導されています。医療機関としてはそれを堰き止めてしまわぬことです」

事務長「なんだか、医療も最近、河川の土木工事のような話になってきたね。時代なんだろうけど、そんなことでいいのかね…」

筆者「川の流れのよう、時の過ぎゆくままに、ですよ。」

事務長「なんだか、昭和歌謡のような話にもなってきたね…。そんなことでいいのかね…」

在宅復帰率79・1％で要件ギリギリ

60床のA病院は、全床で療養病棟入院基本料1を算定し、在宅復帰率50％以上が求められる「在宅復帰機能強化加算」は未届けだった。2013年度における紹介入院患者の4割は、脳外科専門のB急性期病院からのルート。その件数が2014年度以降、半分以下に落ちたというのだ。そのため病床稼働率が大きく落ち込んでいた。

2014年度診療報酬改定では7対1一般病棟入院基本料に、「自宅等への退院割合75％以上」の要件が課された（2016年度改定では80％に引き上げられた）。「B病院は要件クリアがギリギリで、療養型病院に紹介する場合、『自宅等』に該当する在宅復帰機能強化加算の算定施設を優先しているのです」とA事務長。在宅復帰と療養への転院の境界線にいる入院患者も、B病院は在宅療養支援診療所などとの連携を強化し、積極的に自宅へ戻し始めているそうだ。

7対1入院基本料の自宅等退院割合の要件が、急性期病院から患者を多く紹介してもらっていた一部の連携施設の経営に徐々に影響してきている。**「自宅等」とみなされる療養病棟は、在宅復帰要件を満たした施設だけだ**（図表1）。

図表1　7対1入院基本料の「自宅等への退院割合」の計算式

直近6カ月間に「自宅、回復期」リハビリテーション病棟入院料、地域包括ケア病棟入院料（入院医療管理料）、療養病棟（在宅復帰機能強化加算の届出病棟に限る）、居住系介護施設等、介護老人保健施設（在宅強化型老健施設、在宅復帰・在宅療養支援機能加算の届け出施設に限る）」に退院した患者（転棟患者を除く）

――――――――――（÷）

直近6カ月間に7対1入院基本料を算定する病棟から退院した患者（死亡退院・転棟患者・再入院患者を除く）

≧ 75％
（2016年度改定で80％）

2014年度改定の影響調査によると、7対1病棟の「自宅等への退院割合」の平均は92％で、要件の75％を大きく超えていた。そのため、患者の紹介時に療養型病院における在宅復帰機能強化加算の算定の有無に敏感な7対1病院はまだそれほど多くないかもしれないが、意識し始める病院も徐々に増えており、B病院はそうしたケースの一つのようだ。

さっそく、同院の医療連携室に事情を聞きに行った。

B病院は7対1病棟と回復期リハビリ病棟をもつ98床の病院。医療連携室に話を聞くと、2015年4月時点の自宅等退院割合は79・1％（図表2）。C病院の96・9％、D病院の93・3％と比べると確かに低い。

図表2　３病院の在宅復帰率（15年４月時点の直近６か月間）

病院の概要		B病院（98床）	C病院（300床）	D病院（280床）
病院の概要		7対1（50床）、回リハ	7対1（140床）、回リハ、療養	7対1（280床）のみ
		脳外、神内単科病院	内、外、児、産婦、眼、耳等	外科、脳外、循、消化器等
①	直近6月間における退院患者数	617	2,041	3,026
退院先別患者数	(1)　在宅（自宅及び居住系介護施設等）	428	1,971	2,560
	(2)　介護老人保健施設	23	23	81
	(3)　うち、在宅強化型施設又は在宅復帰・在宅療養支援機能加算の届出を行っている施設	18	6	62
	(4)　他院の療養病棟	40	0	158
	(5)　うち、在宅復帰機能強化加算の届出を行っている病棟	30	0	38
	(6)　他院の回復期リハビリテーション病棟	10	0	153
	(7)　他院の地域包括ケア病棟又は病室	2	0	11
	(8)　(4)～(7)を除く病院、診療所	79	46	63
②	自宅等に退院するものの割合（75%以上）[(1)+(3)+(5)+(6)+(7)]／①	79.1%	96.9%	93.3%

参考）平均在院日数	15.5日	9.4日	10.8日
＊参考）重症度、医療・看護必要度を満たす割合	20.8%	16.5%	19.5%

＊　2016年度改定で25%以上（200床未満は23%以上）

患者構成が大きく影響

B病院とC・D病院の最大の違いはケースミックス（患者構成）だった。脳外科専門病院のB病院では、入院患者の大部分が脳血管疾患の高齢者だ。こうした患者は7対1から自宅に直接戻れるケースは多くない。B病院では自院の回復期リハビリ病棟に転棟する例が多かったが、**転棟患者は図表1の計算式における分母・分子の両方から除外されるので母数がその分減り、自宅等以外に退院した患者が在宅復帰要件に与える影響が大きくなる。**

一方、C病院は小児科、眼科、耳鼻科などの入院も手がけており、こうした科の患者が「自宅等」に復帰する割合はほぼ100%。D病院も脳外科や循環器科、呼吸器科の病棟には高齢者が多く、療養型病院への転院も目立つが、同院の入院患者で最も多いのは消化器の内視鏡短期手術。2番目が心臓カテーテル検査・手術による入院で、これらの患者が全体の25%を占めるため在宅復帰率が高い。

ちなみに、B病院の平均在院日数は15・5日で、C・D病院より長いが、脳外科専門病院としては決して長くない（図表2）。そして、「重症度、医療・看護必要度」はB病院が最も高い。ケースミックスが各種の要件を大きく左右するわけだ。

在宅復帰機能強化加算届出は必須！

後日、A病院のA事務長がB病院のB事務長を訪問した。B事務長は、患者構成が自院に不利になっていることを説明。「当院の自宅等への退院割合は、走り高跳びで言えば背面跳びをして背中がバーに触れる寸前の状態。療養型病院に紹介するには、在宅復帰機能強化加算を届け出てもらわないとむずかしいです」と、A事務長に面と向かって引導を渡した。

B事務長は、平均在院日数が病院機能に関係なく一律に入院基本料の要件になっている点にも不満を爆発。「脳外科専門病院は他院より在院日数が長くなりがち。要件を一律に課すのは、100m走でマラソンランナーを短距離ランナーと競わせるようなものです」と憤った。「確かにそのとおり」である。

これを機にA病院はプロジェクトチームを結成し、在宅復帰率の向上に励んだ。その甲斐あって2015年7月には、在宅復帰機能強化加算の要件クリアは確実となった。これを説明に行くとB事務長は、「A病院は評判が良いので、加算を取ったら以前のようにどんどん患者さんを紹介します」と約束してくれた。在宅復帰機能強化加算が紹介入院患者の〝復帰〟を強化してくれたというわけだ。

31 重度要件クリアが微妙で、看護部長が療養病棟入院基本料1の算定を尻込み

看護部長「医療区分2・3の患者が3カ月平均で80％を超えるかどうかは綱渡りで、私は責任もてませんよ」
筆者「責任がどうのという問題ではなく、現に80％を超えたのですから、療養病棟入院基本料1の届出が可能だということです」
看護部長「もし取下げとなった場合、あなたに責任とれるの？」
筆者「3カ月以内であれば1割以内の変動は認められますし、仮に取下げとなっても、それは誰の責任でもありませんよ」
看護部長「責任がないから責任とらない？　男っていつもこれよ！」

追いつめられる療養2の算定病院

地方都市にあるA病院は、10対1一般病床44床、医療療養病床55床の計99床のケアミックス型病院だ。

療養病床は療養病棟入院基本料2（25対1看護配置）の届出だったが、院長は療養病棟入院基本料1（20対1看護配置）へのアップを望んでいた。

同院では医療区分2・3の入院患者が徐々に増えていたため、療養1の要件である20対1看護配置へすでに移行していた。問題は医療区分2・3の患者割合である。**療養1では3カ月平均「80％以上」が必要だ。**「80％を超える月もあるが、届け出てもすぐ取り下げたら恥ずかしい」とのことで、届出に関して看護部長は慎重だった。

厚生労働省の調べでは、2015年時点で療養1の算定病床数は14万3635床（全体の68％）、療養2は7万1619床（同32％）で、療養1が増加傾向にある。

その第一の理由は、療養病床の看護配置が医療法上すでに20対1となっていることである。療養2の25対1は2018年3月末までの経過措置。そのため先行きに不安を感じた病院が療養1を届け出る例が増えている。

なお、20対1は、医療法上では「4対1」と表現される。つまり、この5倍が健康保険法の診療報酬における実質配置になる。

第二に、療養1のほうが高点数であり、各種加算の算定に有利な点がある。入院14日間を限度に算定できる「救急・在宅等支援療養病床初期加算」は療養1が1日300点、療養2は150点（図表）。「慢性維持透析加算」（1日100点）も算定対象は療養1のみ。さらに、「在宅復帰率50％以上」が要件の「在宅復帰機能強化加算」（1日10点）も、療養1の病院だけに算定が認められた点数で、同加算を算定しないと7対1病院からの患者紹介が大きく減りかねない。

そして第三が、地域医療構想策定ガイドラインで「医療区分1の患者の70％を在宅医療等で対応する患者数として見込む」とされたことである。地域医療構想は、2025年に向けて地域の医療提供体制を再構築するためのいわば〝設計図〟だ。こう打ち出されたことで、受け皿のある地域では将来、**医療区分1の患者の多くが、療養から在宅医療等に移ることが現実味が帯びてきている。各都道府県が同構想を**

図表　2015年4月実績をベースに療養２から療養１に変更した場合のシミュレーション（区分２・３の割合81.6%）

	医療区分	現行）療養２点数	日数	合計点数	療養１の場合	療養１の合計	増点数	増収割合
療養病棟入院基本料２（入院基本料Ａ）	3	1,745	46	80,270	1,810	83,260	2,990	3.7%
療養病棟入院基本料２（入院基本料Ａ）（生活療養）	3	1,731	503	870,693	1,795	902,885	32,192	3.7%
療養病棟入院基本料２（入院基本料Ｂ）	3	1,691	6	10,146	1,755	10,530	384	3.8%
療養病棟入院基本料２（入院基本料Ｂ）（生活療養）	3	1,677	61	102,297	1,741	106,201	3,904	3.8%
療養病棟入院基本料２（入院基本料Ｄ）	2	1,347	14	18,858	1,412	19,768	910	4.8%
療養病棟入院基本料２（入院基本料Ｄ）（生活療養）	2	1,333	242	322,586	1,397	338,074	15,488	4.8%
療養病棟入院基本料２（入院基本料Ｅ）	2	1,320	30	39,600	1,384	41,520	1,920	4.8%
療養病棟入院基本料２（入院基本料Ｅ）（生活療養）	2	1,305	291	379,755	1,370	398,670	18,915	5.0%
療養病棟入院基本料２（入院基本料Ｆ）	2	1,165	20	23,300	1,230	24,600	1,300	5.6%
療養病棟入院基本料２（入院基本料Ｆ）（生活療養）	2	1,151	96	110,496	1,215	116,640	6,144	5.6%
療養病棟入院基本料２（入院基本料Ｇ）（生活療養）	1	888	153	135,864	952	145,656	9,792	7.2%
療養病棟入院基本料２（入院基本料Ｈ）（生活療養）	1	840	115	96,600	904	103,960	7,360	7.6%
療養病棟入院基本料２（入院基本料Ｉ）	1	750	3	2,250	814	2,442	192	8.5%
療養病棟入院基本料２（入院基本料Ｉ）（生活療養）	1	735	24	17,640	800	19,200	1,560	8.8%
		合計	1,604	2,210,355	合計	2,313,406	103,051	4.7%
		１日当たり点数		1,378	１日当たり点数	1,442	64.2	4.7%

■加算点数

救急・在宅等支援療養病床初期加算（療養病棟）	150	145	21,750	300	43,500	21,750	100.0%
慢性維持透析加算（透析入院５名）	0	0	0	100	15,000	15,000	
在宅復帰機能強化加算（50%以上の在宅復帰率）	0	0	0	10	16,040	16,040	
		総合計	¥22,321,050	総合計	¥23,879,460	¥1,558,410	7.0%

※療養１は夜勤72時間以下の規定は外れる

策定後、療養２の算定病院は徐々に入院患者の減少に見舞われ、経営に影響が出る可能性もある。

「基準未達成＝即アウト」ではない

Ａ病院における医療区分２・３の３カ月平均の患者割合は、２０１４年12月が82%、２０１５年１月が81%だったが、２月は78%、３月は79%に下がった。２０１４年12月に80%を超えたので、厚生局の開庁日の１月５日までに届け出て受理されれば１月から療養１が算定できていた。ところが看護部長は「そうは言っても、２月と３月は80%を切りました。そんな綱渡りの状況では不安でしょうがありません」と言う。実は一定期間なら基準を若干下回っても療養１の算定が容認されるが、看護部長はそれを知らなかったのである。

診療報酬には、基準を満たせなくなった場合、その月に速やかに変更を届けて翌月から異なる報酬を算定しなければならない項目がある。面積や人員配置の要件などだ。一方で**療養1の医療区分2・3の患者割合は、「暦月で3カ月を超えない期間」であれば1割以内の変動が認められる。このほか、「看護職員の月平均夜勤時間数の72時間以下」ルールも同様だ。ただし、1割を超えたら即アウトである。**

3カ月平均で80%を超え療養1を届出

2015年4月単月のA病院の医療区分2・3の患者割合は81・6%だった。同月の実績を療養1の点数に置き換えると、月間156万円の増収（7%増）だ（図表）。すでに20対1看護配置で固定費は増えないので、これは純益となる。

看護部長に〝容認ルール〟を解説して説得。同院は、5月には3カ月平均で82%となり、めでたく療養1の届出に踏み切った。課題は医療区分2・3の患者割合の安定だが、医療区分2となる人工透析が強みのため、医療連携の強化で透析入院を伸ばす方針だ。

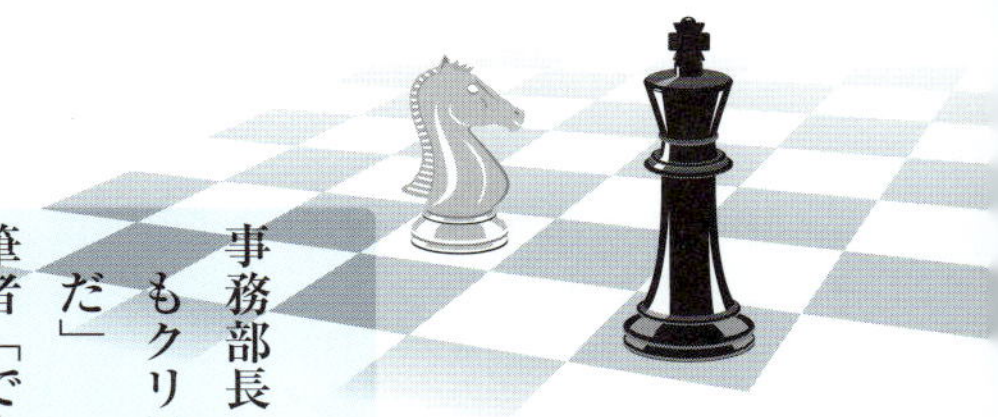

32 看護必要度クリアの危機に事務部長が「肺炎患者を長期入院させろ！」

事務部長「高齢の肺炎患者をずっと入院させればいい。看護必要度もクリアできるし、病床利用率90％以上も達成できる。一挙両得だ」

筆者「でも、それでは高度急性期とは言えませんよ」

理事長「高度急性期でなくては絶対にダメだ。看護必要度もクリアしつつ、入院単価も上げつつ、高度急性期でありつつ、病床利用率も90％以上をキープする。その線で行こう！」

事務部長「さすが理事長、一挙両得どころか、一挙四得とは、素晴らしい戦略です。その線で行きましょう！」

筆者「――どうぞ、勝手に行ってらっしゃい…」

「重症度、医療・看護必要度」のクリアが要件すれすれ

A病院（300床）は、7対1一般病棟入院基本料を5病棟、回復期リハビリテーション病棟入院料1を1病棟もつDPC対象病院。

同院の大きな悩みは、7対1入院基本料の要件である「重症度、医療・看護必要度」――**「モニタリング、処置のA項目が2点以上かつADL（日常生活動作）のB項目が3点以上を満たす患者割合が15％以上」**という基準クリアがギリギリであることだ（2016年度改定でC項目が新設され、A項目3点以上又はC項目1点以上の患者も基準を満たすとされた。併せて患者割合が25％以上に変更された）。

「以前は平均19％くらいあったのに、2014年度診療報酬改定でA項目から喀痰吸引、血圧測定、時間尿測定が除外されたのが痛手となりました。次回2016年度の改定で7対1病床の削減を目的に、基準がさらに厳格化されるはずで、当院は7対1の5病棟をすべて維持するのがむずかしくなると思います」。看護部長の指摘は確かに正しかった。

図表1は、2015年1～6月におけるA病院の「重症度、医療・看護必要度」の状況を示したものだ。延べ入院日数に対するA、B各項目のクリアの割合をまとめた。「A項目2点以上かつB項目3点以上」の両方を満たしていれば「A○、B○」、「A項目2点以上」のみクリアしている場合は「A○、B×」となる。4月は「A○、B○」が15・0％で要件すれすれ。同月の「A×、B×」は55・6％、「A×、B○」は18・9％、「A○、B×」は10・5％だ。これら4区分の割合の傾向はすべての月で大きな違いはなかった。

一方、図表2は、A病院で入院患者数が多い主な疾患を抽出し、延べ入院日数に対する「A○、B○」の割合が高い順に並べたもの。**呼吸器内科病棟の誤嚥性肺炎が44・7％と最も高かった。**介護施設や自宅からの入院が多い誤嚥性肺炎の高齢患者は、もともとB項目のADLが悪いうえ、酸素吸入や心電図モニター装着などを行う例も多く、A項目も満たしやすい。成人市中肺炎も同様だ。

複数のクライアント病院でも看護必要度を調べたが、やはり誤嚥性肺炎が「A○、B○」の割合が最も高かった。脳梗塞と大腿骨頸部骨

図表1　15年1月～6月の「重症度、医療・看護必要度」の割合

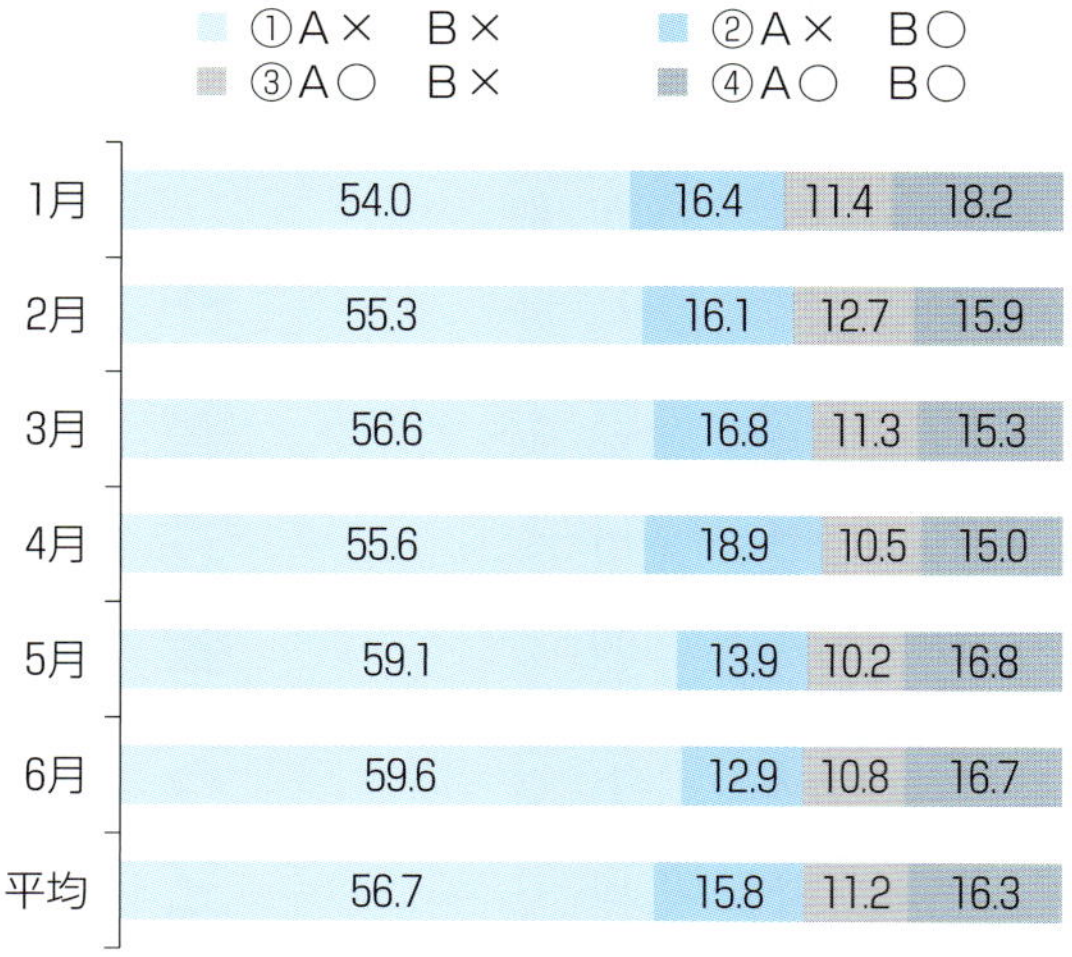

図表2　入院患者が多い主な疾患における「重症度、医療・看護必要度」の割合

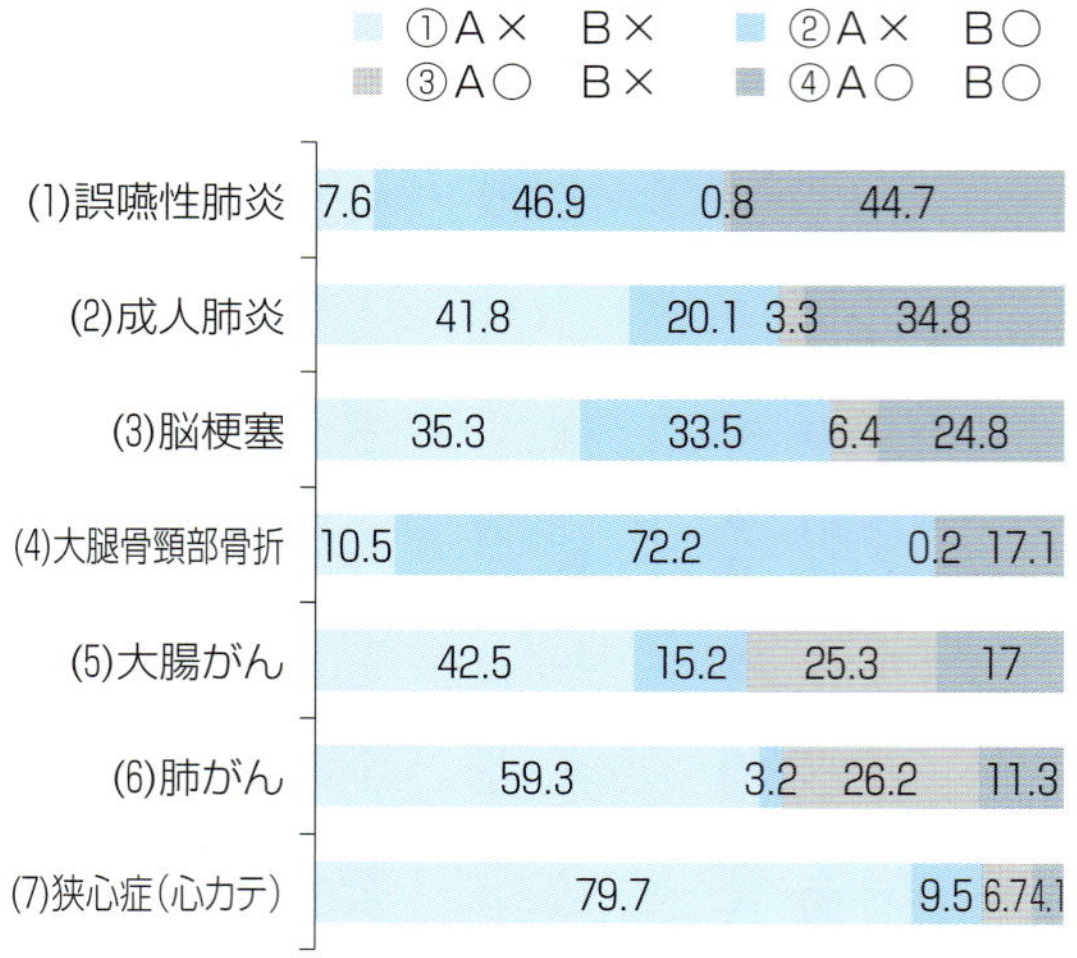

折はADLが悪いため「A×、B○」の割合が高く、逆に大腸癌と肺癌は抗悪性腫瘍剤や麻薬を使うため「A○、B×」の割合が高かった。これらに対して心臓カテーテル検査による入院は「A○、B○」を満たす患者がほとんどいなかった。

脳梗塞と大腿骨頸部骨折での「A○、B○」の割合はそれぞれ24・8%、17・1%だが、実はこの割合はクライアントのB急性期病院より高い。A病院には受け皿の回復期リハビリ病棟があり、急性期を脱した患者は、DPCの平均入院期間に当たる期間Ⅱ以内で転棟する例が多いからである。回復期リハビリ病棟のないB病院は、DPCの平均入院期間を超える入院期間Ⅲに入り、患者の重症度がある程度低下しても、DPC病棟でリハビリを続けるため、相対的に「A○、B○」の割合が低くなるわけだ。

病床利用率ばかり優先しても…

2015年4月の「重症度、医療・看護必要度」のクリアが危機的だったことが報告された翌5月の経営会議でのこと。

図表2のデータを示すと事務部長は、「簡単じゃないか。高齢の肺炎患者をDPC病棟へずっと入院させればいい。病床利用率90%以上も達成できる。早く退院・転院させる傾向があるから気になっていたんだ」とまくしたてた。

しかし、病床利用率ばかりを優先する〝病床利用率原理主義〟には大きな問題がある。確かに「重症度、医療・看護必要度」のキープと病床利用率向上だけを考えれば、肺炎患者を長期入院させる選択肢もあるかもしれない。しかし、A病院は2014年の病床機能報告制度でかなり背伸びをして、回復期リハビリ病棟を除く全病棟を「高度急性期」として報告した。肺炎患者を長期入院させれば、実態と報告内容がどんどん乖離する。

同院のDPC機能評価係数Ⅱにおいて在院日数の短縮を評価した「効率性係数」は、2015年度での偏差値は45・6で前年度より悪くなっていた。**効率性係数は通常の平均在院日数の計算式ではなく、自院で年間12症例以上ある疾患だけを対象に、全DPC対象病院の患者構成で補正された平均在院日数で評価される。**患者の多いメジャー疾患の肺炎や心臓カテーテル検査による入院日数がこれ以上延びると、2016年度の効率性係数は偏差値40を切りかねない。そうなれ

ば地域医療構想の「高度急性期」「急性期」に該当する患者の割合も、長期入院で低単価が多くなると相対的に下がってしまう。

目指せ「事務部長○ 理事長○」

「重症度、医療・看護必要度」の「A○、B○」の割合を見ると、2015年1月が18・2%で最も高い（図表1）。実は2014年12月も18%台だった。看護部長に聞くと、「A○、B○」に当てはまる分子の患者数が増えたのではなく、年末年始で普段より退院が進み、分母の入院患者数が減ったため相対的に高くなったのだという。もちろん同時期の病床利用率は落ちている。

つまり、今でも長期入院患者が一定程度いるわけで、現状のままでは今後7対1病棟をすべてキープするのはかなりむずかしい。「A○、B○」の患者数が増やせないのであれば、分母の全延べ入院患者数を削減するしかない。

具体的には、**回復期リハビリ病棟をもう1病棟増やすのか、あるいは7対1病棟の一部を地域包括ケア病棟に転換するのかの判断が必要になってくる。**が、そのためには、今度は〝急性期原理主義〟の理事長を説得しなければならない。

「事務部長○理事長○」を達成するのはなかなか大変である。

33 重症患者多いのにICU稼働率がなぜ低い？ 自称〝神の手〟の外科部長に一因が…

外科部長「なぜICUを使わないかって？　外科病棟から遠いんで術後の回診が面倒なんだよ」

筆者（絶句）「——看護に過重労働を強い、医療リスクが高まり、患者1人1日7万円もの収入ロスがあるのに、ICUを使わない。その理由が、遠くて面倒だから——。事務長、それでいいんですか？」

事務長「いや、私はその…。院長、いかがですか？」

院長「え、僕？　なんで僕なの？」

事務長「それは院長ですから」

外科部長「院長は消化器外科の方針に異論がおありなんですか？　この私が間違っている、外科部長としての判断に誤りがあると？」

院長「そ、そんなこと、あるはずありませんよ。そうだろ、事務長？」

事務長「も、もちろんですとも。〝遠くて面倒〟——実にシンプルで、直截的かつ根源的な、説得力のある理由でありまして…」

筆者（絶句中）「………」

7対1病棟の看護師の負担増大

A病院は心臓血管外科、消化器外科を強みとするDPC対象病院だ。許可病床400床で、7対1一般病棟入院基本料を届け出ており、がん診療連携拠点病院にも指定されている。心臓や悪性腫瘍などの大手術が必要な患者を多く受け入れ、「重症度、医療・看護必要度」も、7対1病棟の要件「15％以上」（2016年度改定で25％以上に変更）をはるかに超えている。

ただ「重症度、医療・看護必要度」が高いのには事情がある。**急性機能不全の患者を24時間体制で治療・管理する集中治療室（ICU）などが少ない**のだ。

A病院と同規模・同機能の高度急性期病院のなかには、ICU、ハイケアユニット（HCU）、脳卒中ケアユニット（SCU）といった急性期ユニットを、許可病床数の1割前後も整備しているところがある。しかしA病院には特定集中治療室管理料3を届け出ているICUが6床しかなく、HCUに至っては1床もない。そのため、**7対1病棟で急性機能不全の患者を診る例が多く、「重症度、医療・看護必要度」が高くなっている**のである。急性期ユニットが多すぎると、7対1病棟の「重症度、医療・看護必要度」が下がって困るという話はよく聞くが、A病院はまったく逆の状態なのだ。

ただ、その結果として、**急性期ユニットより看護配置が手薄な7対1病棟で急性機能不全の患者を多く受ければ、当然ながら、看護師の業務負担は高まる。**実際、地域ではA病院はとても忙しいことで有名で、バーンアウトして離職する看護師が目立ち、採用も既卒・新卒ともになかなか集まらない悪循環に陥っていた。

看護部長は、「日本看護協会の調査では全国の平均離職率は11％前後ですが、うちは看護必要度と相関する20％超なんです…」と自虐的

図表1　2015年1月～8月のICU稼働率、点数算定率

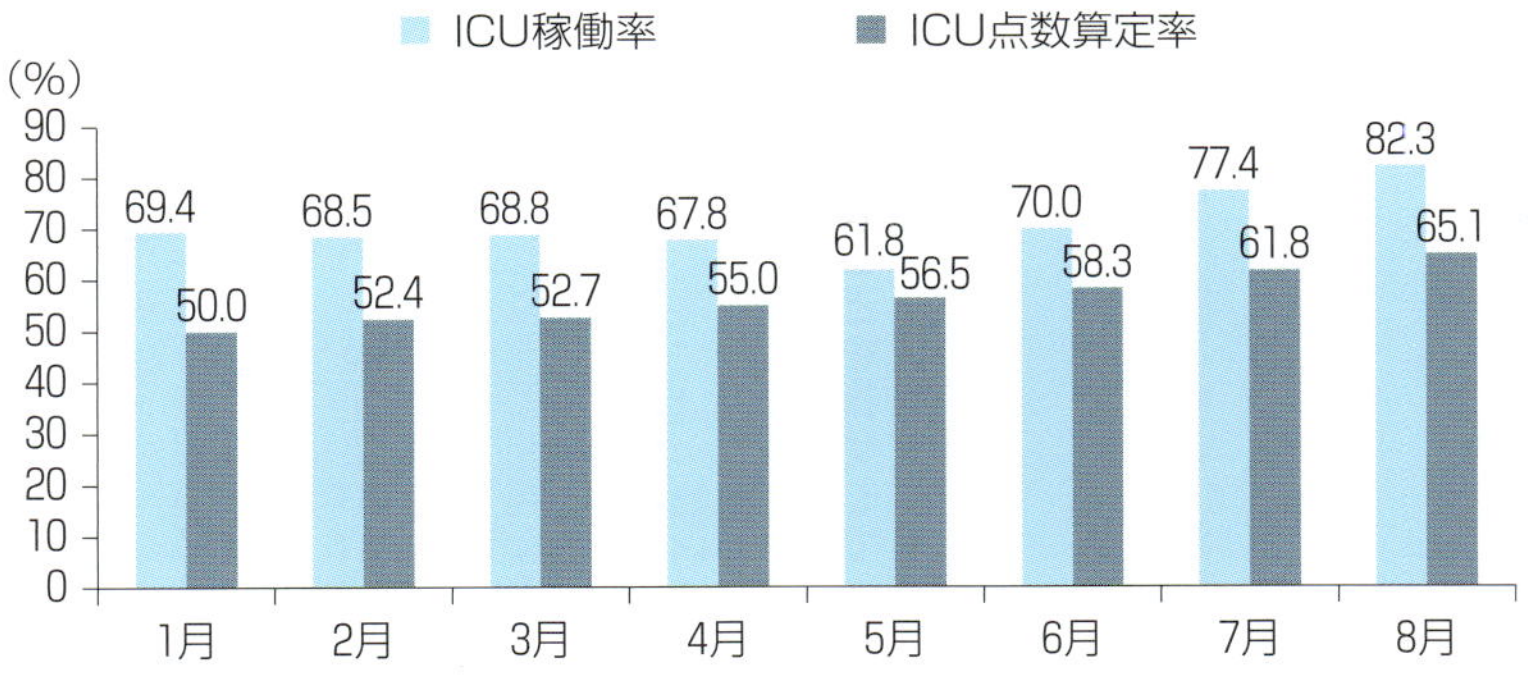

図表2　診療科別のICU利用割合

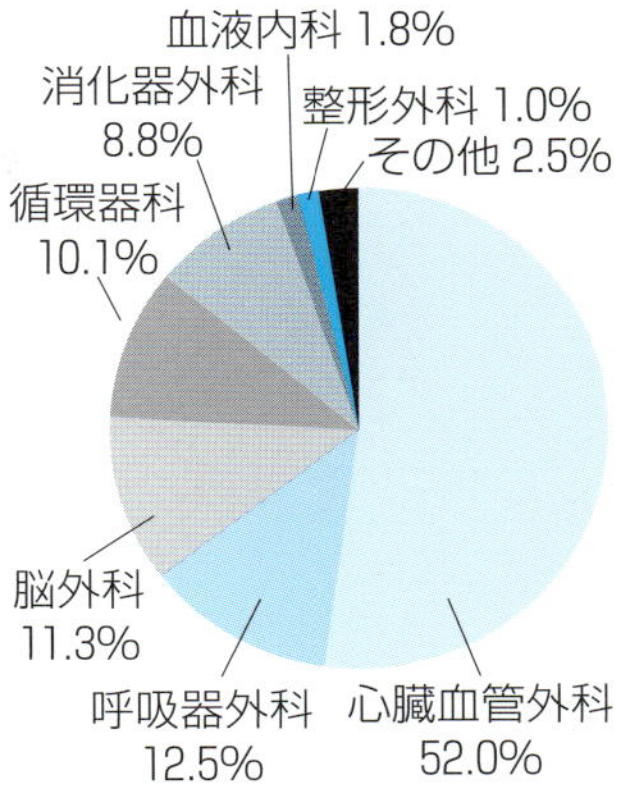

に話してくれた。

その一方で、6床しかないICUの稼働率は100％近いのかというとそうではない。2015年1月から5月までの実績を見ると、7割も超えていなかった（図表1）。ICUへの入院が14日を超えた場合や退室日は一般病棟入院基本料を算定することになるため、特定集中治療室管理料3を算定する日のみの割合（ICU点数算定率）を算出すると、さらに低くなる。

ICUの看護配置基準である「患者2人に対して看護師1人を常時配置」は24時間常に満たさなければならないので、6床が常時満床の場合、看護師3人を3交代で回すと最低でも1日9人の勤務が不可欠となる。夜勤明けや休暇を考慮すると、その1・5倍以上の看護師が、満床のときが年に3割程度しかないICUに勤務していることになるわけで、**日によっては患者1～2人に看護師3人という「常時1対1以上」のぜいたくすぎる配置**となっていたのである。

重篤な患者が多いのに、ICUの稼働率が低いのはなぜか？　その理由は、患者が多い消化器外科がICUを使用しないことにあった。

「ICUは遠いから回診が面倒」

一般的にICUへの患者の入室ルートは、大きく分けて「救急外来」「大手術後」「病棟での急変」の三つがあり、病院によってそのウエイトは違う。

A病院は「大手術後」が中心で、図表2のように心臓血管外科の術後患者が5割を占めており、冠動脈疾患集中治療室（CCU）のように使われていた。一方、消化器外科の使用割合は8・8％と低い。それも術後管理の患者はほとんどいなかった。

がん診療連携拠点病院である同院では、肝・胆・膵や食道の悪性腫瘍に対する侵襲の大きい手術を多く手がける。こうした手術を受けた患者は、他院であれば術後の高度な管理が必要なためICUに入室させる人たちだ。では、A病院ではなぜICUに入室させないのか？

その事情を探ると、そこには手術の腕に大きな自信をもち、自らを〝神の手〟と呼ぶ消化器外科部長の存在があった。「**ICUが外科病棟から遠いので術後管理の回診が面倒**」との理由から、**ICUを活用していなかった**のだ。

当時の消化器外科部長の発言力は院長をもしのぎ、院内には物申せる人がいなかった。結果、大手術後の管理は主に7対1病棟の外科病棟（40床）で行うことになり、**夜間には夜勤看護師4人のうち1人は、術後の人工呼吸器管理などが必要な患者に付きっきりに**なっていた。

そこに急変や緊急入院が入ると、ほかの看護師もさらに多忙を極めた。

また、病院収入の面でもロスがあった。7対1病棟ではDPC診断群点数と「**重症者等療養環境特別加算（個室の場合）300点**」の算定となるのに対し、ICUで集中管理した場合はDPC診断群点数のほかにDPCの「**特定集中治療室管理料3（入室7日以内）7579点**」となり、患者1人1日7万円以上もの差があるのだ。

そして、それ以上に問題なのは、医療安全面だ。最悪の場合、ハイリスクの手術後患者をきめ細かくケアできず、医療事故が起きかねない。ある大学病院では**一般病棟での人工呼吸器の使用を原則禁止し、こうした処置の必要な患者はICUやHCUなどの急性期ユニットで集中管理することを推奨している**ほどなのだ。

自称〝神〟を超える〝天の声〟登場！

しかし、そうした状況が2015年4月の新院長の赴任で一変した。新院長は大学医局時代、消化器外科部長のオーベン（指導医）だったのである。さすがの自称〝神の手〟も頭が上がらず、新院長の命でICU改革が始まったのである。

結果、同年8月のICU稼働率は82・3％に向上し（図表1）、外科病棟からのインシデント・アクシデントリポートの件数も減った。さらに、HCUの新設も決定。そして「とにかく忙しい」という地域の評判を払拭すべく、看護師の採用の促進にも力を入れ始めた。

新院長の声はまさに〝神〟をも平伏す〝天の声〟となったのである。

34 病床稼働率の維持目的ではダメ！ 短期手術3の〝長期入院〟は経営にマイナス

筆者「病床利用率90％以上を目標とするという点についてですが、必要のない長期入院は経営的にマイナスとなります」
事務部長「君の言葉遣いは間違っている。病床利用率ではなく、病床稼働率だ」
筆者「この場合、利用率でも稼働率でもどっちでもいいのですが」
事務部長「どっちでもよくはない。いずれにせよ、君の指摘は的を得ていない。言葉が正確でなければ、正しい答は出せない」
筆者「〝的を得る〟じゃなく、〝的を射る〟ですよね、正しくは」
事務部長「うぐ…、この場合は、どっちでもいい」

白内障の短期手術3の設計に欠陥

A病院（500床）の事務部長は企業の人事部出身で、言葉遣いにうるさい人物だった。事務部長の口癖は、「最近の若いモンの文章や言葉の使い方はなっていない」である。

例えば、医事課長が2万円の物品購入の稟議書を出したところ、一語一句直され、何度も再提出させられたらしい。また、委託会社との契約書でも、契約内容に関係ない文言まで訂正されたという。

筆者自身、現場ヒアリングの際に「貴院の本年度の目標は病床利用率90％以上ですね」と尋ねると、「病床稼働率だ」と、国語の先生のような教育的指導が入った。

一般的に**病床稼働率は、「（24時現在の入院患者数＋その日の退院患者数）÷許可病床数または稼働病床数」で計算されるため、100％を超えることもある。**午前中に患者が退院し、午後にそのベッドにほかの患者が入院すると2人分カウントされるからだ。一方、**病床利用率は、「24時現在の入院患者数÷許可病床数または稼働病床数」で算出し、退院患者は考慮しないので100％は超えない。**病院統計ではこれらをしっかり区別することが多いが、医療現場における呼称では厳密に使い分けていない例が少なくない。

事務部長いわく、「本年度の目標は〝病床稼働率90％以上〟。職員用ホームページで告知したほか、医局のお知らせボードや職員用トイレにもデカデカと目標を記した紙を貼った。先月の稼働率は82％で目標を下回ったので、医局会と看護師長会で稼働率アップを強くお願いした」とのことだった。

しかし、この稼働率への強い執着が経営にマイナスに作用していることが判明した。A病院のDPCデータを分析すると、「K282水晶体再建術　1　眼内レンズを挿入する場合（ロ）その他のもの」（以下、白内障手術）における最多入院日数は片眼で4日、両眼で7日と、**稼働率維持のために長く入院させている実態**がわかったのだ。

理不尽な白内障手術の算定

2014年度診療報酬改定において、21種類の手術・検査が短期滞在手術等基本料3（短期手術3）として1入院当たりで包括化され、入院5日目まではいつ退院しても報酬は同じになった。DPC／PDPSでは手術料等が出来高となる「1日当たりの包括払い」だが、短期手術3では手術料等も含んだ「1入院当たりの包括払い」とされたわけだ（2016年度改定により、在宅療養指導管理料、人工腎臓、抗悪性腫瘍剤、退院時投薬の薬剤料等が包括対象外とされた）。

白内障手術も短期手術3に位置づけられ、それまでは1回の入院で両眼の白内障手術を行えば両眼分の点数を算定できたが、2014年度改定後は**入院5日以内に同じ手術を複数回行っても短期手術3を1回しか算定できなくなった**（図表1）。なお、患者が片眼の手術を受けて退院後7日以内にもう片方を手術すれば、2回目の入院は出来高になり、8日以上経ってからだと短期手術3の再算定が可能とされた。

図表1　白内障の算定ルール

(1)　5日以内の入院で両眼を施行
　短期滞在手術等3を1回算定
(2)　6日以上の入院で両眼を施行
　5日まで短期滞在手術等3を算定し、6日目以降は出来高算定
(3)　最初の退院日から7日以内でもう片方の眼を施行
　1回目は短期滞在手術等3を算定。2回目の入院は出来高
(4)　最初の入院から8日以上たってからもう片方の眼を施行
　1回目、2回目とも短期滞在手術等3を算定

2014年度改定後の厚生労働省の調査では、全白内障手術における両眼手術の割合は2013年度の28％から8％に減少したのに対し、片眼の手術の割合が57％から92％へ増加した。最初の入院から一定期間置いて片眼ずつ施行すれば、図表1の(3)と(4)に該当し、経営的にメリットがあることが要因と考えられる。

この結果について病院だけを一概に責められない。眼内レンズは高額で8％の消費税もかかる。それなのに、1入院での手術だと片眼でも両眼でも収入が同じなのは理不尽だ。出来高では別々に算定可能な対称器官の手術点数を、短期手術3で一括りにした設計に問題があったと言える（**2016年度改定では見直しが行われた**）。

図表2　A病院での白内障手術の出来高点数

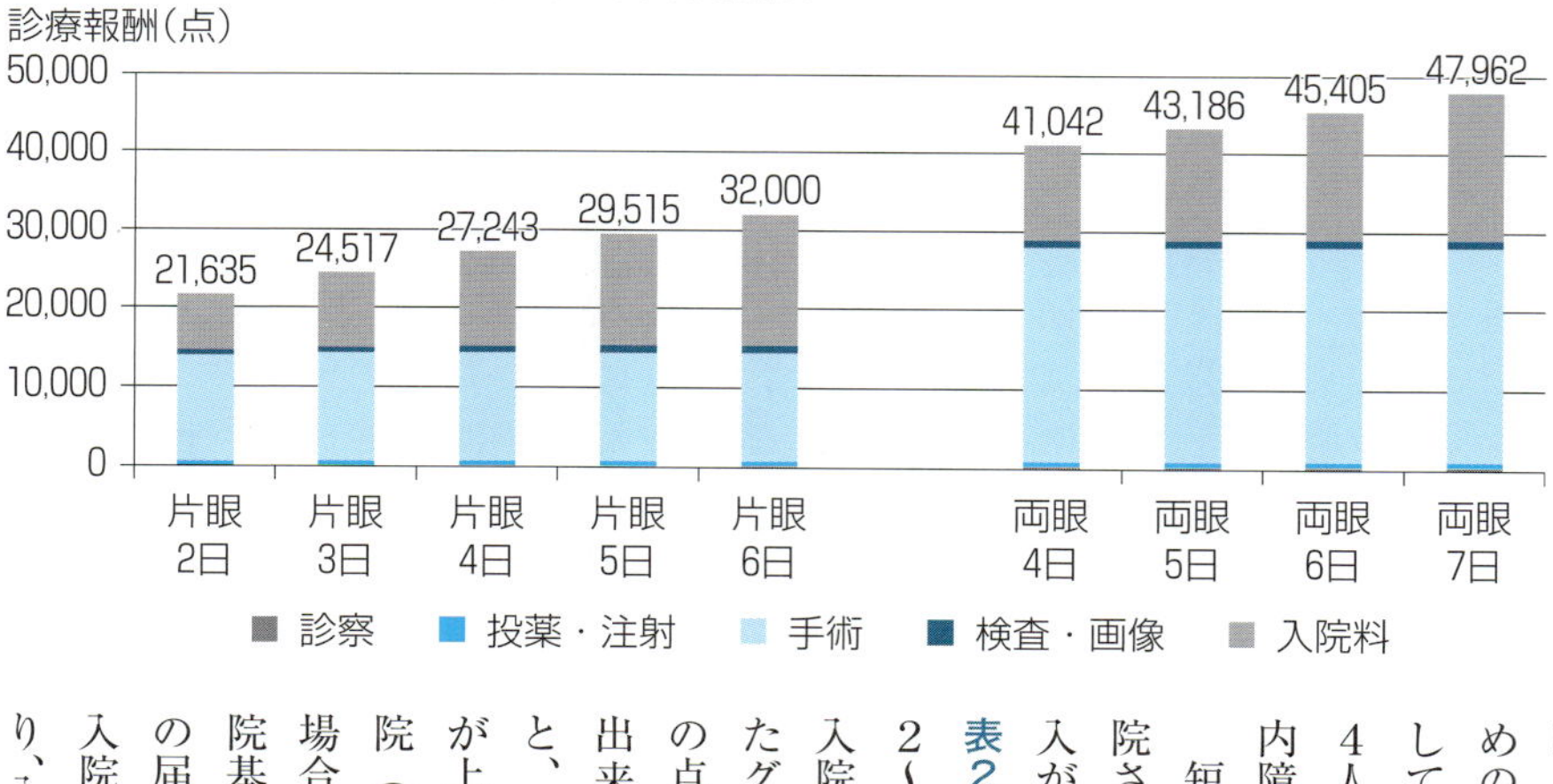

出来高換算よりも相当不利

こうした現状下でA病院の状況はどうか。眼科部長が白内障手術の入院期間を長めに取る大学医局の出身だったうえ、事務部長が盛んに病床稼働率の向上を求めたため、片眼で4日入院、両眼も1入院で同時に行って7日入院という長めのクリニカルパスが一般化していた。同院には眼科医が4人いて、全手術に占める白内障手術の割合は一番高い。

短期手術3の患者を長く入院させても、前述の理由で収入が増えるわけではない。図表2は、A病院で行った片眼2～6日入院、両眼4～7日入院の出来高点数を積み上げたグラフである。短期手術3の点数（2万7093点）と出来高換算の点数を比べると、短期手術3の点数のほうが上回るのは、片眼の3日入院（2万4517点）以内の場合だけ。A病院は7対1入院基本料で地域医療支援病院の届出をしているほか、総合入院体制加算2も算定しており、入院料の点数が高いので、

短期手術3の対出来高点数比のマイナス幅は余計に大きい。

無料で入院させているのと同じ！

臨床的に不必要な短期手術3の長期入院は『病床稼働率』を上げるが、収入（インカム）の増加には結びつかず、病院経営にとっては費用（コスト）がかさむばかりだった。言い換えれば、無料で患者を入院させているようなものだった。

しかし事務部長は、「短期手術3でも入院時食事療養費は包括ではないので、1食640円の収入がある。正しくは宿泊費が無料ということだ」と言う。言葉遣いにきびしいといっても、的外れもいいところだ。こう主張されてはお手上げだった。

ところが後日、A病院での短期手術3の〝長期入院〟は是正されたと耳にした。事務部長は「是正ではなく変更だ。是正という言い方だと、これまでが間違っていたということになる」とでも言いそうだが――ともかく改善されてよかった。

35 病床稼働率の低下に悩む中小病院、事務部長は在院日数を延ばすと言うが…

事務部長「空きベッドがある。ならば、そこを埋める。当然の策だ」
筆者「それは供給に需要を合わせる医療機関の昔ながらの発想ですが、その発想がもはや通じなくなっているんです。必要のない需要の掘り起こしに回ってくるお金などありません。いや、むしろその掘り起こされた穴からお金が逃げていくんですよ」
事務部長「需要だの供給だの、そんな机上の経済理論で医療が動いていると思ったら大間違いだ」
筆者「だとしたら何で動いているんですか」
事務部長「決まってるだろう。患者を救うという医療者の熱いハートが医療を動かしているのだ！」
筆者「その熱いハートが、患者に不必要な入院を強いるわけですか」
事務長「無論、ときにはクールダウンも必要だ」

リスク高い〝ロングステイ入院〟

Ａ病院は99床と小規模だが、ＤＰＣ対象病院である。強みは循環器系と消化器系の治療で、７対１一般病棟入院基本料を届け出て、平均在院日数は10日。病棟では、患者が高速回転で入退院している。

ところがここ数年、病床稼働率は目標水準の85％を下回り始めた。背景には、近隣の５００床規模のＢ公立病院が循環器科医師を３人増やし、心臓カテーテル検査・手術に注力し始めたことがある。実際、厚生労働省の疾患別・手術別集計データを分析すると、Ａ病院のＭＤＣ05（循環器）の入院患者は明らかにＢ公立病院に流れていた。

Ａ病院の事務部長はこの稼働率低下に対し、医局会で入院期間を延ばせる患者がいたら延ばしてくれるようお願いしたいと考えていた。しかし、臨床的に退院可能な患者を〝ロングステイ入院〟させることはリスクが高い。「白雪姫」の「禁断の毒りんご」と同じだ。

目先の収入増のために〝ロングステイ入院〟を増やせば、患者の「重症度、医療・看護必要度」や、ＤＰＣ対象病院の在院日数短縮の努力を評価する効率性係数が下がるほか、ＤＰＣⅡ群病院では指標となる診療密度の低下などに見舞われる可能性がある。最悪の場合、急性期病院としての存続すら危うくなるだろう。

マクロの視点から見ると、在院日数が長くなっても患者の自己負担は高額療養費制度で一定額に抑えられるが、その分、国民負担は増える。〝ロングステイ入院〟を増やすことは、たとえ病院個々にとって合理的な行動でも、マクロで見れば必ずしも良い結果にならないという「合成の誤謬（ごびゅう）」に該当するわけだ。

同じ平均在院日数でも違う事情

一方、ＤＰＣ／ＰＤＰＳでは、理論的に在院日数を延ばせる例と延ばせない例がある。図表は、Ａ病院とＣ病院（４００床）の在院日数分布のヒストグラムだ。このデータは、「データ提出加算」の届出病院が提出する様式１ファイル（簡易診療録情報）等から抽出した。

話はそれるが、２０１６年度改定では7対1、地域包括ケア届出病院に続いて10対1の許可病床２００床以上の病院でもデータ提出が必須とされた。今後、数回の改定を経て、**すべての病院にデータ提出が義務づけられる可能性もある。病院として存続していくには、病床機能に関係なく診療情報を管理する取組みが欠かせないだろう。**

さて、図表のヒストグラムを見ると、A、C病院とも7対1入院基本料の平均在院日数は同じ10日だが、A病院では入院期間３日のクリニカルパスである狭心症の心臓カテーテル検査入院が多い。一方、消化器外科と乳腺外科が強みのC病院は入院診療科目が多く、入院1週間前後の症例が中心で、患者の早期離床・退院に注力している。

図表　在院日数の分布（上：A病院、下：C病院）

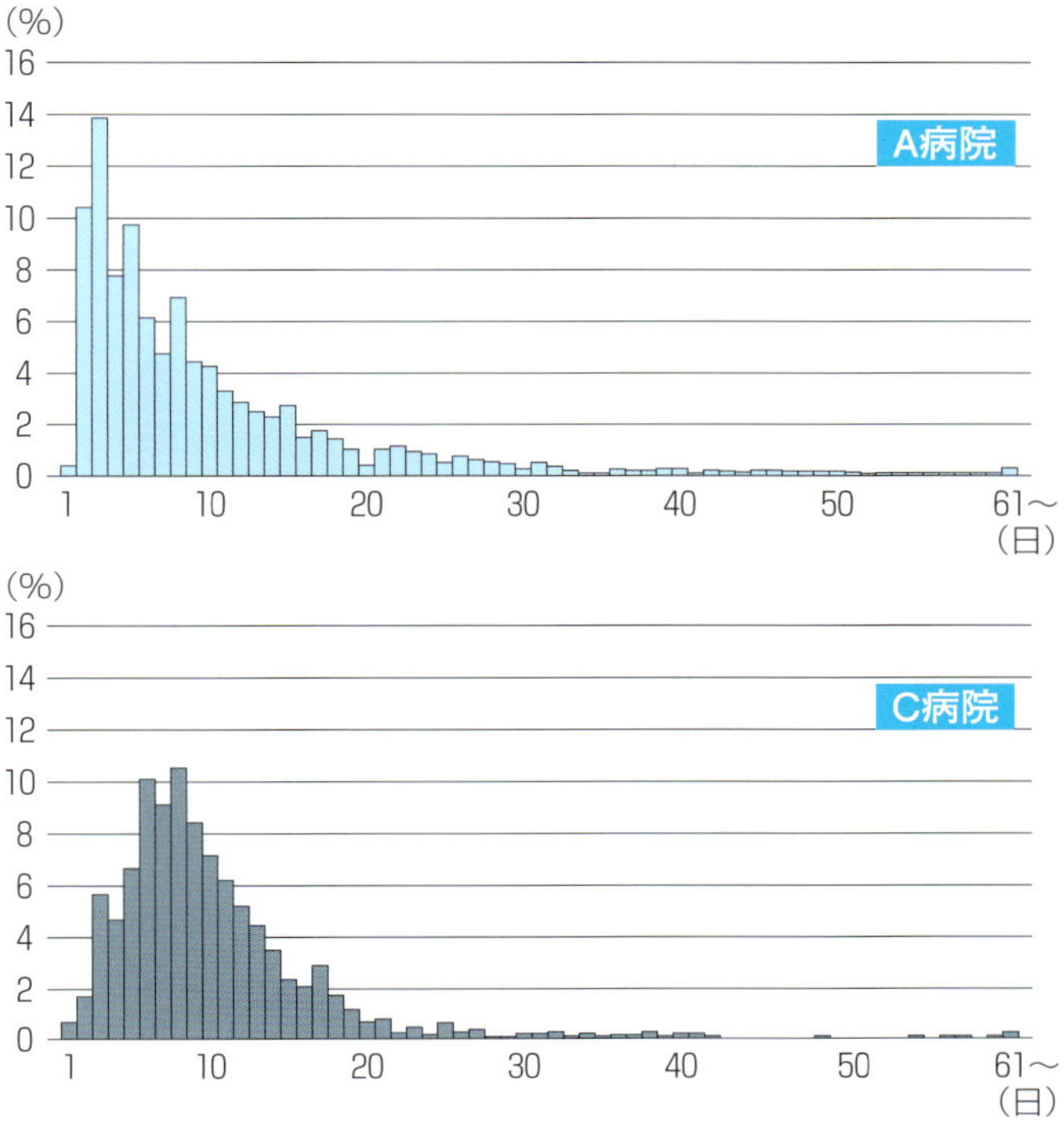

A病院が稼働率向上を優先させ、心臓カテーテル検査入院の在院日数を延ばせば、DPCの入院期間Ⅱを超える症例が増え、入院単価や効率性係数が低下しかねない。また、治療が必要ないのに長期入院させれば患者の納得も得られない。しかも、ライバルのB公立病院は入院期間2日で心臓カテーテル検査入院を実施しているのである。

一方、C病院は在院日数1週間前後の症例が中心のため、在院日数を多少延ばすことは可能だ。だが、「重症度、医療・看護必要度」の要件を満たす患者割合は基準をやや上回る程度で、今後、要件が厳格化されれば、きびしくなる。そのため、C病院は在院日数を延ばすことは考えておらず、逆にクリニカルパスを定期的に見直し、術前後の在院日数を短くすることに注力している。**病床回転率が上がれば「重症度、医療・看護必要度」を満たす患者割合も上がる**わけだ。

病床の削減や転換も視野に

A病院が取るべき対策は心臓カテーテル検査入院の見直しである。DPC点数は入院初日だけ飛び抜けて高く設定されている。臨床的に問題がなければ、3日のクリニカルパスを日帰りか、2日入院にすべきである。――そう進言したが、事務部長は納得できないようで、「そんなことをしたら空きベッドがますます増える」と反論した。

その後、A病院では今後の方針を二つに絞り込んだようだ。一つは、稼働病床99床をダウンサイジングすること。もう一つは、病棟の一部について病室単位の地域包括ケア入院医療管理料を届け出ること。

病院には今でも、ベッド削減や一部病床の転換をせず全病棟を7対1病棟として維持したい思いがある。しかし、そうもいかない状況になってきている。〝ロングステイ入院〟という禁断の毒りんごを過剰摂取して、急性期機能が永遠の眠りにつかないためにも、制度変化には素早く対応しなければならない。

36 重症度、医療・看護必要度を試算、予想外の該当患者割合の低さにぼう然

事務部長「新基準で、わずか2・1％しかアップしないなんてあり得ない。計算間違いじゃないのか？」
診療情報管理室長「私もそう思って、何度も計算し直したのですが」
事務部長「こんな数字、恐ろしくて経営会議で発表できないぞ」
診療情報管理室長「しかし、事実は事実ですから」
事務部長「もちろん事実は何よりも大切だ。だから、大切にするという意味でこっちによけといて、ここのところの数字、ちょっと変えてみると、どうなる？」

2016年度改定による「重症度、医療・看護必要度」の見直し

地方都市のA病院（１７０床）は、7対1入院基本料の2病棟80床、回復期リハビリテーション病棟入院料2の1病棟45床、療養病棟入院基本料1の1病棟45床を運営。7対1病棟はＤＰＣ／ＰＤＰＳの対象で、うち18床は病室単位の地域包括ケア病棟入院医療管理料1を届け出ている。計4病棟・4機能を有し、病院側いわく、「スーパーモザイクなケアミックス病院」である。都会ではA病院のようなタイプは珍しいが、人口や病院の少ない地方都市ではよく見られる。

同院の喫緊の課題は「**重症度、医療・看護必要度**」**（以下、看護必要度）の新基準をクリアできるかどうか**である。

２０１６年度診療報酬改定では、「モニタリング及び処置等」に関するA項目に「無菌治療室での治療」「救急搬送」が追加され、「患者の状況等」を評価するB項目では「起き上がり」「座位保持」が削除された一方、「危険行動」「診療・療養上の指示が通じる」を加えられた。さらに「**手術等の医学的状況**」**を評価するC項目が新設された。**そして、従来の「A項目2点以上かつB項目3点以上」だけでなく、「A項目3点以上」「C項目1点以上」のいずれかを満たせばよくなったが、その一方で、7対1入院基本料の要件である「**看護必要度を満たす患者割合15％以上**」**が**「**25％以上**」**に引き上げられた。**

新基準で、わずか2・1％のアップにとどまる

A病院で２０１５年10月の診療データを基に看護必要度を試算してみたところ、診療情報管理室が試算した結果を見て驚いた。看護必要度を満たす患者の割合は、**２０１６年度改定の新基準によって15・5％から17・6％にしかアップしなかった**のだ（図表）。「計算間違いではないのか？」と事務部長は診療情報管理室長に詰め寄った。

隣の市にある６００床規模の公立B病院のシミュレーションでは、新基準により21・8％から30・6％に大幅にアップするという結果が出ていた（図表）。B病院は地域医療支援病院、都道府県がん診療連携拠点病院であり、救命救急センターも運営する。B病院が高い理由は救急搬送や手術が多く、県内で唯一の血液内科専門病棟があり、A項目で評価された無菌治療室も8室あった。悪性腫瘍や血液内科の患者はＡＤＬが自立している場合が多いため、B項目3点の要件を満た

さないケースが少なくなかったのだが、「A項目3点以上」の評価が改定に盛り込まれたため、こうした患者も一気に評価された。

図表　A病院とB病院における看護必要度の該当患者割合のシミュレーションの結果

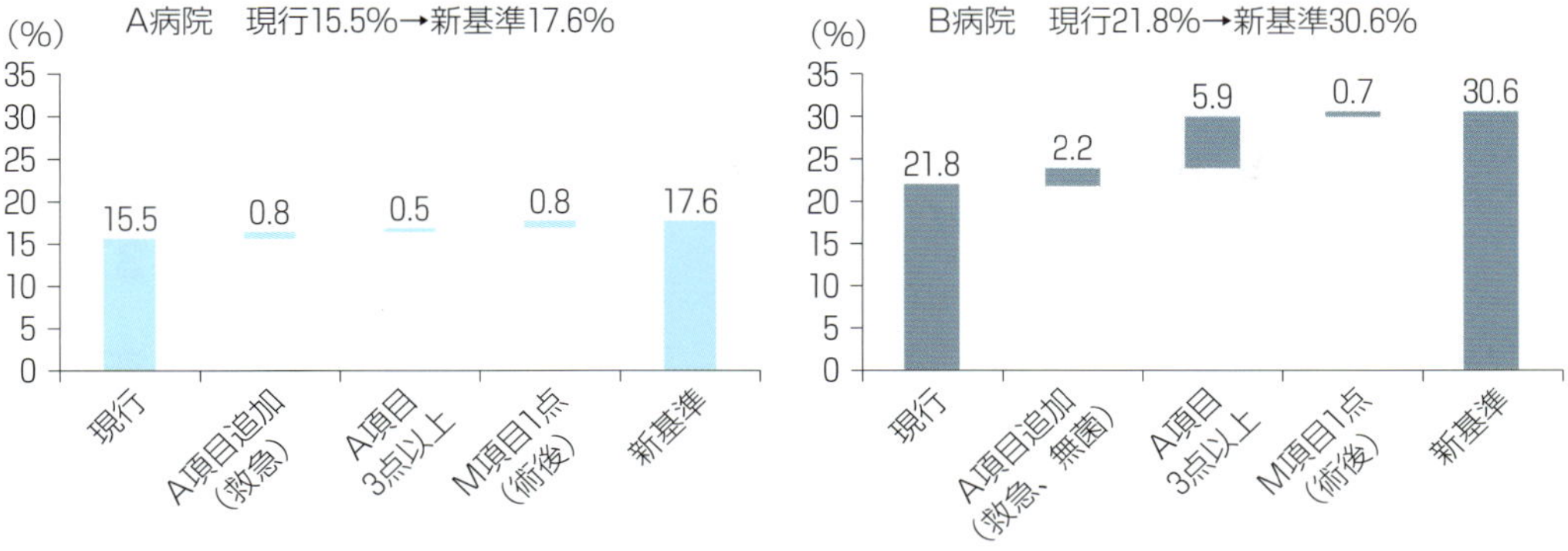

一方、A病院は救急搬送や手術が少なく、7対1病棟に入院する患者の大部分は呼吸器系や神経系、筋骨格系の疾患の高齢者。基準の「A項目2点以上かつB項目3点以上」で、**「A項目2点以上」を満たす患者は2割程度だが、「B項目3点以上」を満たす患者は7割を超えている。**

さらに、ほかの2病院についても試算してみた。300床で1日入院単価が6・2万円のC病院は、新基準により20・6%が25・9%に、250床で1日入院単価5万円のD病院は16・1%が22・0%に上がった。入院単価はA病院が4・4万円で、B病院は6・8万円。4病院だけのデータだが、**看護必要度と入院単価には正の相関がある**と考えられる。つまり、救急搬送や手術、悪性腫瘍の患者が多いからB病院の入院単価と看護必要度は高い。一方、A病院はそれと全く逆となっていた。

7対1病床の転換は避けて通れず

A病院では2016年4月以降の病棟編成はどうすべきなのか。ともかく7対1病床を減らして看護必要度を満たす必要があり、その方策としては二つ考えられた。**一つは、地域包括ケア病床を病室単位の18床から病棟単位にすること。二つ目は、7対1から10対1にする際に一時的に両方が混在した病棟群単位の届出をして、1病棟は7対1、もう1病棟は10対1にすること。**ただし、これは2018年3月までの期限が設けられて、これが延長されない限りはすべてを2年間で10対1にしないといけない。いずれにせよ、7対1病床は減らさないといけないわけか、と病院側の落胆は大きかった。これまで、県内だけではなく近隣の都道府県の看護学校も回って新卒看護師を集め、7対1病床の維持に尽力してきたからだ。

が、落胆ばかりしていても始まらない。〝スーパーモザイク・ケアミックス病院〟なりのやり方があるはずである。

中小病院が新卒看護師を確保するのはむずかしいが、〝スーパーモザイク・ケアミックス〟のA病院では様々な看護が経験できるほか、併設の介護老人保健施設や訪問看護ステーションをもつ強みを活かした卒後教育プログラムも構築している。隣の市のB病院に入職したら高度急性期・急性期の看護しか経験できないが、A病院では急性期から慢性期、そして在宅まで経験できるわけだ。

この点を踏まえて病院側では「出産などで看護職を1回辞めて復帰するとき、ICUや3交代の高度急性期病棟には再就職しづらい。当院で様々な看護経験を積めば、その際に大きな強みになる」という点をセールスポイントとして看護師確保に努める方針を立てた。

弱みと思っていたケアミックス病院を強みに変えたわけである。

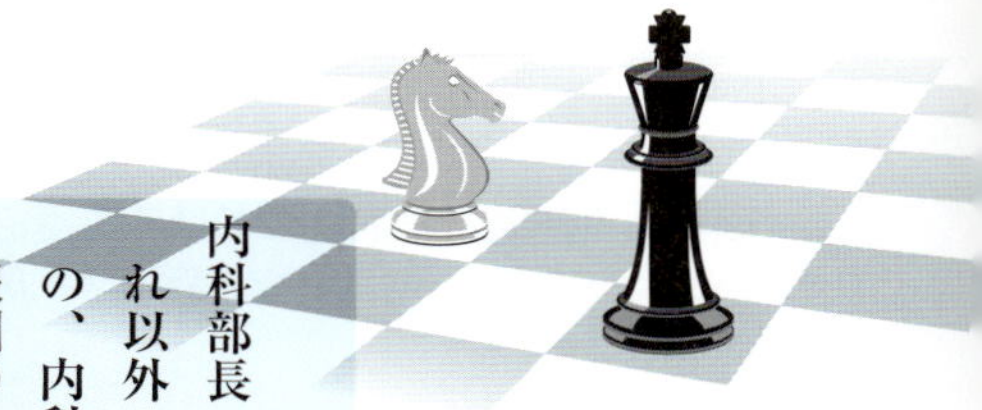

37　転換した地域包括ケア病棟の稼働が低迷！　犯人はアンコントロールな呼吸器内科部長

内科部長「私は内科病棟については責任をもって管理している。それ以外の病棟については責任がもてない。それが私の医師としての、内科部長としてのポリシーだ。そのポリシーを曲げて、診療報酬のために患者を転棟させるなどということはできない」

院長「ご説ごもっともです。ただ、その転棟の件については、事務方として何か意見があるんじゃなかったかな、事務部長？」

事務部長「いえ、私としては特にないのですが、転棟の件では医事課長のほうから何か提案があるようで、何だったかな、課長？」

医事課長「どんな話だったかな、係長？」

医事係長「え？　わ、私ですか？　ちょっと、話の〝転棟〟がすごすぎませんか？」

試算上は地域包括ケア病棟への転換で「純益」に

地方にあるケアミックス型のA病院（190床）は2014年10月、3病棟あった10対1一般病棟のうち1病棟（50床）を地域包括ケア病棟に転換した。残る10対1病棟2病棟はDPC対象病棟である。もう1病棟は療養型だ。そんな同院から2014年11月に「**地域包括ケア病棟の稼働率が低迷しており、転換は失敗だったのではないか**」との相談があった。

地域包括ケア病棟入院料・地域包括ケア入院医療管理料は、2014年診療報酬改定で創設された。急性期治療後や急性増悪した在宅療養患者などを受け入れて在宅復帰を支援する役割が期待されている。同入院料1は2558点で、看護職員配置加算等の加算を合わせると3008点。1日平均入院単価は、入院時食事療養費も含めると3万2000円前後の病院が少なくない。2016年度改定では点数が据え置かれ、サブアキュートの評価として手術・麻酔が出来高で算定できるようになった。

A病院で10対1病棟を地域包括ケア病棟に転換する案が出た際に、同院の医事課長は、10対1病棟の平均入院単価が約4万円であることを基に、年1億6400万円の減収（▲1万円×1病棟50床×365日×稼働90％）になるとの試算を示した。

しかし実際は、同院が転換した場合、10対1病棟から急性期後の患者を受け入れることになる。ならば、**DPC／PDPSの診断群別の平均入院期間である「入院期間Ⅱ」を超えた「Ⅲ」以降の患者が転棟の主な対象となる。**同院におけるこうした患者の1日平均入院単価は約2万6000円で、約3万円の地域包括ケア病棟より低かった。

これを基に、転換した場合の収入変化を試算すると、「＋4000円×50床×365日×稼働90％」で6570万円の増収となる。これはA病院にとって「純益」になるわけだ。もちろん、転棟するのは「入院期間Ⅲ」以降の患者だけではないが、それでも年5000万円程度の「純益」が予想された。この試算に基づきA病院は転換に踏み切った。

「10対1病棟以外は回診しない！」

　しかし、転換すると稼働率は70％台後半に低迷した。その理由について聞き取りとデータ分析をした。同院の10対1病棟の2病棟は内科系と外科系に分かれている。診療科別にDPCデータを見ると、整形外科では術後、入院期間Ⅱ以内の患者を地域包括ケア病棟に早めに転棟させて、積極的にリハビリを行っていた。外科も同様に、急性期後の患者を転棟させていた。一方で転棟実績がまったくなかったのが呼吸器内科。――原因は定年間近の呼吸器内科部長にあった。

　A病院では、入院患者が地域包括ケア病棟に転棟しても10対1病棟での主治医が引き続き診る体制を取る。ところが呼吸器内科部長は、「自分の（10対1）内科病棟以外は回診しない」という「病棟完結主義」で、急性期後の患者を転棟させずに10対1病棟で診療していたのである。つまり、地域包括ケア病棟が悪いのではなく、病院のベッドコントロールの状況が悪かったのだ。院長よりも年上の呼吸器内科部長を院内で説得できる職員はおらず、まさに病床と同様、アンコントロール状態となっていたわけだ。

図表1　誤嚥性肺炎〔手術なし（地域包括ケア創設前の3カ月データ）〕の在院日数分布

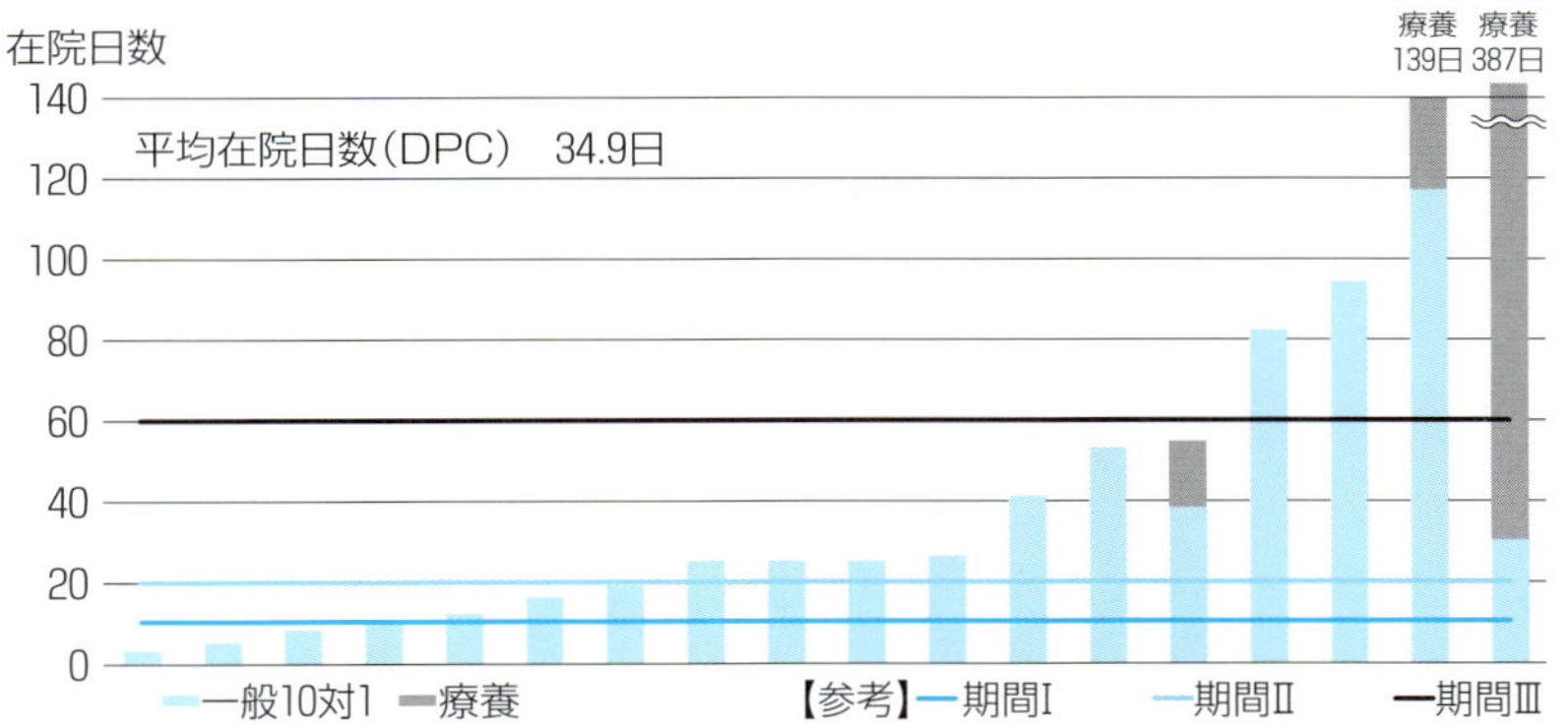

問題医師の退職で事態が好転

　その後、決定的な打開策がないままだったが、問題の呼吸器内科部長は2015年3月に定年退職。その後任には、救命救急病棟や集中治療室などをもつ大病院に勤めていた医師が着任。この医師は比較的若く、患者が病態に応じて病棟を移動する仕組みに慣れていた。

　図表1と図表2は、A病院で「誤嚥性肺炎　手術なし　手術・処置等2なし　定義副傷病なし」（DPCコード：040081xx99x00x）の患者がどの病棟を経て何日で退院したかを示したグラフだ。地域包括ケア病棟の創設前の3カ月間に退院したのは18症例。このうち10対1DPC病棟から療養病棟へ転棟したのは3症例であった。誤嚥性肺炎のDPC病棟での平均在院日数は34・9日であり、2016年度改定時の入院期間Ⅱ20日より14・9日も長くなっていた。

図表2　2015年10月～12月の誤嚥性肺炎（新任医師着任6カ月後）の在院日数分布

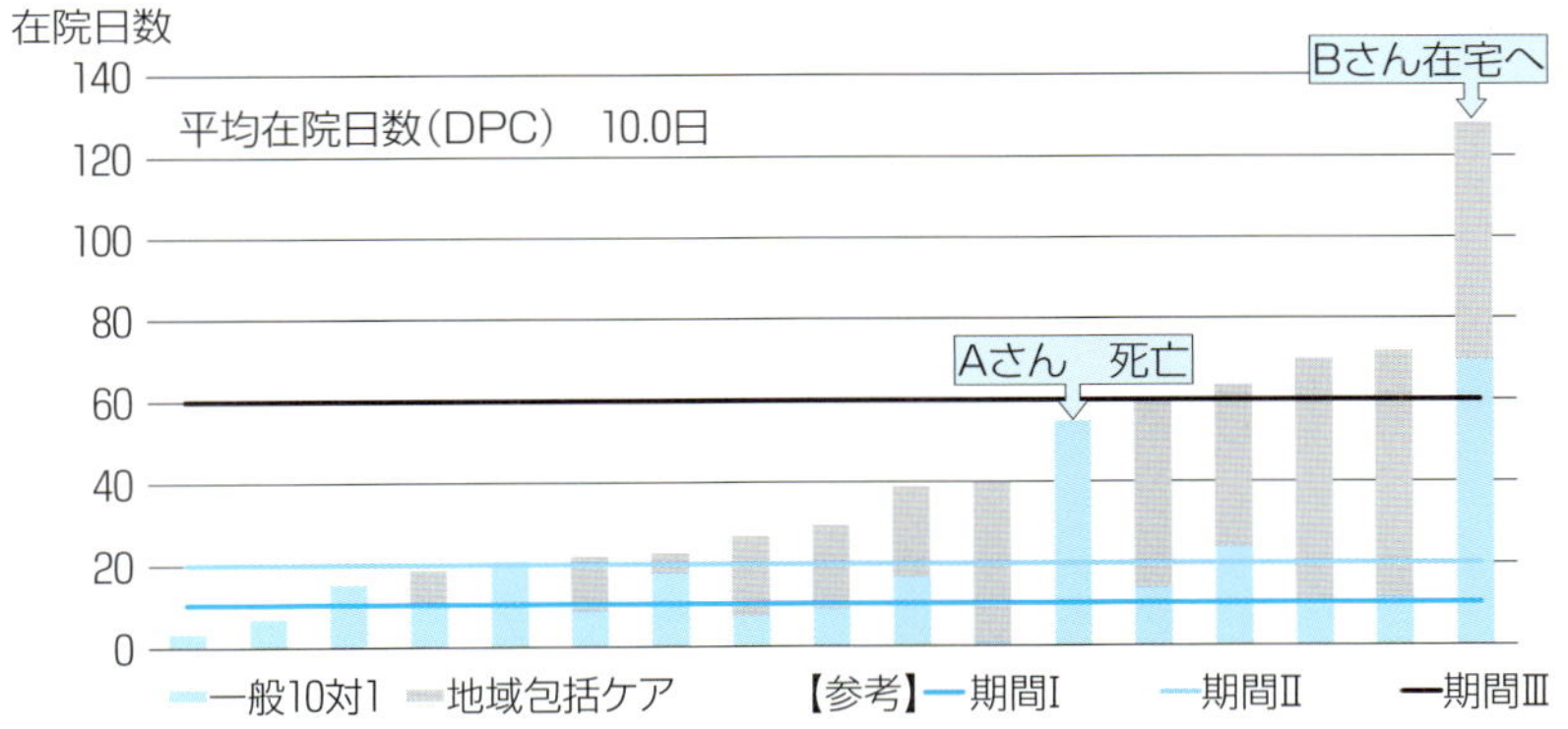

図表2は地域包括ケア病棟へのベッドコントロールが慣れた新任医師着任6カ月後の2015年10～12月のデータになっている。17症例中12症例が地域包括ケア病棟に早期に転棟している。Aさんは重症例で人工呼吸器を装着しており、死亡した例のために地域包括ケア病棟への転棟ができなかった。Bさんは人工呼吸器の離脱ができて地域包括ケア病棟から在宅復帰することが可能になった。誤嚥性肺炎の平均在院日数も創設前の34・9日から10日へと大きく改善した。**もちろん、他の疾患も含めた在院日数の短縮で10対1病棟の1日入院単価は大きく上昇。地域包括ケア病棟（平均入院単価3万2000円）においても、入院期間Ⅲ以降で入院単価が2万6000円前後だった患者が主に転棟するので増収に寄与した。**

地域包括ケア病棟を創設しても、「回診が大変」と言って患者を転棟させない医師は少なくない。今回のようにアンコントロールな医師もいるが、経営陣は時間をかけて説得するほかないだろう。

38 退院促進関連の報酬見直しが打撃に!? 何としても退院支援加算1の算定を！

連携部長「救急搬送患者地域連携紹介加算が廃止されるなんて、ハシゴ外しもいいところだわ」

筆者「診療報酬の相当部分はハシゴですから、ハシゴ外しは覚悟の上で、ハシゴからハシゴへ乗り移っていくことが求められますね」

連携部長「私たちは曲芸師じゃないんですからね。だいたい、民間のハシゴは勝手に外しておきながら、自分ら官僚のハシゴはどうだっていうのよ！　政界、天下りと、ハシゴし放題じゃないのよ！」

筆者「キャリア官僚のハシゴは強力なボルトで留められた鋼鉄製のハシゴですからね…」

見た目はハシゴ外しのようだが…

2016年1月に公立A病院（600床）の循環器病棟の看護師長から医療連携部の責任者となった連携部長が、「怒髪天を衝《つ》く」勢いで怒っていた。それは2016年度診療報酬改定で、**救急搬送患者地域連携紹介加算と地域連携診療計画管理料が廃止される**という情報が流れたからだ。ともかく連携部長にとっては青天の霹靂《へきれき》の廃止だった。

A病院は高次救急病院であり、同県内の国立大学病院を除くと、自他ともに認める県内ナンバーワンの三次救急病院である。同院では2015年1月まで、後方医療機関と連携して7日以内に入院患者を転院させた場合に算定できる救急搬送患者地域連携紹介加算（1000点）の算定件数はゼロだったが、同年4月には4件、翌2016年1月には25件に増加した（図表1）。同加算を月30～40件算定していたB病院を見学し、そのノウハウを学んだことが大きく寄与していた。

図表1　救急搬送患者地域連携紹介加算1000点の算定件数
16年3月末で廃止

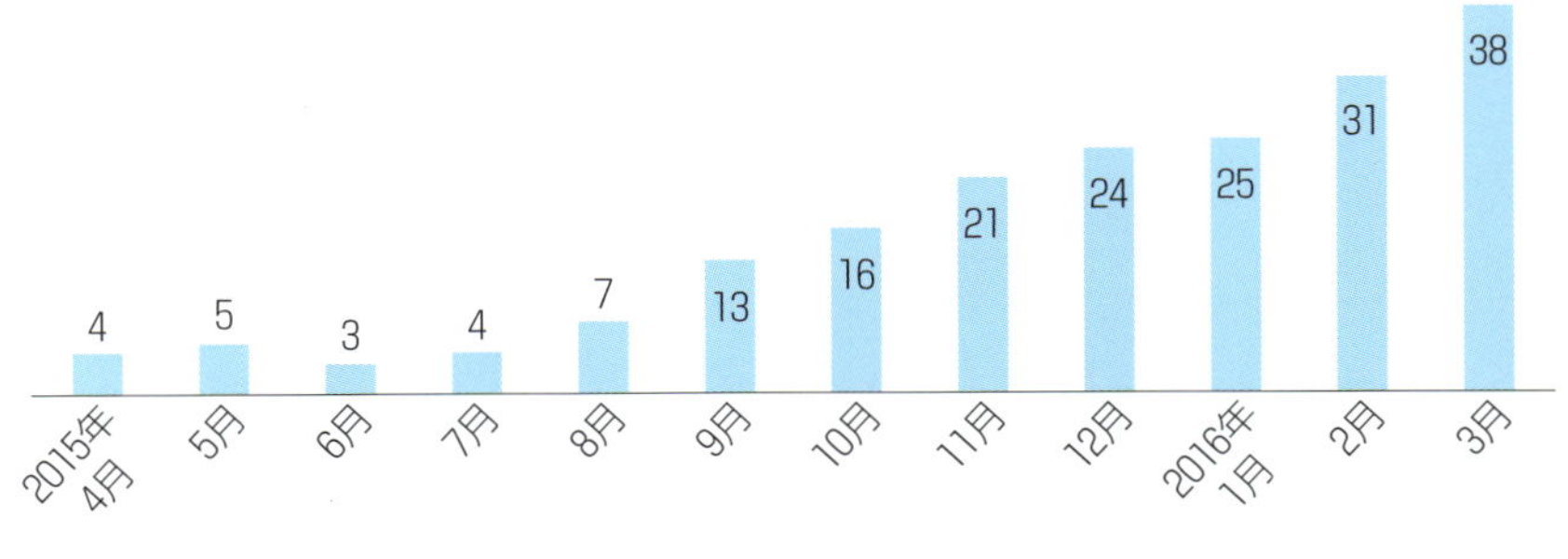

退院促進関連の複数の報酬を整理する方針は、2016年度改定議論の早期からあった。そして、2016年2月にまとめられた「個別改定項目」では、「退院調整加算を発展的に見直したことに伴い、一部の算定回数が少ない項目については廃止する」ことが示され、**救急搬送患者地域連携紹介加算などを含む八つの報酬項目の廃止が決まった。**

こうした報酬を算定していなかった医療機関には影響はない

が、A病院のように地域連携に注力してきた病院には痛手だ。普段は温厚な医療連携部長が怒るのも無理はない。

　ただ、代替の報酬が新設されたのも事実である。2016年度改定でハシゴが外されたように見えるが、実態としてはハシゴの角度が険しくなったというのが適切だろう。それは**従前より要件のきびしい「退院支援加算1」が新設された**からだ。

加算1なら年356万円の増収に

　2016年度改定では、退院調整加算を含む医療・介護連携関係の点数が大きく見直された。**「入院から在宅等へ」の流れを加速させ、地域包括ケアシステムの実現に向けアクセルが踏み込まれた**と言える。

図表2　退院支援加算1、2のシミュレーション(2015年度データ置換)

改定前			
項目	点数	件数	金額
退院調整（14日以内）	340	581	¥1,975,400
退院調整（15～30日以内）	150	682	¥1,023,000
退院調整（31日以上）	50	581	¥290,500
地域連携診療計画管理料	900	384	¥3,456,000
救急搬送患者地域連携紹介加算	1000	191	¥1,910,000
		合計	¥8,654,900

項目	点数	件数	金額	
退院支援加算1	600	1,844	¥11,064,000	
地域連携診療計画加算	300	384	¥1,152,000	
		合計	¥12,216,000	¥3,561,100

項目	点数	件数	金額	
退院支援加算2	190	1,844	¥3,503,600	¥-5,151,300

　一般病棟における従来の「退院調整加算」は「退院支援加算2」となり、入院期間で三つ（340点、150点、50点）に分かれていた点数が190点に統一された。また、算定要件の高い加算1（600点）と、新生児特定集中治療室管理料などの算定患者を対象とした加算3（1200点）も新設された。さらに、従来の地域連携診療計画管理料（900点）は「地域連携診療計画加算」（300点）として退院支援加算1または3の加算として組み替えられた。

　加算1と2の要件を比べると、**点数の高い「1」では、退院困難者の抽出や患者・家族との面談、カンファレンスの実施によって、より早期の退院調整に取り組むことが求められる。**2病棟に1人の退院支援職員の配置、20カ所以上の他医療機関や介護事業所との連携も施設基準に盛り込まれた。

　さらにケアマネジャーとの連携実績として、過去1年間の介護支援連携指導料の算定件数が一定数以上であることが要件になっている。ケアマネジャーからよく聞く「病院は敷居が高い」という問題の解消のため、退院支援加算1の要件に工夫が施されたもので、介護支援連携指導料は300点から400点にアップした。A病院の場合、年90件（600床×0・15）の同指導料の算定が必要だが、医療連携部の頑張りで年200件以上を算定しており問題はなかった。

　地域連携診療計画加算も、従来の地域連携診療計画管理料と同件数を算定できるとすると、**退院支援加算1を届け出れば、A病院の退院調整関連の年間収入は、2015年度の865万円から改定後は1222万円となり、356万円（41・1％増）の増収になる**（図表2）。一方、加算2だと515万円もの減収となってしまう。

2病棟に1人の専任配置が障壁に

　同院では加算1の取得しか選択肢はなかったが、問題は職員配置にあった。退院調整部門への専従看護師1人（社会福祉士でも可）の配置は退院調整加算と同じなので問題ないが、退院支援部門の専従職員を2病棟に1人以上専任で配置するという要件が問題だったのだ。

A病院には、集中治療室やハイケアユニットなどを合わせて全部で14病棟ある。そうすると、退院調整部門の専従者1人のほか、14病棟で7人の専任職員が必要になる。同院には8人が在籍していたが、社会福祉士1人が3月末で退職する予定だったのだ。

そこで急遽人材を募集し、幸い2人を採用できた。ギリギリの8人体制では、1人が突然退職したりしたら要件を満たせなくなる可能性があったほか、病床回転率を上げて後方医療機関との連携をより強化するためにはマンパワーが必要との判断から、2人を雇用したわけである。

A病院は来るべき地域包括ケア時代に向け、最終的には10人まで増員する方針を打ち出している。地域ナンバーワン高次救急病院としては、退院支援加算1を取得していないなんて洒落《しゃれ》にならないからだ。

39 迅速な経営判断に不可欠な医療関連データの分析、する？ しない？

院長「当院のDPCの改定影響度はどうなるのかね？」
医事課長「まあ、影響は受けるでしょうね」
院長「どの程度の影響なのかね？」
医事課長「まあ、例年並みというか、そんなところでしょうね」
院長「もっと具体的に影響度を示せないのかね」
医事課長「はあ…、具体的というと、どんなようにでしょうか？」
院長「例えば、ろくな分析ができなかった医事課長の首が飛ぶほどに影響が大きいかどうか、というようにだ」

機能評価係数Ⅱの伸びで減収補う

2003年に82の特定機能病院で導入されたDPC／PDPS。対象病院は徐々に増え、2017年4月現在、1664病院、約48万床に達し、全一般病床の約55％を占めるに至った。もはや急性期医療の診療報酬のスタンダードな請求・支払い方式になったと言える。

同制度においては、**出来高で請求していた一昔前とは比較にならないほどデータを扱う重要性が高まっている。正確な診断群コーディングや様々な診療情報などのデータをしっかり分析するかどうかが、病院の経営を左右するといっても過言ではない。**

A病院（7対1一般300床）では、データを分析して経営戦略を立案する医事企画室を医事課内に設置。アナリストよろしく数字に強い30歳代の室長は、データ分析だけでなくコミュニケーションの能力も高いため、院長はじめ院内からの信頼は絶大だ。

そんななか、2月中旬に各DPC対象病院に2016年度のDPC関連係数の内示があった。室長はさっそく、A病院の収入面に対する影響シミュレーションに着手し、翌週には速報値を公表した。減収要因と減収額をまとめたのが図表1である。

具体的には、DPC点数と短期滞在手術等基本料3の見直しによる減収が年約700万円、「脳梗塞」などへのCCPマトリックス（重症度を考慮した評価手法）導入による減収が約270万円、DPCの平均入院期間を超える入院期間Ⅲの見直し（30の整数倍に変更）による減収が約110万円で、合計約1080万円の減収が見込まれた。

室長は、この結果を2月の経営会議に提示。すると事務部長が、「2016年度改定の診療報酬本体の改定率はプラス0・49％なのに、どうしてマイナスになるのか」と疑問を呈した。

一部の診断群へのCCPマトリックスの導入や入院期間Ⅲの見直しが減収要因になったのは確かであり、併せて、各病院が在院日数の短縮化や医療資源投入量の適正化を図った結果、一部のDPC点数が改定により下がったのである。

室長はこれらについて説明し、機能評価係数Ⅰと機能評価係数Ⅱをいかに高めていくかの重要性を説いた。診断群分類ごとの1日当たり点数に、これらの係数を乗じて、入院医療費が決まるからだ。

A病院ではこれまで、在院日数の短縮化や救急受入れ体制の充実、後発医薬品への切替えに注力してきた。そのため2016年度には、機能評価係数Ⅱの「効率性係数」と「救急医療係数」、「後発医薬品係数」が向上し、2015年度比で1・5倍になる見通しだ。実際、2015年度と2016年度におけるⅢ群病院の機能評価係数Ⅱの平均伸び率は約1・2倍（図表2）で、A病院はこれを上回る。室長はこうしたデータも示し、「機能評価係数Ⅱの伸びで、見込まれる減収はカバーできるはずです」と明快に答えた。

「なんだか『赤旗下げて、白旗上げて』という旗振りゲームのようだな…」。事務部長はDPCの仕組みに今一つ納得しないながらも、データに基づいた室長の説明には合点がいったようだった。

室長はこのほか、出来高点数の改定影響度や「重症度、医療・看護必要度」の新基準などに関する試算も次々と実施。それらを受け、A病院では、経営の次の一手を早めに打てる体制を着々と整えた。

図表１　2016年度診療報酬改定におけるDPC/PDPSの見直しによるA病院の減収要因と減収額

（単位：円）

	2015年1～12月	2016年度の試算	増減
①DPC診断群分類点数と短期手術3の増減	1,808,505,200	1,801,474,540	-7,030,660
②CCPマトリックスの対象疾患	450,822,310	448,129,190	-2,693,120
③入院期間Ⅲ延長による減収	0	-1,112,350	-1,112,350
合計	2,259,327,510	2,248,491,380	-10,836,130

※①～③ともにプラスとなる疾患もあり。

図表２　DPC各病院群の機能評価係数Ⅱの平均値

	2015年度	2016年度	伸び率
Ⅰ群（大学病院本院）	0.0439	0.0576	131.2%
Ⅱ群（Ⅰ群に準ずる）	0.0534	0.0674	126.2%
Ⅲ群（それ以外）	0.0495	0.0592	119.6%
全体	0.0494	0.0598	121.0%

出典：厚生労働省 中医協資料（2015年度）、内示資料（2016年度）を基に計算

データに無関心な医事課長だと…

一方、B病院は対照的だった。2月にDPC関連の内示があっても、50歳代の〝アバウトな〟医事課長は放置状態。院長から催促されて初めて報告するありさまだった。報告時も内示書の現物を院長室に〝配達〟しただけで、前年度との比較や他院の状況なども示さなかった。データを懸命に分析する病院が増えるなか、これではB病院が相対的に後退するのは必定だ。4月分の診療報酬収入が入ってくるまで改定の影響などわからず、経営のかじ取りが後手に回るのは確実だ。

B病院の医事課長は毎月の保険請求報告も、表計算ソフトウェアを使わず、電卓片手にワープロソフトウェアで入力するほどの超アナログ人間。さすがに院長もこのままではデータ重視時代に乗り遅れると考え、2016年4月の人事でこの医事課長を他部署の課長に異動させた。データ分析に強いアナリストのような室長のいるA病院と、医事課長が数字にからきし弱いB病院では今後さらに情報格差が広がり、それが経営判断の格差に直結するのは間違いない。これから**地域医療構想が本格化すれば、自院のDPCデータ分析だけでなく、他院動向や地域の人口動態といった外部データの精緻な解析も必要になるはずだ。**

多くの病院が「脅威」に感じている地域医療構想は、二次医療圏における四つの病床機能ごとの将来の予測病床数などを教えてくれるのだから、それを「機会」と捉えて自院の方針を見直せば生き残りは決してむずかしくない。さらに病床機能報告制度によるデータ公開で、ライバル病院の職種ごとのストラクチャー（人員配置）といった様々なデータも把握できる。しかも、各都道府県が無料でこれらのデータを提供してくれるのだ。データ収集をコンサルティング会社に依頼したときにかかる費用を考えると、自院内で取り組まない手はない。

40 「重症度係数ゼロとは何ごとか！」と激怒する院長を「医療の標準化」で説得

院長「なぜ重症度係数がゼロで、B病院に負けているんだ？」
筆者「医療は中身です。勝ち負けは関係ありませんよ」
院長「もちろんだ。私は勝ち負けなんかにこだわっているわけじゃない。重症度係数がゼロだという中身が問題だと言ってるんだ」
筆者「重症度係数ゼロは、むしろ素晴らしいことですよ」
院長「いくら素晴らしくても、B病院に負けている。負けは負けだ」
筆者「やはり勝ち負けにこだわっていますよね」
院長「こだわってなどいない！ これは私のプライドの問題だ」
筆者「DPCに院長のプライド係数などありませんよ」
院長「――なるほど、それがあればB病院に勝てるかもしれんな」

「重症度係数ゼロは素晴らしい」

A病院は300床弱のDPC対象病院。2016年5月に公表された2016年度の機能評価係数Ⅱ（医療機関が担うべき役割や機能に対するインセンティブ）の内訳（8項目）を見て、院長が「なぜ重症度係数がゼロなんだ！ これが足を引っ張り、機能評価係数Ⅱの合計でライバルのB病院に負けているじゃないか！」と激怒したという。

同院は人口約6万人の地方都市にあり、ほぼ同規模・同機能のB病院としのぎを削っている。市内で実質的に急性期病院と言えるのは、この2病院だけ。両院の院長2人はともに2代目で幼なじみ。高校、大学医学部の同級生でお互いをライバル視する関係だ。一方が最新のCTやMRIを導入すると、もう片方もすぐに導入するといったことが繰り返されてきた。当然、病院機能の評価指標ともいえる機能評価係数Ⅱについても、相手を強く意識している。

そんななか、機能評価係数Ⅱの合計は、A病院が0・0539、B病院が0・0565で、A病院が下回った（図表1）。特に2016年度に新設された重症度係数は、B病院0・01159に対してA病院はゼロで、合計差に大きく響いたのだ。院長はこれに納得がいかなかったのである。

しかし、重症度係数がゼロなのは素晴らしいことなのだ。

暫定調整係数の〝衣替え〟の面も

DPC制度には創設時、各病院の前年度収入を保証するため「調整係数（Ⅰ～Ⅲ群病院それぞれで基礎係数を引いたものが現在の暫定調整係数）」が導入された。同係数は徐々に機能評価係数Ⅱへ移行され、次回の2018年度改定で完全に置き換わる予定だ。そのため財源配分が、2014年度改定時と比較して2016年度改定で1・5倍、2018年度改定では2倍になるはずの**機能評価係数Ⅱをいかに高めていくかが、DPC病院では重要な経営戦略となる。**

ところが2016年度改定では、暫定調整係数を〝衣替え〟したかのような重症度係数が新設されたのである。

同係数は、**DPCの包括点数表で表現しきれない患者の重症度の乖**

離率を評価したものである。算出の基礎となるのは、「当該医療機関における［包括範囲の出来高点数］／［診断群分類点数表に基づく包括点数］」（ただし、救急医療係数で既に評価されている救急入院2日目までの包括範囲出来高点数は除外）。つまり、**ＤＰＣで包括される投薬、注射、検査などの医療行為を出来高に置き換えた点数が高い（医療資源投入量が多い）病院を評価する係数だ。**

同係数を新設した理由の一つは、「暫定調整係数を廃止する際の激変緩和措置」である。暫定調整係数には重症患者の受入れ状況を補正する機能もあり、係数が高い病院は医療資源投入量も多いため、その廃止による分を重症度係数で補填する狙いがある。図表2は、ＤＰＣⅢ群病院の重症度係数と暫定調整係数の関係性をまとめたものだが、確かに暫定調整係数が大きいほど重症度係数が高くなっている。

だが、**ＤＰＣ制度のそもそもの目的は「医療の標準化」（効率化）のはず。投薬、注射、検査などが多く重症度係数が高いということはこれに逆行していると言わざるを得ず、同係数がいつまでもこのまま残るとは考えにくい**（実際に2018年度改定では廃止が検討されている）。

図表1　2016年度機能評価係数Ⅱの比較

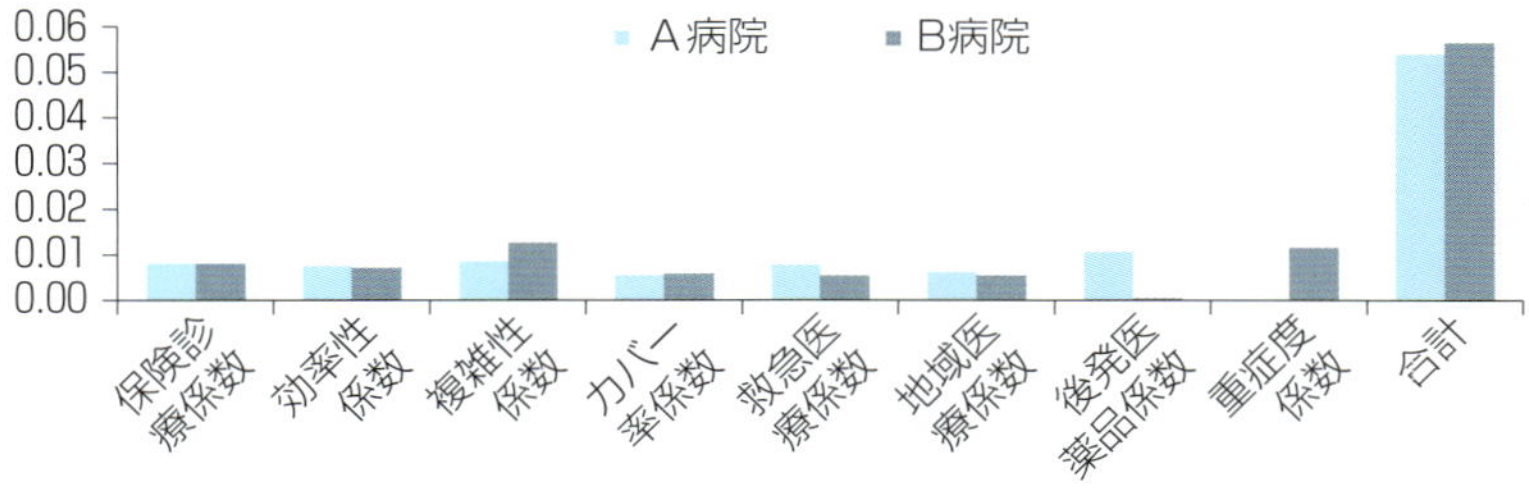

図表2　Ⅲ群病院の重症度係数と暫定調整係数の関係性

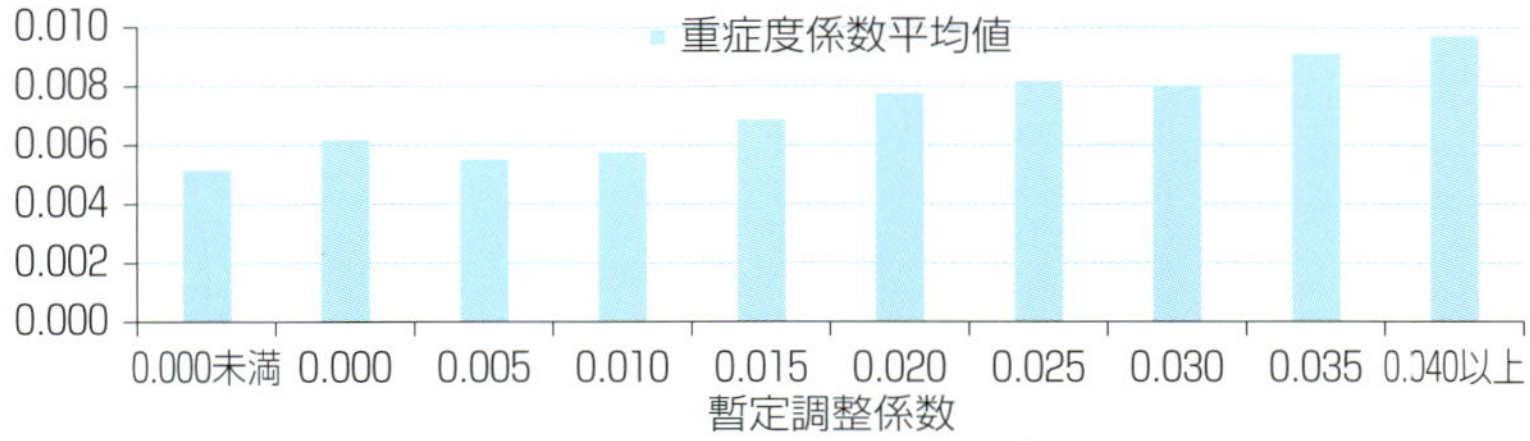

♟ 重症度係数は〝コスト高の損失補填係数〟

機能評価係数Ⅱの公開データを見ると、癌や循環器の診療などに特化して全国から患者が集まる高度専門病院やブランド病院の重症度係数は高い傾向にある。だがこれは、同じ診断群でもかなり重篤な患者が多く、必然的に医療資源投入量が増えるからだ。一方、そもそも薬価の高い先発医薬品が多く、クリニカルパスなどがなくて医療の標準化ができていない病院も高くなる。

Ｂ病院の後発医薬品係数は0・00040と非常に低く、クリニカルパスもほとんど整備されていないと聞く。これに対して、Ａ病院の後発品割合は数量ベースで70％を超えて後発医薬品係数は最高値。クリニカルパスも50件近く適用しており、Ｂ病院とは対照的だ。

一般論で言えば、薬価の高い先発品を使い、さらに過剰な投薬や注射、検査、画像診断などを行えば重症度係数は上がるが、その状態はコストを多くかけているだけ。**重症度係数は、〝コスト高の損失補填係数〟**になるわけだ。

実際、厚労省が各病院に内示したⅠ～Ⅲ群ごとの重症度係数の分布グラフを見ると、最も低い「0・000以上0・002未満」のグループに該当する病院が最多。例えば脳梗塞や急性白血病などの患者に対する医療資源投入量が全国標準やそれ以下であれば、重症度係数は低くなるわけで、こうした病院に重症患者が少ないとは決して言えない。

重症度係数のような、いつまで存続するかわからない係数にこだわるより、医療の質や効率化を評価した係数を向上させたほうがいい。

41 回リハ「実績指数」クリアに難渋、原因は病床稼働率を優先する理事長方針

理事長「私が病院を立ち上げた頃は、病床稼働率１００％以上で経常利益率も30％以上あった」

院長「それは昔の話です。昔とは制度も環境も違うんです」

理事長「そんなものはたいした違いではない。昔と何が一番違うかと言ったら、それは経営者とスタッフの技量の質と、汗の量だ」

院長「強いて、理事長が病院を立ち上げた頃と比べて一番違うことをあげるとすれば、当時は、わけのわからないことを言って困らせる頑固な理事長がいなかったということでしょうね」

昔の病床稼働率維持にこだわる理事長

地方都市にあるＡ病院（99床）は、療養病棟入院基本料2と回復期リハビリテーション病棟入院料2をそれぞれ算定している。40年前に診療所を開業して現在の病院まで発展させた理事長の自慢は、２０００年度診療報酬改定で回復期リハビリ病棟入院料が新設されて間もなく、県内で第1号の回復期リハビリ病棟を立ち上げたことだった。

同院ではシミュレーションの結果、**２０１７年1月から回復期リハビリ病棟に適用されるＦＩＭ（機能的自立度評価方法）の実績指数が27未満で、要件クリアがきびしいことが判明した**。しかし理事長は、その要件クリアのためであっても病床稼働率は落としたくないという。

理事長の口癖は、「病院を立ち上げた頃は病床稼働率１００％以上で経常利益率も30％以上あった。今でも同じように運営できるはずだ」というもの。長男である院長や事務長が、「ベッドがあれば経営が成り立った時代とは違う」といくら言っても聞く耳をもたなかった。

病床稼働率を10％落とせば…

２０１６年度改定で、回復期リハビリ病棟入院料にＡＤＬの改善度や早期退院などアウトカムを評価する実績指数が導入された。前月まで6カ月間の実績指数を3カ月ごとに集計し、2期連続で「27未満」だと1日6単位を超える疾患別リハビリ料が包括される仕組みだ。

計算式は「患者の入棟時から退棟時までに増えたＦＩＭ得点（運動項目）の総和／患者の在棟期間を算定日数上限（疾患により60～１８０日）で割った値の総和」である。つまり、**リハビリのアウトカムを高めると同時に、短い在院日数で病床回転率を高める必要がある**。

リハビリ科の技師長によると、直近3カ月間の実績指数は24・０で、要件の27を3ポイント下回っていた。最大の理由は**計算式の分母である「在棟期間÷算定日数上限」の平均値が０・94と高かった**ことだ。大部分の患者が脳血管疾患１５０日、大腿骨頸部骨折90日と定められた算定日数上限ギリギリまで入院していたのである。一方で、病床稼働率は98・5％と１００％に近かった。

技師長は、「本当はもっと早く退院可能なのですが、理事長の方針が『病床稼働率１００％の達成』なので、必然的に入院期間は長くな

ります。６単位超のリハビリが包括化されると、年間約４０００万円の減収になってしまいます」と言う。

そこで、分子のＦＩＭ利得はそのままで分母の在棟期間を短くしたら病床稼働率がどうなるかをシミュレートした。結果、**病床稼働率が88・5％であれば実績指数27を超える**ことがわかった（**図表**）。

全体で5000万円の減収に!?

図表　在院日数短縮によるアウトカム改善と病床利用率低下試算

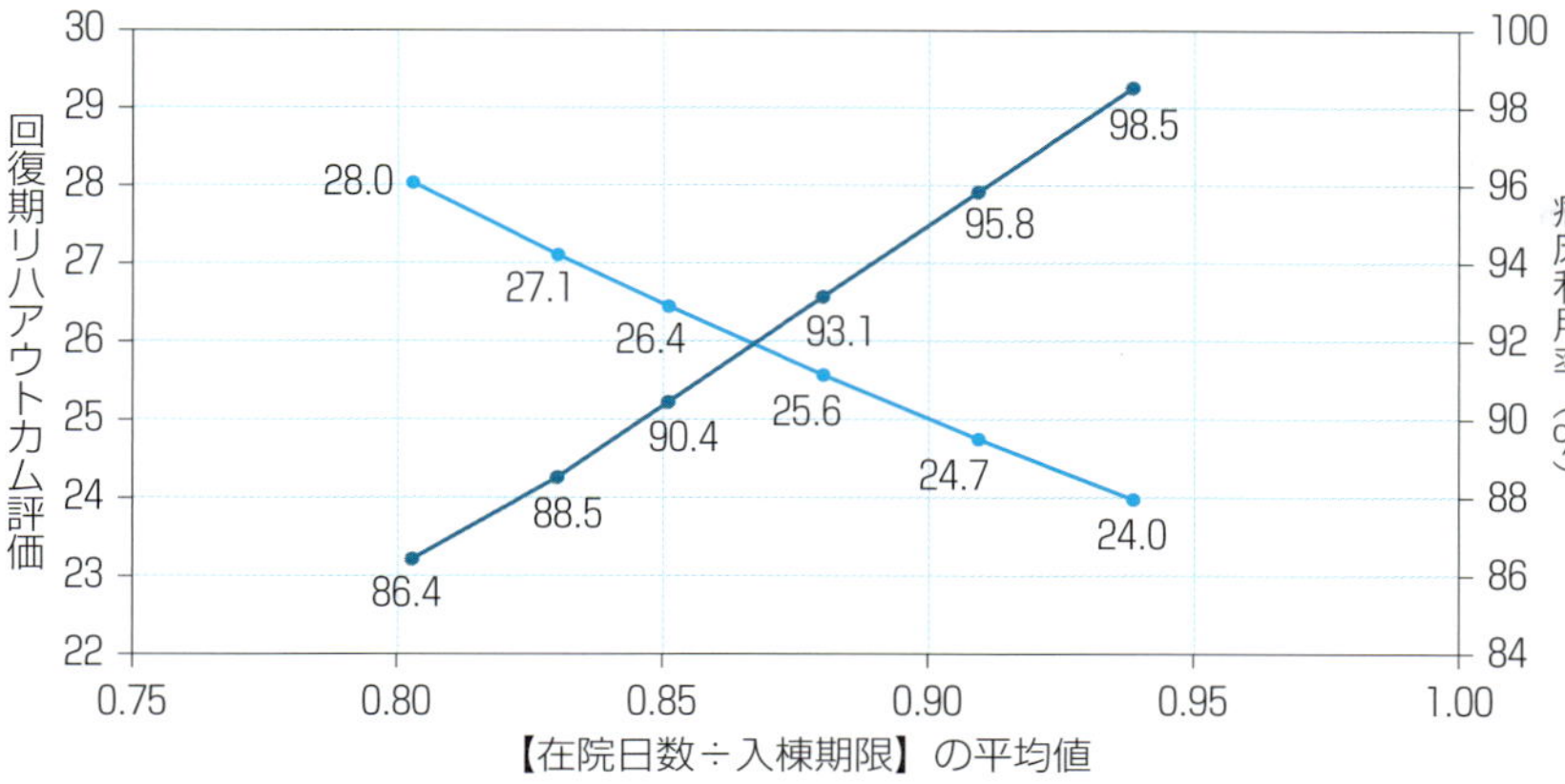

A病院がある地方都市では、回復期リハビリ病床が人口10万人当たり１００床弱あり、目安といわれる人口10万人当たり50床の２倍近くある。さらに、ライバルのB病院は著名なリハビリ専門医を招へいし、短い在院日数で高いアウトカムを実現しているため、地域の急性期病院から厚い信頼を得ている。A病院が回復期リハビリ病棟の在院日数を上限いっぱいまで延ばしていることも急性期病院の心証を悪くし、B病院への紹介を優先していたのだ。その結果、紹介が少ないA病院は、病床稼働率にさらに重きを置いて在院日数を延ばすという負のスパイラルに陥っていたのである。

また、A病院は療養病棟入院基本料２においても、理事長の「病床稼働率１００％原理主義」が原因で医療区分１の入院患者が多かった。２０１６年度改定では療養病棟入院基本料２に「医療区分２、３の患者割合が５割以上」という要件が導入されたため、療養病棟の入院基本料も５％減額されて、年間約１０００万円の減収となる可能性が高いことがわかった。疾患別リハビリ料の包括化と合わせて年間５０００万円強の減収が見込まれ、さすがの理事長も方針を転換せざるを得なかった。

昔は良かったシンドローム

院長は経営会議で、「**回復期は病床稼働率を優先するのではなく早期退院を目指して、退院後は当院の通所リハビリ、訪問リハビリできちんとフォローする**」、「**療養病棟も２０１６年度中に医療区分２、３の患者割合を５割以上にし、２０１８年３月までには８割以上にするほか、現在の看護配置25対１を20対１以上に引き上げて療養病棟入院基本料１の算定を目指す**」という方針を打ち出した。

回復期の病床稼働率が落ちると、看護配置数が減り若干の看護師を療養病棟に配置転換することも可能になる。

同時に、理事長は会長職に就いて長男である院長を理事長兼務にし、実質的に実権を譲ることを公表した。A病院が特例許可老人病院だった30年以上前は、単にベッドを埋めれば今では考えられない経常利益率を達成できた。A理事長は、そんな古き良き病院経営時代の〝アウトカム〟に囚われ、「昔は良かったシンドローム」から抜け出せずにいた。今回の経営者の交代は、A病院にとって最大の〝アウトカム〟が期待できる最善の策であったと言えるだろう。

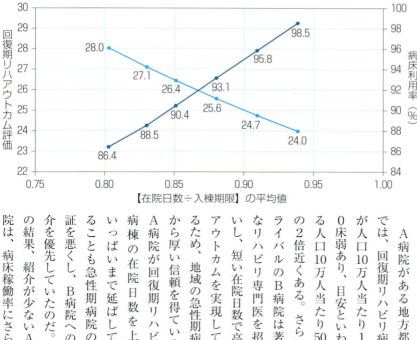

42 医療区分評価の見直しで年７００万円の減収危機、療養病床の一部を地域包括ケア病床へ

院長「なんでウチみたいな療養型の病院が、ＤＰＣデータを提出しなくちゃいけないんだ?」
筆者「地域包括ケア病床に転換するためには、データ提出加算の届出が必要なんです」
院長「そこに診療報酬としてのどんな必然性があるんだ? ＤＰＣデータを提出すると、呼吸不全や糖尿病が治るっていうのか?」
筆者「まあ、治らないでしょうね」
院長「なんだか、わけがわからないことばかりだな。だいたいデータ提出加算って何だ? いや、そもそもＤＰＣデータって何だ?」
筆者「——そこからですね…」

酸素療法の区分見直しが痛手に

許可病床99床のA病院は、療養病棟入院基本料1を50床届け出ており、在宅復帰機能強化加算も算定している。残り49床は回復期リハビリテーション病棟入院料2の算定病床だ。そんなA病院では、医療療養病棟の一部病室を地域包括ケア病床に転換したいと考えていた。

A病院のように**在宅復帰機能強化加算を算定する療養病棟は、7対1入院基本料を届け出る急性期病院の在宅復帰要件「80%以上」において在宅復帰先とみなされる**。そのため同院の療養病棟には、近隣のB病院（7対1病床５００床）からの紹介患者が多く、医療区分２・3の重症患者割合も96・6%（２０１６年6月時点）と高い（図表）。

ところが、２０１６年度診療報酬改定での医療区分の評価票の見直しがA病院に打撃を与えた。「酸素療法」の評価の見直しである。従来は酸素療法を実施していれば医療区分3に該当したが、改定後、**酸素療法を受ける状態のうち「常時流量３Ｌ/分以上が必要」「ＮＹＨＡ重症度分類のⅢ度もしくはⅣ度の心不全」などの重症なケースのみが区分3となり、これら以外は区分2に分類されることになった**。

A病院の院長は呼吸器が専門で、酸素吸入の患者を多く受け入れていた。そのため、２０１６年度改定を機に区分3の患者が減ると予想され、シミュレーションでは**1日入院単価で約５００円、年間にすると約７００万円の減収が見込まれた**のである。実際、２０１６年6月の区分3の患者割合は前年同期の55・6%から40・1%に下がったのに対し、区分2の割合は41・9%から56・5%に上昇した。

緊急入院用などの病床を転換へ

酸素療法の入院患者は前年6月には10人だったが、病棟や医療相談室のスタッフの頑張りにより２０１６年6月は15人に増えたほか、重症患者や透析入院患者を多く受け入れて稼働率もアップした。そのため、A病院の療養病棟の1日入院単価は予想よりも減らなかった。その**単価が下がったら母数（入院患者）を増やすという経営セオリー**による。

しかし、現場の頑張りにずっと頼るわけにはいかない。

在宅療養支援病院でもあるA病院は、一部ベッドにおいて、在宅や

介護施設からの急性期・亜急性期患者の緊急入院や、医療依存度が高い神経難病患者のレスパイト（介護休息目的）入院に対応。こうした患者の平均在院期間は約25日で、まさしく地域包括ケア病床の機能に当てはまる。

地域包括ケア病棟入院料1の1日入院単価は、加算や入院時食事療養費も含めて平均約3万2000円。A病院の療養病床の平均単価である2万3000円（透析患者を含むと2万7000円）より1万円近く高い。医療区分1の患者については単価1万3000円とかなり低く、**地域包括ケア病棟に転換すれば増収が見込める。**

唯一の問題、データ提出加算の届出もクリア

図表　A病院の各医療区分の割合

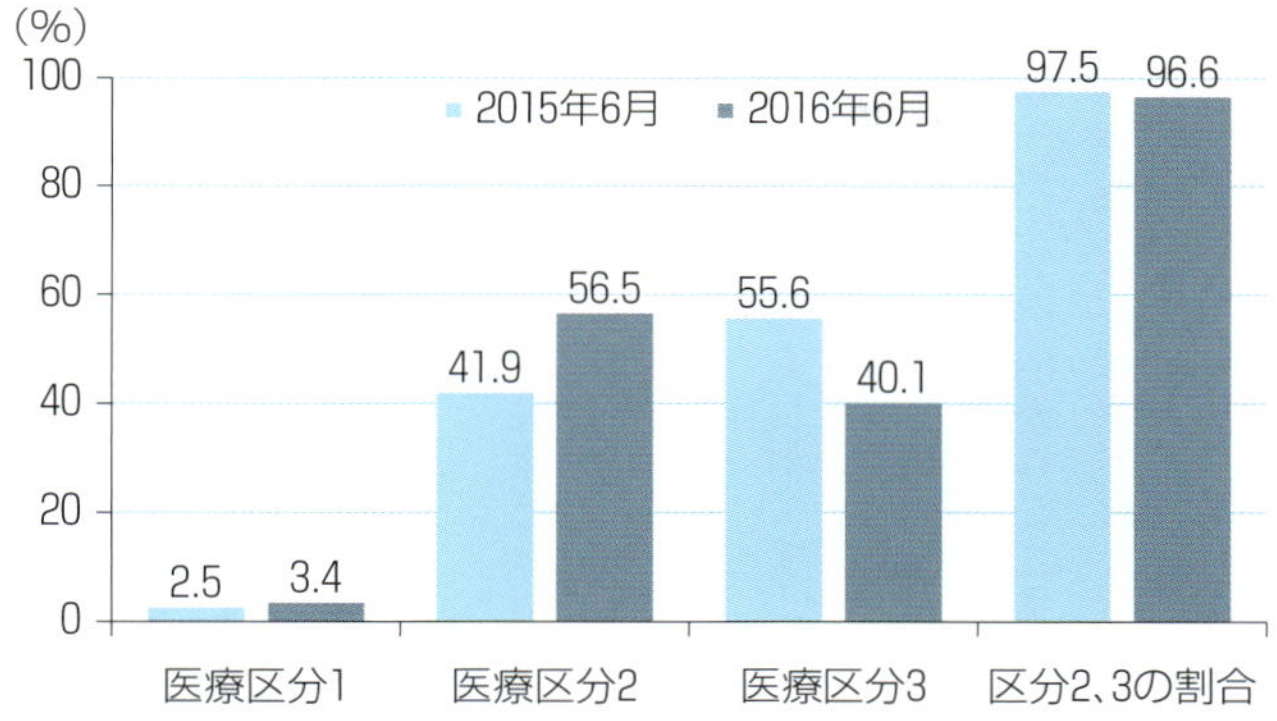

地域包括ケア病棟は、療養病棟からも1病棟に限って届出が可能だ。A病院のように許可病床200床未満であれば、病室単位でも届け出られる。そこでA病院は、緊急入院やレスパイト入院に対応している一部病床の地域包括ケア病床への転換を考えたわけだ。

しかし全国の地域包括ケア病棟・病床の届出状況を見ると、一般病棟・病床からの転換が大半で、療養病棟・病床からは圧倒的に少ない。背景には、**療養病棟入院基本料1に比べ、地域包括ケア病棟入院料・入院医療管理料の要件がきびしい**ということがある。

幸いA病院は、人工呼吸器の装着患者が常時7～8人いるため、看護配置は従来から13対1を維持、正看護師比率も「70％以上」をクリアしていた。人件費比率は高くなり医業利益率も悪くなるが、「高い看護の質」を保って重症度の高い患者を多く受け入れるというA院長の経営方針があったためである。結果、地域の急性期病院の信頼も厚く、人工呼吸器を装着する患者の受入れ依頼が頻繁にある。

在宅復帰率「70％以上」の要件も、平均在院日数約25日の患者が入院する病室を転換すれば満たすことができ、「リハビリ1日平均2単位以上」の要件も、回復期リハビリ病棟がありリハビリ機能が充実しているためクリア可能だ。筆者は転換を進めるべきだとA院長に進言し、本格的に取組みが始まった。

こうした状況下で、唯一の問題は、**地域包括ケア病棟入院料の施設基準要件であるデータ提出加算の届出**だった。同加算はＤＰＣ対象・準備病院と7対1入院基本料を届け出る出来高病院、許可病床200床以上の10対1出来高病院（2017年4月から適用）では必須の要件だが、そのほかの病棟の病院では任意である。

そこでA病院では、2016年度の2回目の届出期限である8月20日に間に合うようにデータ提出のための整備を進め、同加算の届出を行った。そして、同加算の届出が認められたのち、地域包括ケア病棟入院料の届出を行ったのである。

2018年度改定でも地域包括ケア病棟入院料は焦点の一つとなっており、点数・要件が何かしら変更されるのは必至だろうが、悪い方向に変わらないことを願うばかりだ。

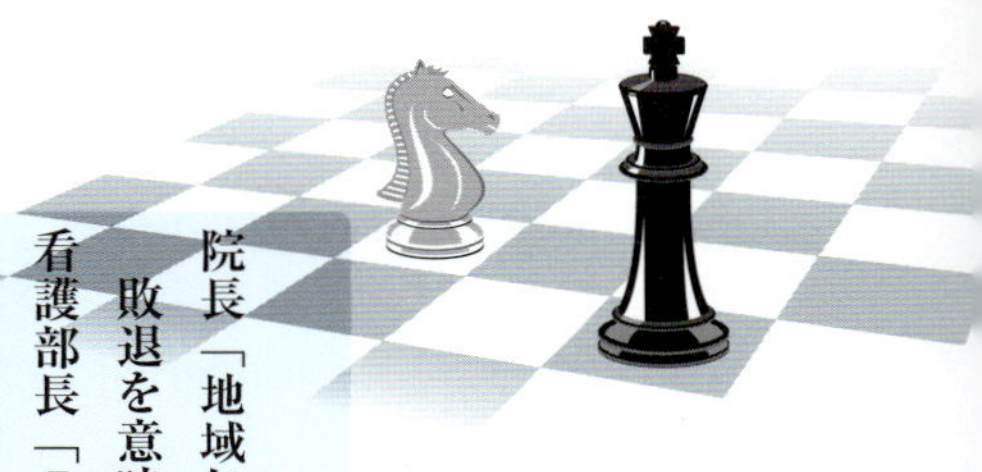

43 7対1至上主義、稼働率至上主義、200床以上至上主義の三つ巴——〝至上最大の戦い〟

院長「地域包括ケア病棟だの10対1への転換は急性期病院としての敗退を意味する。断固として反対だ！」

看護部長「7対1から10対1へ看護を手薄にするなど、絶対に認められません。私も反対です！」

事務部長「病床回転率を上げると稼働率が下がる。メインバンクに説明がつかないし、返済計画にも支障が出る。私は反対です！」

理事長「無床診療所からここまで築き上げたのはこの私だ。苦労して増床してきたベッドを1床でも減らすのはまかりならん！」

筆者「では、反対意見も出揃いましたので、次は賛成意見を伺いましょうか。——あれ？　どなたもご意見はございませんか？」

土日に下がる看護必要度該当割合

A病院では2016年4月分の7対1一般病棟入院基本料の「重症度、医療・看護必要度」（以下、看護必要度）について試算したら該当患者割合は24・2％だった。2016年度改定により看護必要度はそれまでの15％以上から25％以上（200床未満は23％以上）が要件となった。経過措置が2016年9月まであったが、それ以降は25％以上をキープしないといけない。

許可病床220床の同院は全床で7対1一般病棟入院基本料を算定しており、5病棟ともDPC／PDPSの対象。1日平均入院単価は5万2000円、平均在院日数は15日、病床稼働率は80％だ。

図表1　2016年4月の曜日別看護必要度

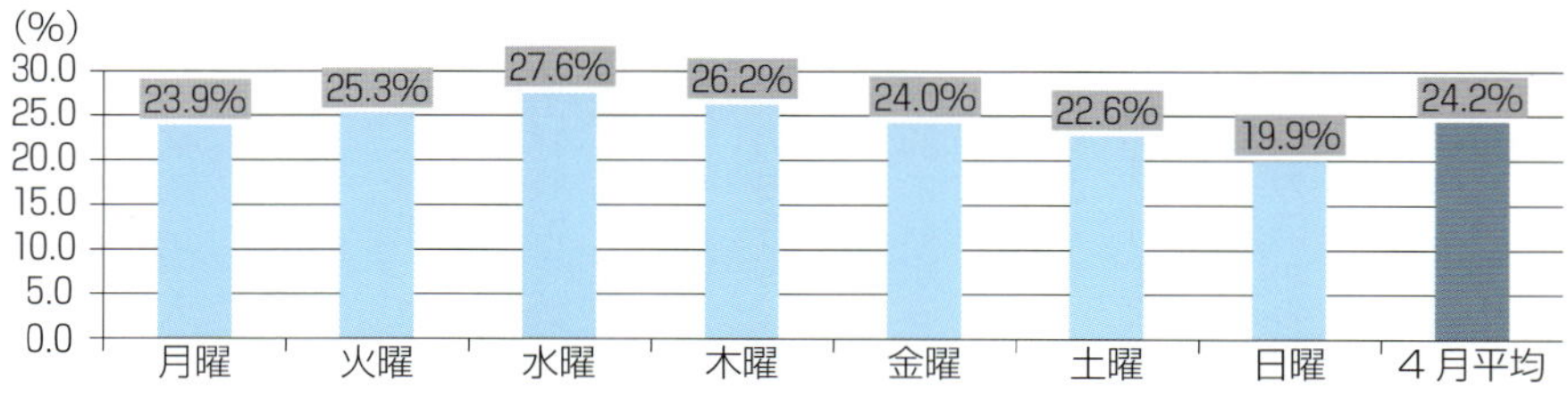

看護必要度の詳細を検討したなかで目を引いたのが、曜日別の看護必要度の状況である（**図表1**）。

火曜、水曜、木曜は手術室がフル稼働し、侵襲が大きい全身麻酔の予定手術が多く実施されるため、看護必要度の該当患者割合は25％を超えている。しかし、予定手術がない土曜は22・6％、日曜は19・9％と大きく下がっていた。結果、月間では平均24・2％にとどまった。

このように土日に数値が下がる指標としては、ほかに病床稼働率がある。土日に予定手術患者を受け入れる病院はほとんどないからだ。そこで、稼働率を上げようと、週末に患者に入院してもらい、翌週の月曜に手術やカテーテル検査を行う病院もある。しかし、土日に大した診療をせず、ホテルに泊まるかのように入院させると、患者が疑問を抱くことが少なくない。さらに、病床稼働率の維持目的の入院は、看護必要度の基準を満たさない患者が増えるだけである。

A病院ではこうしたデメリットをしっかり認識し、〝週末入院〟は行っていないし、今後も実施する方針はない。これは筆者も同意見。そのため看護必要度、病床稼働率とも必然的に土日は下がるわけだ。

四つの対策案が示されたものの…

図表2　A病院における平均在院日数に応じた重症度、医療・看護必要度の該当患者割合と病床稼働率の変化の試算

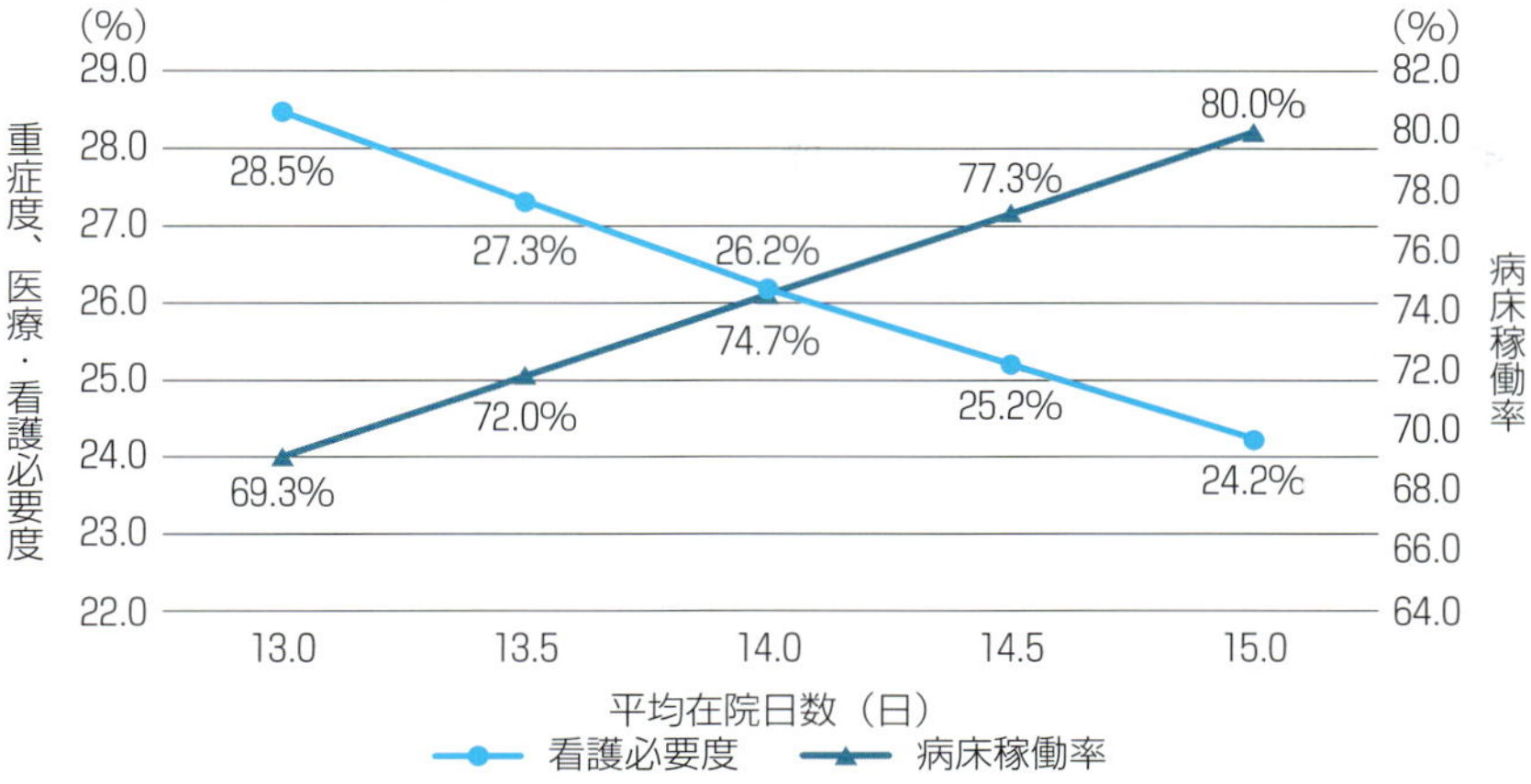

では、看護必要度の基準をクリアするためにはどうすればよいか。

A病院の経営会議で出た対策案は次の四つ。

(1)　1病棟を地域包括ケア病棟とする

(2)　2016年度診療報酬改定で認められた7対1と10対1一般病棟との混合病棟群として届け出る

(3)　脳血管疾患、運動器リハビリテーションが必要な患者の他院への転院時期を早めて病床回転率を上げる

(4)　200床未満病院の看護必要度基準である「23%以上」にハードルを下げるため、220床を199床に減らす

これらの対策案を話し合ったところ、(1)と(2)については、「7対1病床至上主義」の院長と看護部長が反対。(3)に関しては、病床回転率を上げると病床稼働率が低下するリスクを恐れる「稼働率至上主義」の事務部長が反対した。

同院の平均在院日数は15日で、短期入院も多いケースミックス（患者構成）を考慮すると長めと言える。原因の一つは、病床稼働率を高く保つために、脳血管疾患と運動器疾患の患者の大部分を、DPCの平均入院期間Ⅱを超えてⅢになってからでないと近隣の回復期リハビリ病院に転院させていないためだ。これが、看護必要度基準「25%以上」を満たせない理由にもなっていた。さらに、在院日数の短縮を評価したDPCの「効率性係数」も平均を下回っていた。

試算では、平均在院日数を1日縮めて14日にすると、看護必要度の該当患者割合は26・2%に上がることがわかった（**図表2**）。しかし、病床稼働率は5・3ポイント下がり74・7%になる。稼働率至上主義の事務部長が、なおさら拒否反応を示したのは言うまでもない。

「1床でも減らしてはならん！」

そこで(4)の病床削減案の検討を始めた。200床未満にダウンサイジングすれば、**看護必要度基準は「25%以上」から「23%以上」に緩和されクリアしやすくなる**。また、稼働率は現在80%なので、入院患者数は1日平均176人になる。ここ3年間で200人を超えた日は1日もないので、病床数を199床にしても何の問題もないわけだ。さらに、近隣にある公立の三次救急病院（DPCⅡ群700床）が最近、急性期機能を充実させているため、A病院が今後、急性期の患者数を大幅に増やせる可能性はほとんどないと言える。

仮に199床にダウンサイジングすれば、176人の入院だと稼働率は88％になる。さらに外来でも、**許可病床100床以上200床未満の病院を対象とした特定疾患療養管理料（87点、月2回）、再診料やその加算である外来管理加算（52点）を算定できるので、外来全体で1割程度の増収が見込める。**200床以上の病院が対象の初診時の選定療養は徴収不可となるが、同院はもともと1080円と低い金額設定のため大きな影響はない。**200床未満であれば在宅部門でも在宅時医学総合管理料などを届け出られるので増収効果は大きい。**

だが、このダウンサイジング案には、無床診療所から一代で220床の病院にまで成長させた「200床以上大病院至上主義」の理事長が、「苦労して増床してきたベッドを1床でも減らすのはまかりならん！」と大反対したのである。

まさに八方ふさがりの状況である。が、この窮地に、それまでバラバラだった経営幹部たちの意見が珍しく一致。理事長の長男である院長をはじめ、看護部長や事務部長が徒党を組み、理事長を説得にかかった。最後は、「2年前の病院移転新築に関する借金をこれから返すのは私なんですから」という院長の一言で理事長は陥落した。

無事、看護必要度基準を満たせるめどが立ち、計算上、病床稼働率も外来・在宅収入も確実にアップが見込める。事務部長も「これで資金を借り入れたメインバンクにも顔が立つ。幹部連合軍による〝史上最大の作戦〟が大成功した」と上機嫌だった〔注：「史上最大の作戦」（The Longest Day）とは、第二次世界大戦における連合国軍のノルマンディー上陸作戦を描いた1962年のアメリカ映画〕。

ただし、**200床未満の病院に適用される看護必要度基準「23％以上」は2018年3月末までの経過措置。次回改定の議論次第では引き上げられる可能性もある。**そのため同院が生き残るには、対策案の(1)や(3)への取組みは避けて通れない。

つまり、今回の対応は根治療法ではなく、対症療法ととらえたほうがよいのである。それぞれの至上主義優先の〝至上最大の作戦〟では到底乗り切れないことは確かだろう。

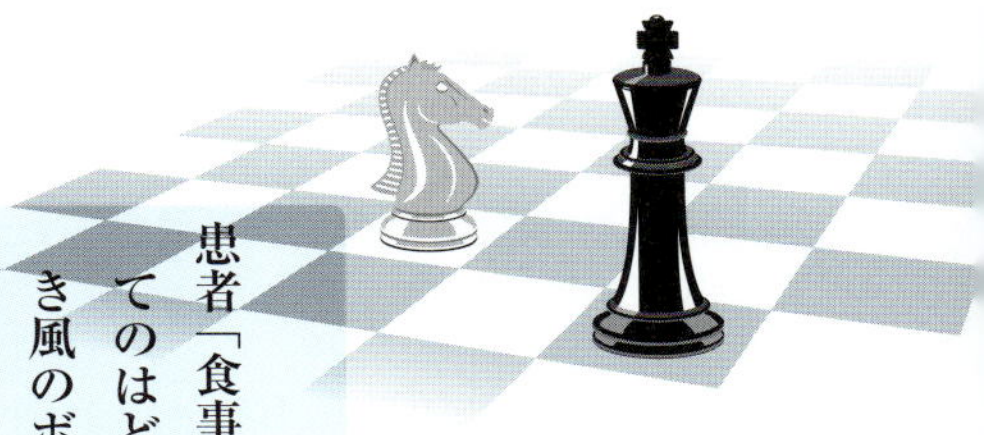

44 流動食の食事療養費の引下げが打撃に、人材不足で栄養サポート加算の算定も危機

患者「食事代を100円も値上げしといて、相変わらず不味いままってのはどういう了見だよ？　ゆうべのあの干涸らびたサバの塩焼き風のボイル、あんなものは食えたもんじゃねぇよ」

栄養科長「申し訳ありません。ただ、患者負担額は増えましたが、食事代が上がったわけではないのです。つまり、入院時食事療養費は一定で、その内訳として標準負担額と保険給付額があり…」

患者「何言ってんのか、さっぱりわかんねぇよ。どーせ、患者はわからねぇんだから、難しいこと言っときゃいいとでも思ってんのか？」

栄養科長「申し訳ありません。私の説明の仕方がまずかったようで」

患者「だから、不味いのはサバのボイルだって言ってんだろ」

「値上げしたのに魚がまずい！」

日本有数の有名漁港がある地方都市にA病院（195床）はある。DPC対象病院であり、2病棟で10対1一般病棟入院基本料を、1病棟で地域包括ケア病棟入院料1を、残り1病棟で療養病棟入院基本料1を算定しているケアミックス病院だ。

メディカルスタッフ部門の責任者と定期的にミーティングの機会を設けているが、ある日、栄養関連の診療報酬が話題に上がった。

2016年度診療報酬改定では、外来・入院栄養食事指導料1の初回指導（おおむね30分以上）が130点から2倍の260点に引き上げられ、2回目以降（おおむね20分以上）は200点に設定された。

一方で、**経管栄養法により市販の経腸栄養食品（流動食）のみを提供した場合、入院時食事療養費（Ⅰ）の1食当たり金額は640円から575円に引き下げられた。さらに、経管栄養で流動食のみを提供した場合に、特別食加算（1食につき76円）が算定できなくなった。**

A病院で、2016年4～6月に流動食のみを提供した患者は月平均30人。入院時食事療養費（Ⅰ）が1食当たり65円下がったため、喫食実績を当てはめると月約16万円の減収となった。以前なら特別食加算を算定できた患者も月平均19人おり、この面でも月マイナス12万円。両方を合わせて**月28万円の減収で、1年で336万円の減収**となる。

また入院時食事療養費は、患者の自己負担が1食当たり100円引き上げられたが、その分、審査支払機関から支払われる療養費が100円減となるだけであり、病院の収入は変わらない。しかし、**1日3食で300円の負担増になる患者の多くは、それだけ病院の増収になると勘違い**しがちだ。

栄養科長は、「『値上げしたのに食事の質が悪い。特に魚はまずくて食えたものじゃない』との患者さんからのクレームが、これまでより多くなりました」と言う。

同院の栄養科には管理栄養士が3人在籍しているが、給食部門は外部委託である。セントラルキッチンからクックチル方式で加熱調理済みの冷蔵食品を提供しているため、普段から新鮮な魚を食べ慣れている漁港町の入院患者からすれば大ブーイングというわけだ。

多職種協働による栄養指導に注力

同院の栄養科では、管理栄養士3人のうち1人を他業務と兼務できない専従としたうえで、多職種と協働して入院患者への栄養指導を実施する体制を整え、栄養サポートチーム加算を算定している。大規模病院ではないA病院のように、管理栄養士や対象となる患者の人数がともに少ない200床未満の病院で同加算を届け出ている例は全国的に見ても多くないはずだ。

A病院における2016年4〜6月の栄養食事指導、栄養サポートチーム加算の算定件数や金額をまとめた図表を見ると、管理栄養士1人分の人件費を捻出するのもむずかしい状況にあることがわかる。

しかし、**栄養サポートチームによって高齢の患者が経口摂取できるようになり栄養状態が改善されれば、感染症発生のリスクが低くなり抗菌剤の使用症例数が減る。その結果、患者の生活の質や同院の治療成果が向上する**。栄養サポートチームの推進の背景には、こうした院長の方針がある。

図表　栄養食事指導、栄養サポートチーム加算の件数と金額（4〜6月）

		点数	4月	5月	6月
栄養指導（外来）	初回（件）	260	8	7	9
	2回目（件）	200	1	0	0
栄養指導（入院）	初回（件）	260	7	7	6
	2回目（件）	200	0	0	0
栄養指導合計件数			16	14	15
①栄養指導合計金額（円）			41,000	36,400	39,000
栄養サポート加算（件）		200	78	75	86
②栄養サポート合計金額（円）			156,000	150,000	172,000
①＋②（円）			197,000	186,400	211,000

納入価格の低下に成功したが…

改定により診療報酬が下がった場合の対策は、「**コストを下げる**」「**該当報酬の算定件数を上げて増収を図る**」——の二つである。

今回の場合、前者の対策としては、**流動食の仕入れ価格の値下げなどに取り組む**ということになる。A病院では、使用頻度が低い流動食の採用を中止して製品数を絞り込み、流動食メーカーや卸と納入価格の交渉を行い、若干値下げすることに成功した。このような値下げ交渉は全国の多くの病院で行われていると聞く。

ただ、薬価や医療材料の場合と同じく、こうした取組みにより**市場実勢価格が下がると、流動食関連の点数が今後の改定でさらに引き下げられる可能性もある**。つまり、それぞれの病院が「ウチだけは安く」と購入するために、改定のたびに下がっていくのである。

「お互いに協力して市場実勢価格を下げないほうが良い結果になることはわかっているが、それぞれの経営状況を勘案すると協力しない（抜け駆けする）という選択が優先される」という、経済学の「囚人のジレンマ」に該当するわけだ。

全国の病院が一定の納入価格で流動食を仕入れ続ければ、改定のたびに見直されることはないのだが、そうすると他院に出し抜かれて自院だけが損をすることもあるので、そうするわけにもいかないというジレンマである。

中小病院にきびしい「専従」要件

これに対して、後者の「**該当点数の算定件数を上げて増収を図る**」**対策は積極的に検討したい**ところだ。

さっそく、A病院の状況を調査すると、多職種協働による栄養サポートについては、対象となる患者ほぼ全員に行っていたが、栄養食事指導に関しては入院、外来ともに全対象者をカバーしきれていないことが判明した。

その理由について栄養科長は、「栄養サポートチーム専従の管理栄養士1人を除く2人で、ほかの業務と兼務しながら全対象者に栄養食事指導を実施するのは正直きつい。さらに、1人は間もなく産休に入ってしまう状況です」と説明してくれた。

管理栄養士が2人体制になれば、1人を栄養サポートチームの専従とするのもむずかしく、同加算の届出を取り下げなければならないだろう。産休に入る職員が職場に復帰して3人体制に戻るまでは、減収もやむを得ないようだ。

「もちろん栄養サポートチーム加算を取り下げたからといって、その活動をやめるわけではありません。収入のためではなく、患者さんのQOLと治療成果の向上のために引き続き行っていきます」と栄養科長は言う。

ともかく、現在の管理栄養士の体制では圧倒的にマンパワーが不足しているのは確かだ。**栄養サポートチーム加算の「専従」要件をクリアするのは、A病院のような中小病院ではとてもむずかしい**。これは同加算だけでなく、「専従」要件のあるほかの点数も同様である。

栄養科長のジレンマは、まだしばらく続きそうだ。

45 在宅復帰先とみなされない障害者病棟、入院対象患者の見直しでさらなる危機に

看護部長「B病院が退院患者を紹介しないと通告してきました。これは由々しき事態です」

院長「紹介患者が途絶えるということは、国への石油が断たれるのと同じくらい深刻なことだ。まさに〝油断〟ではないか」

看護部長「はい。このような事態を招くことは在宅復帰率の要件ができたときに〝判断〟できたことで、まさしく〝油断〟です」

院長「この危機に、〝優柔不断〟に手をこまねいていてはいけない。まずは、〝言語道断〟にもそのような通告をしてきたB病院と、いっさいの関係を〝遮断〟することを今ここに〝決断〟する！」

看護部長「それは〝独断〟ですよ、院長。もっと現実的に〝算段〟しないと――」

患者がライバル病院に流れる！

A病院（99床）は地方都市にある慢性期病院で、2016年1月時点では療養病棟入院基本料2（看護配置25対1）と、障害者施設等入院基本料（看護配置10対1）の算定病床をそれぞれ運営していた。そして、その入院患者の3割前後が公立B病院（300床）の7対1病棟からの紹介であった。

2016年度診療報酬改定を経たある日のこと――。

そのB病院の連携室が突然、「退院患者をもう紹介しない」と伝えてきたのである。背景には、**2016年度診療報酬改定で7対1一般病棟入院基本料の在宅復帰率要件が「75%以上」から「80%以上」に引き上げられた**ことがあるようだ。

多くの7対1病院は在宅復帰率が90%を超え、この要件への対応に苦労しているという話はあまり聞かない。特に、在宅復帰率が高い眼科、耳鼻科や小児科の入院患者が多い病院ほどクリアは容易だ。

ところが、B病院では数年前に数多くあった診療科を整理し、小児科や産婦人科、眼科など在宅復帰率が高い診療科の入院をやめて、脳神経外科や神経内科、整形外科の救急医療を中心に据えた。

これにより、2016年4月の在宅復帰率は83%に落ち込み、要件クリアがギリギリになってしまったのだ。また、整形外科や呼吸器内科、胸部外科など他院への転院率が高い診療科に高齢患者が多かったことも影響したようだ。

そのため、7対1入院基本料の要件で在宅復帰とみなされない病棟ばかり運営するA病院への紹介をやめる判断をしたわけである。

7対1入院基本料の要件で在宅復帰とみなされるのは、在宅復帰機能強化加算（在宅復帰率50%以上）を算定する療養病棟入院基本料1を算定する病棟であり、A病院が届け出ている療養病棟入院基本料2は該当しない。また、障害者病棟も、7対1病棟からの在宅復帰先として評価されていない。

2016年4月に行われたA病院の経営会議で看護部長は、「B病院は当院のライバルであるC病院に患者を優先紹介するようです。在

宅復帰とみなされる地域包括ケア病棟と、在宅復帰機能強化加算を算定する療養１を届け出ているからです」と危機感をあらわにした。

実際、Ａ病院の病床稼働率は以前の90％以上から80％台半ばまでに落ちてきていた。さすがに、経営陣は病棟再編などの対策を検討せざるを得なくなった。

療養病棟の改革にめどが立つも…

Ａ病院がまず改革に着手したのは療養病棟であった。２０１６年度改定では、療養２に「医療区分２と３の入院患者割合が５割以上」という要件が導入された。

Ａ病院では療養１を算定すべく、15年末から**看護師を増員して20対１を満たせるようにするとともに、区分２と３の紹介患者を、療養１の要件である「８割以上」を目指して積極的に受け入れた。**

さらに自院の障害者病棟に入院し、医療区分の高い患者には転棟してもらう取組みも始めた結果、区分２・３の患者割合が８割を超え、２０１６年８月には療養１を届け出ることができた。

「間もなく在宅復帰率『50％以上』などの要件を満たして在宅復帰機能強化加算も取得できる予定で、Ｂ病院の要望に応えられるようになります」と看護部長は報告してくれた。

しかし、その一方で、障害者病棟の話題になると具体的な方向性がなかなか見えてこなかった。

２０００年度診療報酬改定で創設された障害者病棟は、重度の肢体不自由者などを、全入院患者のおおむね７割以上入院させる出来高算定の一般病棟だ。都市型の一般病院でも病棟単位で重度障害者の受入れを可能にしようというのが、創設された理由の一つである。それまではアクセスの悪い場所にある国立療養所などに入院する例が多く、家族が見舞うのに不便だったわけだ。

ただ時がたつにつれ、当初は主な入院患者と想定していなかった、脳梗塞などに伴う障害者の割合が増加していった。

そこで２００８年度改定では、脳卒中と認知症が主病名・主原因の患者は、下肢の重度肢体不自由者から外された。

これにより障害者病棟の数は一時減ったが、最近は再び増加傾向に転じている。厚労省の調査では、２０１２年に６万２９０９床だった障害者病床は２０１３年に６万３５７１床、２０１４年に６万５８５３床、２０１５年には６万６９７０床と毎年増加している。

また、療養病棟の代替的な利用をするケースもあり、それを問題視する傾向が強まった。そのため２０１６年度改定では、入院対象となる重度意識障害（ＪＣＳ30以上）のなかでも脳卒中後遺症で医療区分１・２に該当する患者は、療養病棟の低い包括点数（10対１看護配置の場合、区分１相当は１３３１点、区分２相当は１４６５点）を算定しなければならなくなった。

地域包括ケア病棟への転換も困難

図表は、２０１６年１～８月におけるＡ病院の障害者病棟の入院患

図表　障害者病棟の入院患者疾患別割合（2016年１月～８月）

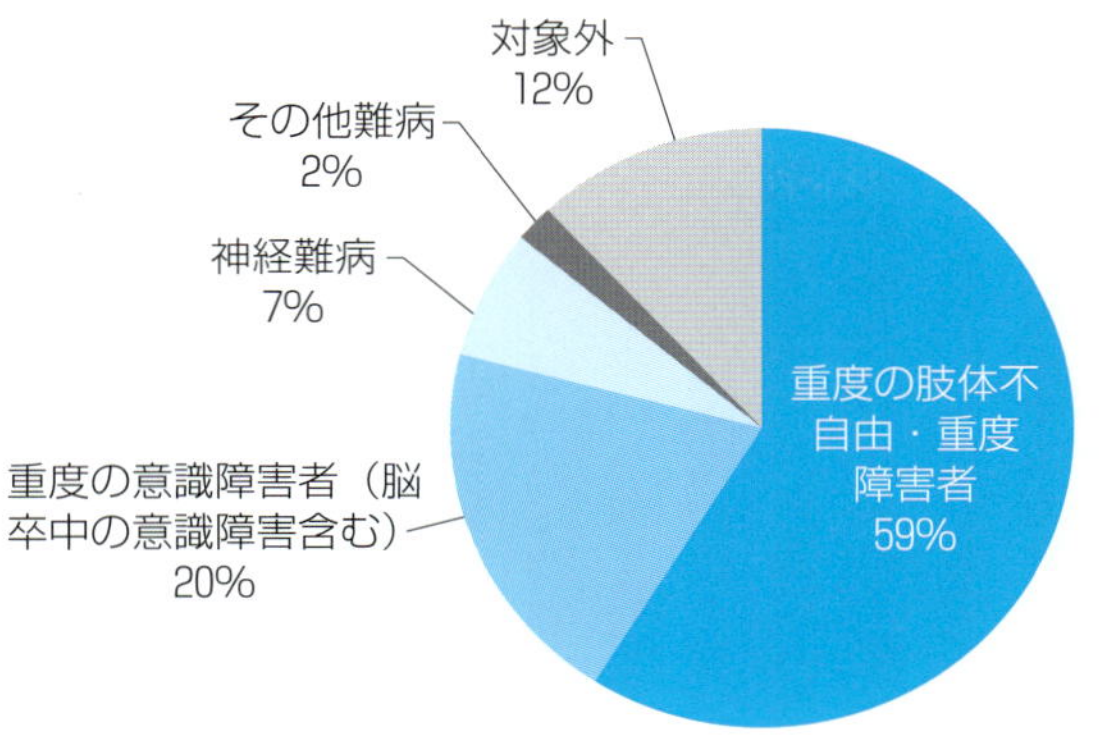

者を疾患別に見た割合である。８月末時点では「重度の意識障害者」は８人で、うち療養病棟の包括点数の対象となる区分１相当の患者が３人いた。実は区分２の該当患者も２人いたが、療養１の算定を目指す療養病棟に転棟していた。

Ａ病院の障害者病棟の１日平均入院単価は２万６０００円で、平均在院日数は１５０日。区分１相当の患者が１日平均３人いるとすると、年間減収額は１０００万円強と試算された。

２０１６年３月31日時点で当該病棟に６カ月以上入院する患者は、区分３とみなして従来の点数を算定できるため、区分１に相当する現在の患者は３人とも出来高点数を算定できているが、「今後、医療区分１・２に該当する患者が新規に入院すれば包括点数を算定しなければならず、大幅減収になりかねません」と看護部長は指摘した。

その解決策として院長は経営会議で、**障害者病棟を地域包括ケア病棟（入院料１）に転換する方針**を示した。

しかし、地域包括ケア病棟の在院日数は最長60日であるうえ、「在宅復帰率７割以上」という要件のクリアは現在の障害者病棟の患者構成ではむずかしい。急性期病床をもたないＡ病院では、自院内でポストアキュート（急性期後）の患者を転棟させることもできない。一方で、Ｂ病院も重症度、医療・看護必要度が新基準の25％ギリギリなので、一部病棟を地域包括ケア病棟に転換する準備をしており、Ａ病院はポストアキュートの患者をＢ病院から従来通りに紹介してもらえなくなる可能性が高い。

そこで看護部長の提案したのは、**Ｂ病院からの紹介患者は在宅復帰機能強化加算を取得した後の療養病棟で受け、障害者病棟は病病連携を強化して他病院からの紹介を増やす**という策だった。

これには同感だ。療養病棟で区分１の患者を受けても、全体の２割未満なら療養１の維持は可能だ。ただし、これは苦肉の策の対症療法に過ぎない。

今後、２０２５年の地域医療構想に向けて、中・長期の経営ビジョン確立が必要となることだけは間違いない。

46 「認知症ケア加算は採算が合わない」と言い張る〝採算性原理主義〟の事務部長

事務部長「こんなことは経営のイロハのイだが，採算の合わないことはしない。認知症ケア加算1による収入だけでは，担当看護師の人件費を賄えないのであれば，届出はしない。当然のことだ」

筆者「それは紙の上あるいはエクセル上の採算であって，医療現場での認知症ケアの必要性が高いのは事実ですし，そこを改善することによる波及効果を含めれば総合的な採算はプラスですよ」

事務部長「波及効果？　総合的な採算？　そういう根拠のあやふやなものに頼って経営なんかできるはずないだろ」

筆者「——それが〝あやふや〟なのか，それを〝あやふや〟にしか捉えられないのかは，別ですけどね…」

加算収入は多くはないが…

2016年度診療報酬改定で新設された認知症ケア加算——。加算1と2があり、「入院日から14日以内」では加算1が150点、加算2が30点、「入院15日以上」ではそれぞれ30点、10点に設定されている。DPC対象病院のA病院（一般199床）は、改定直後の4月に同加算1を届け出た。

認知症ケア加算1は、**「認知症高齢者の日常生活自立度判定基準」におけるランクⅢ以上の入院患者（重度意識障害者を除く）に対し、多職種チームが認知症ケアを提供した場合に算定できる。**

A病院では病棟主任の看護師が2年前に、「6カ月以上かつ600時間以上」に及ぶ認知症看護の認定看護師研修を修了。神経内科医などとチームを組んで週1回以上、病棟を巡回して認知症患者の情報収集、環境調整、コミュニケーションの改善、退院支援などを行ってきた。そのため、同加算の新設と同時に算定を開始できたわけだ。

図表は、今年4～6月に「DPC6桁コード040080：肺炎等（15歳以上）」の診断群でA病院に入院した患者について、自立度判定基準ごとに平均入院期間である入院期間Ⅱを超えた患者の割合をまとめたものである。該当患者は全部で34人おり、「認知症なし」（7人）では28・6％（2人）、「自立度判定基準Ⅰ～Ⅱ」（10人）では50％（5人）、認知症ケア加算の対象となる「同Ⅲ以上」（17人）では76・5％（13人）が入院期間Ⅱを超えていた。つまり、**認知症が進行するほど在院日数が長くなる**ことがわかる。認知症ケアチームが積極的に介入しているA病院でも、こうした傾向があるわけだ。

同院では、ほかの診断群の患者も合わせると2016年4～6月の3カ月間における認知症ケア加算の対象患者は54人で、加算収入は月25万円前後にとどまる。

しかし厚生労働省の全国調査では、2012年時点で認知症を患う人は約462万人で、**2025年には700万人を超えて65歳以上高齢者の5人に1人が認知症になる**と言われている。入院患者の平均年齢が76歳のA病院でも認知症患者は着実に増え、現場はそのケアに疲弊していた。そのため、同加算の創設前から入院患者への認知症ケアに積極的に取り組んできたわけで、その意味では、今回の加算収入は同院にとって〝真水の増収〟（利益）になる。

　さらにA病院は、認知症患者の早期退院を後押しするため、退院支援加算1も改定直後の2016年4月から算定している。これも改定前から人員を手厚く配置していた結果で、退院調整部門に専従看護師を1人配置していたほか、2病棟に1人の専任配置が求められる退院支援部門の専従職員についても、4病棟に対して計3人の社会福祉士が従事していたため難なくクリアできた。

図表　市中肺炎（75歳以上、手術なし、手術・処置等2なし、ADOPスコア1～4）」の支払い分類4認知症高齢者の日常生活自立度判定基準ごとの入院期間Ⅱ超（平均超）割合（2016年4～6月）

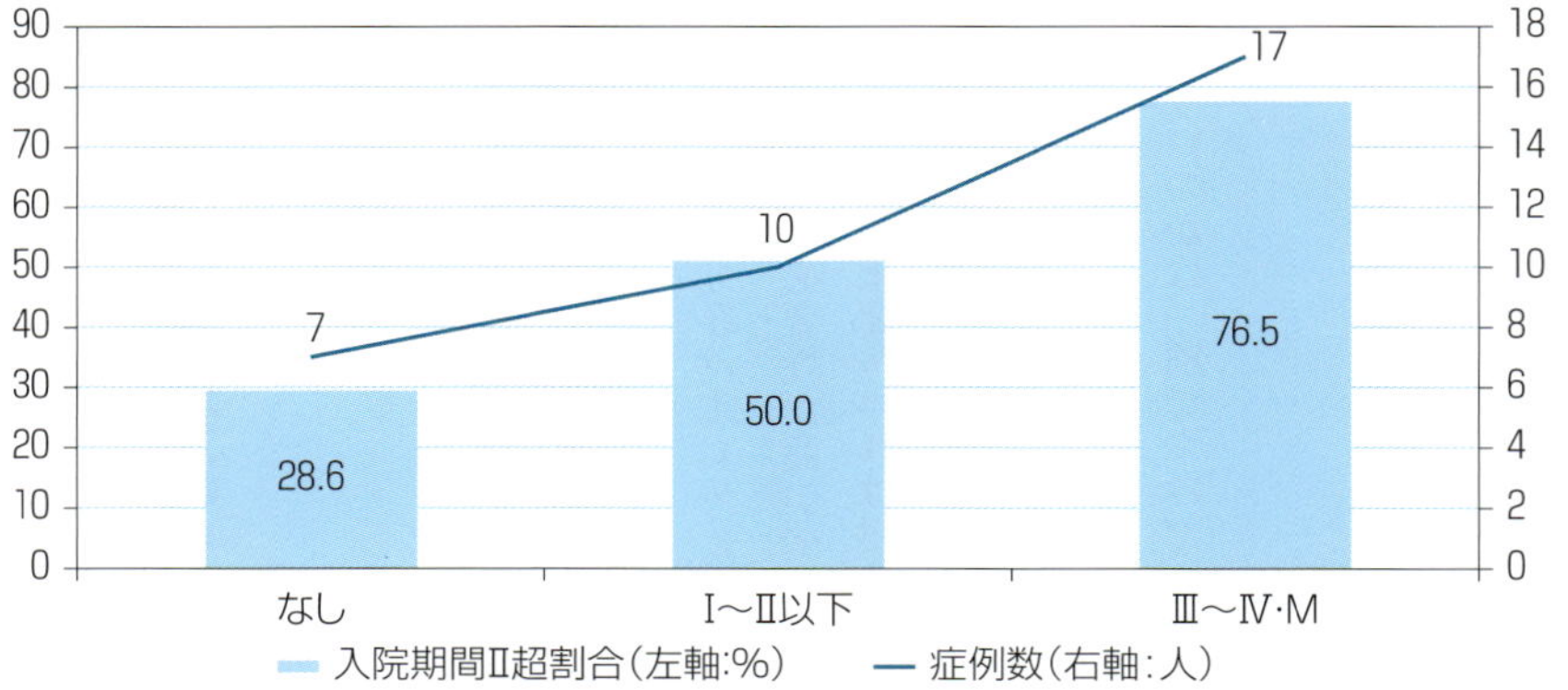

　これら新設のダブル「加算1」を改定直後の2016年4月に届け出たのは全国でもごくわずかの病院だけだと思う。院長と看護部長が認知症ケアの重要性を理解し、退院を支援することによって地域完結型の医療・介護連携を強化する経営方針を明確に打ち出していたことが実を結んだといえる。

「加算単体では利益が出ない！」

　これに対して、自他ともに地域の中核的な急性期病院として認識されているB病院（一般500床）では、認知症ケア加算1どころか加算2の研修要件も満たせていない状況だ。退院支援加算1に関しても、病棟への人員配置の基準を満たせず届出ができていない。

　その一因は、「採算性原理主義」の事務部長にある。**「点数単体で利益が出なければ、加算の届出はしない」**という考えなのだ。そのため、「A病院では認知症ケア加算1による収入だけでは、担当看護師の人件費を賄えないと聞いた。当院では算定するつもりはない」と言い放つありさまだ。

　改定時にはA病院のように、先進的に取り組んできた業務に後追いのかたちで報酬がつく例がある一方、B病院のように、新たに職員を雇用しないと新設加算などを届け出られないケースがある。

　前述のように、A病院では改定前後で人件費（固定費）が変わらずに加算を算定できるので、新たに得られる加算収入はそのまま利益になる。

　一方、B病院では新規雇用による人件費増を覚悟しなければ加算を算定できないうえ、事務部長が言うように、増える人件費を加算収入だけでカバーすることはできない。

加算要件は整備すべきインフラ

　しかし、**診療報酬上の加算の多くは、「これから病院が力を入れるべきこと」に国が政策的に誘導する意味合いがある。**感染防止対策加算や医療安全対策加算もそうだろう。加算で求められることは病院として整備すべきインフラ（基盤）と捉え、やがては必須の取組みになり、加算自体がなくなる、いわゆる「はしご外し」が行われることも少なくない。

ただ、重大な院内感染や医療事故が発生してマスコミで報道されれば、病院自体の経営が揺らぐ可能性は高まる。そのような例は多い。現実問題としてB病院でも認知症の入院患者は増え、そのケアで現場は疲弊しており、事故が起きないとも限らない状況だ。

経営面でも、同院では退院支援が充実していないため入院期間が長引き、結果、機能評価係数Ⅱにおいて在院日数の短縮化を評価する効率性係数が低下している。

２０１８年度診療報酬改定に向けては現在、８つある機能評価係数Ⅱの見直しが進められており、**効率性係数への配分を増やす見直し案も取りざたされている**。２０１８年は見送りになるようだが、やがて、これが現実になれば、B病院は経営的にますますきびしくなるはずである。

B病院では「はしご外し」の影響どころか、このままでは地下に沈んでしまうような危惧もあった。しかし、事務部長はまったく行動を起こそうとはしなかった。

それが今秋、新院長の赴任で一変した。

病院経営にも精通する新院長に一喝され、事務部長はようやく、看護部から出されていた認知症看護の認定研修への参加と、社会福祉士の採用の要望に関する稟議書に印鑑を押したのである。

新院長いわく,「事務部長の給料が，一番採算が取れていないのだが…」。

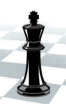

47 クリニカルパスが嫌いな脳卒中センター長、治療の標準化に向けた効果的な一手とは…

A病院には脳卒中患者を診る脳神経外科と神経内科の医師が4人いて、院内呼称的な「脳卒中センター」が設置されている。支払分類4に該当する**「脳梗塞、手術なし、手術・処置等1なし、エダラボンあり」の患者の平均在院日数は25日（DPCの平均入院期間である入院期間Ⅱは17日）、エダラボンの平均投与日数は9・8日だった。**3カ月間の各患者へのエダラボン投与日数を調べると、**7日と14日に大きな山が二つあり標準化されていない**ことがわかった（図表）。

一方、筆者の別のクライアントで、同じくDPC対象病院であるB病院（300床）では、エダラボンの投与日数は7日前後に集中。平均在院日数も17日で、A病院より8日間短い。脳神経外科・神経内科医はA病院の2倍の8人、SCU（脳卒中ケアユニット）も8床あり、まさに脳卒中センターと呼ぶにふさわしい体制・設備であった。

A病院でエダラボン投与日数が標準化されていない理由を看護部長に尋ねると、「クリニカルパスが嫌いな脳卒中センター長が原因だと思います」との回答が返ってきた。

脳梗塞については、パスで治療を標準化している病院が多い。**パスの整備により治療の質の保持やチーム医療の実践が可能となり、治療計画や退院時期が明確になるため患者の安心につながる。**

A病院でも全体で100種類以上のパスがあり、脳疾患関連はそれほど多くはないが、「脳梗塞、エダラボンあり」のパスはかつての出来高請求時代に作成されていた。ところが、センター長の意向で、パスがまったく使われていなかったのである。

センター長「私はパスは嫌いだ。治療の標準化と言うが、患者は個々に違うし、治療経過も当然違ってくる」

筆者「標準化とは個々の違いを認めないものではありません。個々に違いがあることを前提とするものです」

センター長「ただ、現実問題として、パスの運用が治療をワンパターン化させる方向に作用することは間違いない」

筆者「もちろん、運用が硬直化すれば、ワンパターン化してしまいます。要はどう運用するかで、運用には適度の柔軟性が必要です」

センター長「君は私に柔軟性がないと言いたいのか？」

筆者「先生なら柔軟な発想、柔軟な運用ができると思えばこそ、こうしてお願いしているんです」

センター長「私は柔軟な人間だ。柔軟な発想、柔軟な運用も得意だ。しかし、それでも私はパスは嫌いだし、パスタもアルデンテは好きじゃない。このあたりのジョークは私の柔軟性の証でもある」

投与日数7日と14日に二つの山

A病院（400床）は、DPC対象病院である。

同院の現状を把握するため、DPCデータを分析してみたところ、**「脳梗塞、エダラボン（脳保護薬）あり」に該当する各入院患者の在院日数と、エダラボン注射の使用日数に大きなばらつき**があった。

10年前の個別指導がトラウマに

添付文書ではエダラボンの投与期間は「14日間まで」。利用されていないパスの標準投与期間も14日間となっていた。また、先発医薬品だけを使用していたため、薬価ベースの患者1人当たり投与金額は10万円強に達していた。後発医薬品で投与期間も短いB病院の約2万5000円に比べると、4倍以上の薬価だ。

A病院では、エダラボン投与期間が7日間のケースも多かったが、これはセンター長以外の若手医師たちが診ていた患者だった。看護部長は、「パスは使っていないけど、若手医師は標準的な使用に従っていたんですね」と驚いていた。

これまで多くの病院のエダラボン投与日数を比較してきたが、**医師と症例数が豊富な病院ほど標準的な使用日数は7日前後**だった。パスで標準投与期間を7日間としているB病院もその一つだ。これに対して、**症例数が少なく薬剤料を出来高で算定できる病院ほど14日間まで投与**するケースが目立った。だがA病院は、医療の標準化が求められるDPC対象病院。この状態を改善する必要があった。

そこで、A病院の企画課が年度初めに行う各診療科へのヒアリングで、在院日数やエダラボン使用日数の他院との比較データをセンター長に提示した。しかし、「定型的なパスは嫌いだ。患者さんに何かあったら君が責任を取ってくれるのか」と切り返されてしまった。

センター長がこれだけパスを嫌う理由については、後で医事課長に聞いてようやく知ることができた。

10年ほど前に病院全体でパスの構築に取り組んでいたときのこと。個別指導に来た医師の行政指導官から、「画一的な治療計画ではなく、患者個々の計画を立てなさい」と指導を受けたことがトラウマになっているようだった。確かに、パス創成期にはこうした行政指導があったが、現在は入院診療計画もパスで代替可能になっている。

図表　脳梗塞治療の支払分類４に該当する「手術なし、手術・処置等なし，エダラボンあり」の患者における、エダラボン投与日数の分布

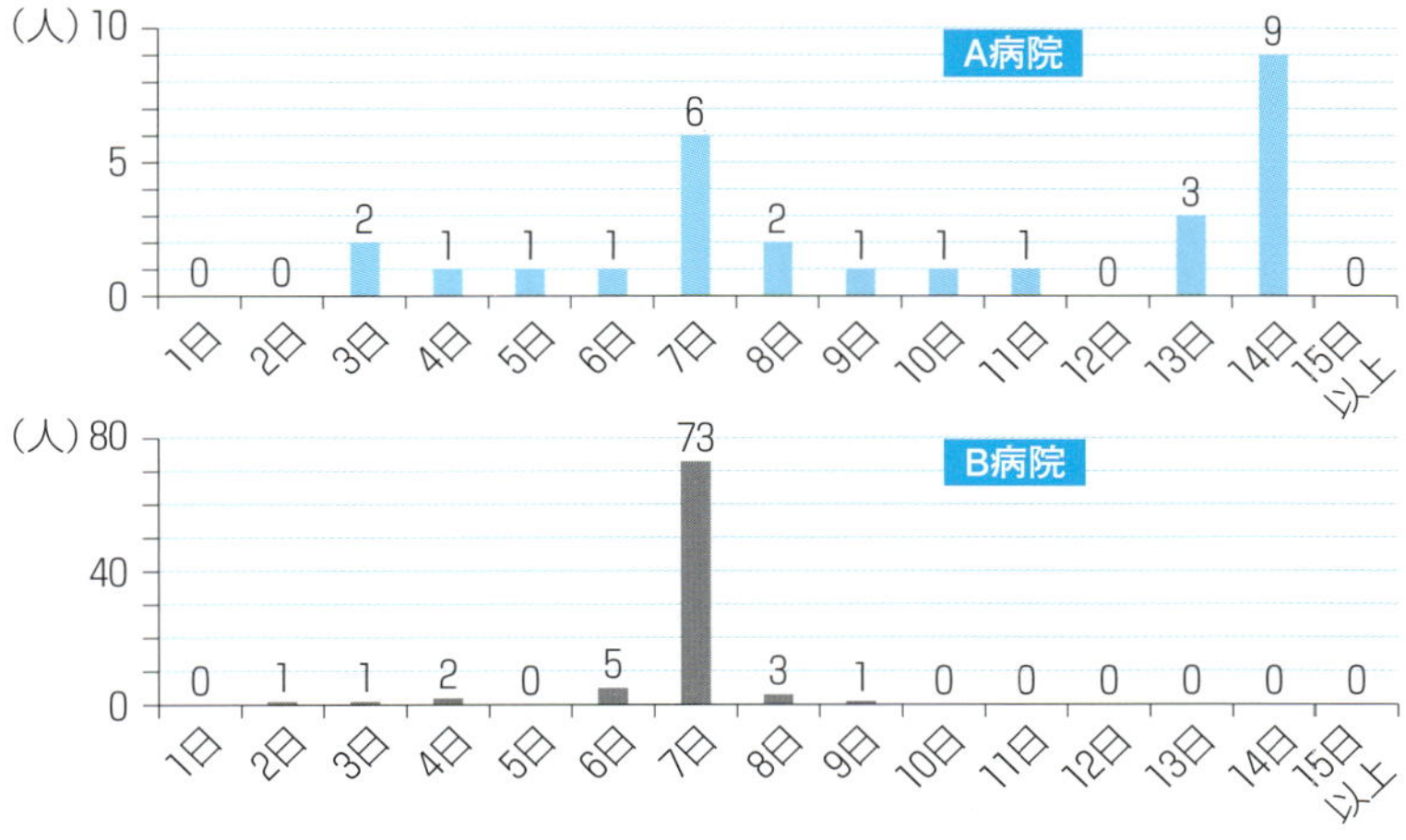

医師の説得は医師に任せる！

対策を考えた結果、「臨床に関して医師は医師の言うことしか聞かない」というセオリーに則り、B病院の脳梗塞治療の権威であるB院長の力を借りることにした。A病院の医師向け臨床セミナーで、「パスの必要性と臨床および経済効果」と題して講演してもらったのだ。この〝作戦〟進行中にわかったのだが、実はB院長はセンター長と同じ大学医局出身で5年先輩だった。

この〝作戦と奇遇〟が功を奏し、B病院のパスをほぼそのままA病院で運用することがトントン拍子で進んだ。看護部長に確認すると、センター長も渋々ながらパス適用の脳梗塞治療を行っているそうだ。

後発医薬品への切替えも進み、今後は、機能評価係数Ⅱにおいて在院日数短縮を評価する効率性係数の向上も期待できるだろう。

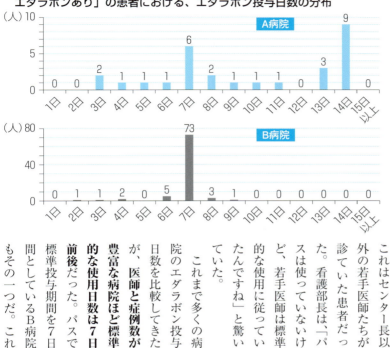

48 電子カルテを嫌う理事長とITオタクの医局長

事務部長「電子カルテにすれば、院内外での情報伝達、データ共有が可能になり、画期的に便利になります」
理事長「便利とか、そういう問題じゃない。カルテとは、医師が患者一人ひとりに真剣に正対し、魂を込めて手で書くものだ」
事務部長「電子カルテでも、魂を込めて入力することはできますよ」
理事長「魂を込める機能があるということか?」
事務部長「もちろんです。〝入魂キー〟をクリックすれば、電子が増幅されて、データに魂を込めることができます!」
理事長「なるほど、それは便利だ!」
事務部長「もちろん冗談ですよ」
理事長「――も、もちろん、そんなことはわかっとる! 魂がクリップで留められるわけがない」

「医師が来なくなる!」が効果発揮

A病院は、中規模の急性期病院(160床)である。80歳の理事長は今でも外来診療をしているが、高齢者にありがちな根っからの〝IT嫌い〟だ。1年前にようやく電子カルテを導入したが、それまではオーダリングシステムもなく、カルテや処方せんは手書き、検査・画像オーダーも伝票記入制だった。

「ネットが使えると、職員が関係のないサイトを見て仕事をサボる」

という理事長の考えで、ネット閲覧、院内メールのインフラも整っていなかった。

そんな状況だったが数年前、厚生局から適時調査時に薬剤管理指導料に関する指摘を受けたのを機に、改善に向けて動き出した。**医薬品緊急安全性情報やPMDA(医薬品医療機器総合機構)からの情報を入手できる環境にない点が問題視された**のだ。そのため、各部署にネット環境を整備することになった。

事務部長は当時、「〝情報鎖国時代〟から脱出できました。個人メールはまだ管理職だけですが大進歩です」と苦笑した。

しかし、電子カルテの導入がまだ課題として残っていた。若手の医師や看護師は、研修医時代や看護実習のときから電子カルテに慣れ親しんでおり、同院のアナログ環境に不満を抱く人が多かった。医事課でも、1日平均300人の外来患者に対して外来担当者を10人配置し、予約カルテの準備、診察受付後のカルテの診療科への搬送・回収、検査結果伝票のカルテへの貼付といった管理作業に日々追われていた。

そのため、院内幹部職員で理事長の説得に乗り出した。

課題は、電子カルテのコストパフォーマンスの証明。正直、その定量化はむずかしい。A病院では、**医事課のカルテ管理部門の職員3人を医師事務作業補助者に配置転換すれば、年間1000万円強の人件費を軽減できるほか、医師事務作業補助体制加算の算定件数を増やせる**見込みはあった。ただ、それ以外の定量的なコスト削減メリットを抽出するのは困難だった。

しかし、若手医師の確保では大きな問題があった。実際、**「電子カルテがない」という理由で入職を断る医師がいた**のだ。

この説得が功を奏し、理事長の重い腰を上げることに成功。理事長が外来で診察する際の電子カルテへの入力は、熟練した医師事務作業補助者を就けることにした。

Ａ病院における電子カルテ導入のメリットとデメリットを挙げると、図表のようになる。

図表　Ａ病院における電子カルテ導入のメリット、デメリット

■メリット
① 手書きカルテ等と比較して見やすい診療記録、検査結果、レントゲン画像となった。
② 電子カルテでないことで就職を躊躇する若手の医師、看護師の不安が払拭された。
③ 職種間での情報伝達、データ共有が簡単になってチーム医療に貢献できた。
④ オーダー情報が薬局や放射線部門、栄養部門などのシステムと連動し、再入力の手間や間違いも無くなった。
⑤ カルテ開示がプリントアウトで即刻可能になり、検査結果も即刻プリントアウト可能になったため外来迅速検体検査加算が増加した。
⑥ 場所を占拠していた紙カルテ庫が不要になった。
⑦ カルテの出し入れや予約準備、搬送、検査伝票貼りをしていた医事課カルテ管理部門職員３人が配置転換できた。

■デメリット
① 万が一、停電すると何もできなくなってしまう。
② 導入コストやランニングコストが発生した高い買い物だった。
③ 診療報酬上の直接的なメリットがなく、逆に看護必要度や持参薬のデータ提出などの制度変更で新たな費用がかかる。
④ 紙カルテと違って一気にデータ漏洩や喪失のリスクがあり、セキュリティ対策が必要。
⑤ 電子カルテ導入責任者である医局長の医師としてのパフォーマンスが低下した。

電子カルテの導入に当たっては、コンピューターにマニアックなほど詳しい医局長と医事課長、企画室長の3人を中心としたプロジェクトチームを結成。全職員に電子カルテの操作を覚えてもらうことに苦労する病院もあるが、Ａ病院ではスムースに進んだ。

若手の看護師は理解が早く、紙カルテ世代の40代以上の看護管理職も若手に触発されて一生懸命対応してくれた。医師のなかにも紙カルテ世代がいたが、プロジェクトチームが丁寧に指導。画像診断部や検査部などのメディカルスタッフ部署は、部門システムがすでにＩＴ化されていたため問題はなかった。

一難去って、また一難

電子カルテの導入から1年でみんな当たり前のように使うようになり、「手書きにはもう戻れない」という声が院内の大勢を占めた。

ところが事務部長は、「実は導入プロジェクトリーダーだった医局長について問題が起きていて、一難去って、また一難です…」と顔を曇らせた。

話を聞くと、医局長は今でも、細かい操作性など様々なカスタマイズ（特別注文）をベンダーに求めていて、その請求書が事務部長に回ってきているということなのだ。ほかの医師に確認すると、ベンダーに要求している変更箇所は、そのままでも診察には特に不具合はないとのことだった。ソフトウェアの致命的な欠陥であればわかるが、趣味レベルの部分まで手直しし始めると無駄なコストと時間が発生する。

電子カルテは、最初からカスタマイズなしで使用できるシステムを導入すれば、初期費用や運用コストを抑えることができる。もともと、導入実績が豊富な製品は多くのユーザーの意見を取り入れた汎用型であるため、それに自院のシステムを合わせる必要がある。「変えるより慣れよ」であるが、医局長のように、**マニアックな操作性などを反映させて余計なコストがかかってしまうケースも多々ある。**

事務部長いわく、「電子カルテ導入前は高齢の理事長がネック、導入後はマニアックな医局長がネックになっています。ＩＴ化は結局、〝人〟が最も大きな障壁ですね」と嘆くことしきりだった。

行き着いた先の〝雲〟は果たして…

問題はほかにもあった。医局長が電子カルテの運用やカスタマイズに没頭しすぎて、本業の内科医としての臨床がおろそかになっていたのだ。医局長の残業代は、電子カルテの導入前後の半年間は月100万円を超えて本給を上回る月もあり、その分、稼いでもらう必要があった。だが、通常は10人前後の受け持ち入院患者数は2～3人にとどまり、現在でもその数は少ないそうだ。

「医局長の熱意のおかげで電子カルテを円滑に導入できました。ただ、運用がすでに安定期に入ったので、臨床に専念してほしいのですが…」と事務部長。

そんな折、医局長が退職願を提出してきた。知り合いのベンダーと組み、クラウド型（院内にサーバーを置かずに外部のサーバーやソフトウェアを使うシステム）でサービスを提供する、在宅医療に特化した電子カルテ会社を立ち上げるという。臨床をおろそかにし、ベンダーと様々なやり取りをしていた理由がこれでわかった。

このシステムは、雲（クラウド）のなかにでもあるかのように所在地が意識されないサーバーを活用することから、クラウドサービスと呼ばれる。

新たな道を選んだ医局長にとって、この雲の彼方に何があるかはわからない。ただ、一つだけはっきりしていることは、電子カルテの導入後に病院が払った医局長の法外な残業代は〝雲散霧消〟してしまったということだ…。

49「病棟群単位にして看護職員を減らせ！」、事務部長が大量リストラを主張するも…

事務部長「試算によれば、10対1にして看護師を減らせば、人件費との差し引きで黒字になります」
看護部長「それはあくまで試算です。現実的ではありません。看護師が減れば現場はさらに忙しくなり、不満が出ます」
事務部長「それは現実的というより予想ですよね。43人が辞めて人件費が削減できたら１０００万円の利益が出る——それが現実です」
看護部長「43人が辞めればって簡単に言うけど、その43人は私たちの仲間です。現実問題として、家庭もあれば生活もあるんですよ」
事務部長「そういう甘いことを言ってたんじゃ、経営なんかできませんよ。現に一般企業じゃリストラなんて当たり前ですよ」
看護部長「そんなに人件費削減が大事なら、あなた自身をリストラしてみたらどうなんですか？　そのほうがよっぽど現実的ですよ」
院長「なるほど。——事務部長、そうするとどれぐらい人件費が浮くか、試算してみてくれないか」
事務部長「いや、その、私にも家庭もあれば、家のローンも15年残ってますし、何よりも皆さんの仲間の一人ですし——」

使い勝手の悪い病棟群単位

２０１６年度診療報酬改定では、**7対１一般病棟入院基本料の重症度、医療・看護必要度（以下、看護必要度）の基準が「15％以上」から「25％以上」に厳格化された**（許可病床数２００床未満の病院で、7対1と10対1の病棟併存を認める「病棟群単位」を届け出ていない病院は２０１８年３月末まで「23％以上」）。

DPC対象病院であるA病院（３００床）の看護必要度は、２０１６年４月時点で22・7％しかなく、経過措置が切れる同年９月末までに病棟再編が必要だった。ちなみに、同院の１日平均入院単価は5万円、病床利用率は85％前後、１日平均入院患者は２５５人だった。

経営会議で二つの病棟再編策を提案した。

一つ目は、**一部病棟をポストアキュートの地域包括ケア病棟に転換して、急性期後の患者に転棟してもらい、7対１一般病棟の看護必要度基準を満たす案**。同院は、連携先病院が多くない人口5万人の地方都市にあるため、自院内で急性期から回復期（地域包括ケア病棟）までをカバーするわけだ。

二つ目は、**２０１６年度改定で創設された病棟群単位の届出**である。同院には在院日数が長めで、地域包括ケア病棟の入院単価約3万円を下回る患者も多かった。だが、「急性期至上主義」の院長や看護部長は、「地域包括ケア病棟を手がけるのは急性期からの後退を意味する」という考えが強い。その点、看護必要度の要件がない10対1病棟に7対

1の一部病棟を転換でき、すべて一般病棟として運営が可能な病棟群単位は受け入れられやすいと考えたのだ。

　ただし、病棟群単位の届出については、①二つの病棟間で患者の転棟は原則できない、②7対1から10対1病棟に転棟した際などは全入院期間（前月分まで遡る）にわたり10対1入院基本料を算定しなければならない、③2017年4月以降は7対1病床数を一般病棟入院基本料の算定病床数の6割以下に抑える（特定機能病院は除く）――などの制約があるので注意が必要だ。

　それでも、A病院は急性期病床の維持にこだわり、病棟群単位を届け出る方向で検討することになった。

図表1　5，6病棟を10対1にした場合の看護必要度の変化

	病棟別の看護必要度割合	5，6病棟を10対1の看護必要度割合
1病棟	32.9%	32.9%
2病棟	28.2%	28.2%
3病棟	25.9%	25.9%
4病棟	23.5%	23.5%
5病棟	14.1%	10対1へ
6病棟	11.8%	10対1へ
合計	22.7%	27.6%

1日平均入院患者数255名、そのうち10対1に変える5，6病棟（計100床）に86名入院

図表2　5，6病棟を10対1にした場合の人件費減と収入減

1～6病棟が全て7対1の場合の看護職員数	142
5，6病棟を10対1にした場合の看護職員数	128
看護職員14名減による人件費減（年俸500万円）	¥70,000,000
5，6病棟を10対1にした場合の収入減	¥69,127,058

図表3　1～6病棟全てを10対1にした場合の人件費減と収入源

全病棟を10対1にした場合の看護職員数	99
看護職員43名減による人件費減（年俸500万円）	¥215,000,000
全病棟を10対1にした場合の収入減	¥204,969,765

※看護職員数は1日看護配置数×1.3で計算（休みや有給休暇があるため）

※7対1係数1.001が乗じられるDPC包括収入分は係数前1日2.2万円／人で計算

　同院には集中治療室（ICU）やハイケアユニット（HCU）はなく、すべてが7対1病床。病棟は六つで、第5病棟と第6病棟（計100床）の看護必要度は14・1%、11・8%と低かった。試算では、この二つの病棟を10対1に変えると、残り四つ（第1～第4病棟）の7対1病棟の看護必要度は27・6%となった（図表1）。実際は、第5・6病棟の看護必要度を満たす患者の一部は第1～第4病棟に入院するため、もっと上がることになる。

人件費減の効果の方が大きいが…

　一方、この前提で病棟群単位を届け出ると収入が減少するが、入院基本料を満たすために必要な看護職員数も減ることになる。図表2は、その収入と人件費の減少額を試算したものだ。

　10対1病棟に変えると、DPC機能評価係数Iが7対1のときよりも10・01%減となる。7対1係数を乗じる前のDPC包括収入の1日単価を2万2000円、第5・6病棟の1日入院患者数を86人で計算すると、年間減収額は約6900万円〔（2万2000円×7対1係数1・1001−2万2000円）×86人×365日〕となった。これに対して看護職員数は14人減となり、年間7000万円の人件費を削減でき、差し引きで100万円弱の黒字となる。

　2017年4月に、**300床すべてを10対1病床にすると2億500万円の減収となるが、看護職員は43人減となって2億1500万円の人件費を減らせ、差し引きで約1000万円の黒字となる**試算となった（図表3）。

　口を開けば「当院は人件費比率が高い」と、いつも愚痴を言っている事務部長はこの試算を見て、「絶対に病棟群単位を届け出るべきです！」と訴えた。

　だが、話はそう簡単ではない。病棟群単位には、白雪姫の〝禁断の

毒リンゴ〟のような仕掛けがあるからだ。

なぜなら、前述したように、2017年4月に現在300床ある7対1病床は、その6割の180床以下に減らす必要があり、さらに、**7対1と10対1病棟の混在は2018年3月までの経過措置になっている。この措置が延長されない限り、2018年4月には全床を10対1病床にしなければならず、これが全国的に病棟群単位の届出が進まない最大の理由**となっているのである。

それでも事務部長は、「減収より人件費の減少のほうが大きいからいいじゃないか」と主張。一方、看護部長は「看護師が減れば、現場はさらに忙しくなり、大きな不満が出ます！」と主張し、経営会議は一気に険悪なムードとなった。

〝リストラ返し〟の羽目に

実は、事務部長が主張する「2018年3月末までの看護職員43人の自然退職」は現実的ではない。

A病院は短時間職員制度や育児・復職支援制度などを充実させており、その努力が功を奏し、看護師の離職率は5％と全国平均の半分以下の低さだ。これを基に試算すると、2年間で看護師142人中14人しか自然退職しないことになり、43人にはほど遠い。

事務部長は、「前職の会社の人事部で大リストラをした経験があるから実現可能」と息巻くが、そんなことをしたら辞めさせられた看護師などに悪い噂を流され、同院の評判が一気に悪くなりかねない。

A病院は結局、地域医療構想や病床機能報告で地域の「回復期」が不足していることから、一つ目の案を採用することになった。

そして、2016年9月に二つの病棟を地域包括ケア病棟に転換したのである。

2017年1月の同院の経営会議。事務部長は浮かない顔をしていた。60歳の定年後に再雇用されていたが、「来年度は契約しない」と院長から告げられたという。

「看護師のリストラ主張が自分にブーメランで返ってきたよ」と、うなだれてつぶやいた。

50 稼働病床数の維持にこだわる院長、“医療生態系”を壊してまで病棟転換？

院長「ダウンサイジングはまかりならん。それは病院の退化だ！」

看護部長「無用なものを無くしていく退化もまた、進化の一形態ですよ」

院長「進化は適者生存、弱肉強食、自然淘汰だ。大学病院に負けたら淘汰される。機能も規模も負けるわけにはいかん！」

看護部長「それは進化論の曲解ですよ。環境に適応して、機能やサイズを最適化していくことこそが進化です。地域医療構想や地域の他の医療機関の事情を無視して自院の都合だけしか考えなければ、それはガラパゴスです」

院長「ガラパゴス結構、オオトカゲ結構だ。でかくて強けりゃ問題ない。これこそ、ダウンサイジングならぬダーウィンサイジングだ！　ワハハハハハ」

看護部長「――私、この病院で適者生存できるか心配…」

稼動率低下で100床が休眠状態

DPC／PDPS対象の公立A病院（800床）は、人口40万人強の二次医療圏にあり、自他ともに認める高度急性期病院である。

高度救命救急センターや地域医療支援病院、地域がん診療連携拠点病院、地域周産期母子医療センターとして運営され、病床は集中治療室、新生児特定集中治療室、脳卒中ケアユニット、ハイケアユニット、7対1一般病棟で構成される。

同院は、同じ圏域にあるほぼ同規模の大学病院としのぎを削る。院長をはじめとした多くの医師が隣県の大学医局の出身で、地元の大学病院とはライバル関係。地域での診療領域のすみ分けや連携はほぼ皆無で、こうした競合関係が長く続いてきたが、近年、2病院の実績に差がつき始めた。

図表1と図表2は、2011～2015年度におけるA病院と大学病院の平均在院日数と延べ在院日数の推移をまとめたものである。

平均在院日数は5年間でA病院、大学病院ともに短くなっているが、延べ在院日数は、大学病院がほぼ横ばいなのに対し、A病院は低下傾向にある。つまりA病院は**新規入院患者を十分確保できず、病床回転率を高めることができていない**のである。実際、救急車搬送による入院患者数を調べると、A病院は減少しており、その減った分が大学病院にシフトしていることがわかった。

この影響はすでに病床運営にも表われ、A病院は稼働率低下の打撃を受けて、許可病床800床のうち100床を休眠させている。加えて、**大手術の予定入院患者の減少で、最近は重症度、医療・看護必要度の該当患者割合も基準の25％ギリギリの状態に陥っている**。

さらに、A病院がある県全体も二次医療圏もともに人口減少が著しく、医療需要は2030年をピークに確実に減少すると予測されている。2015年度の病床機能報告での集計病床数は、2016年に策定された地域医療構想における2025年の必要病床数と比較する

図表1　平均在院日数推移

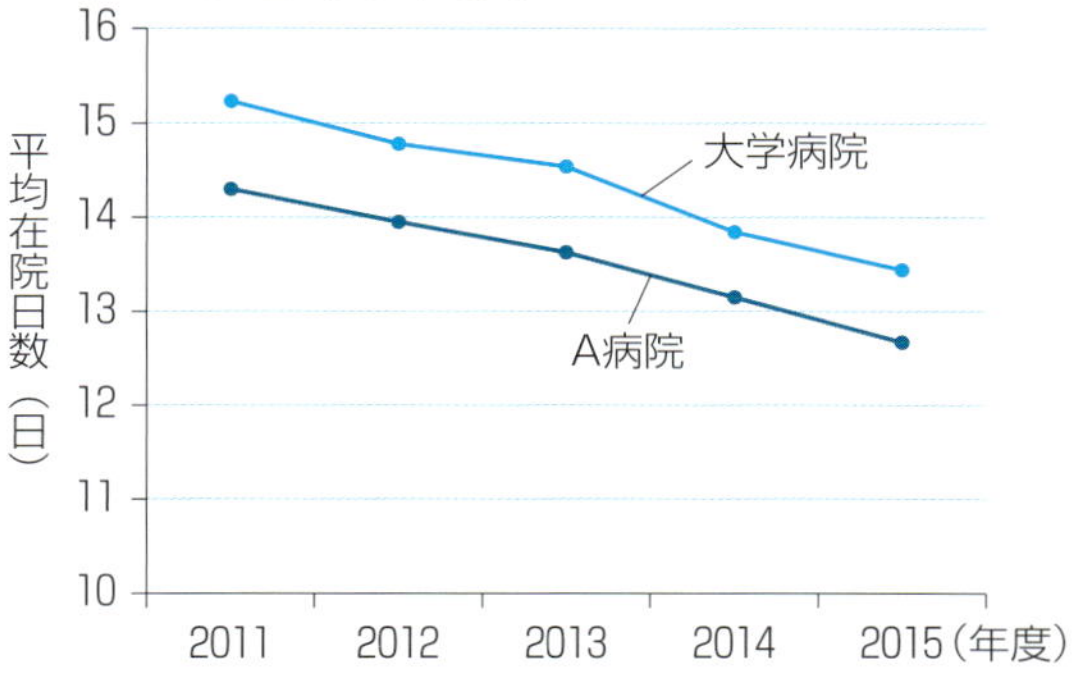

図表2　延べ在院日数推移（2011年度を100として各年度を算出）

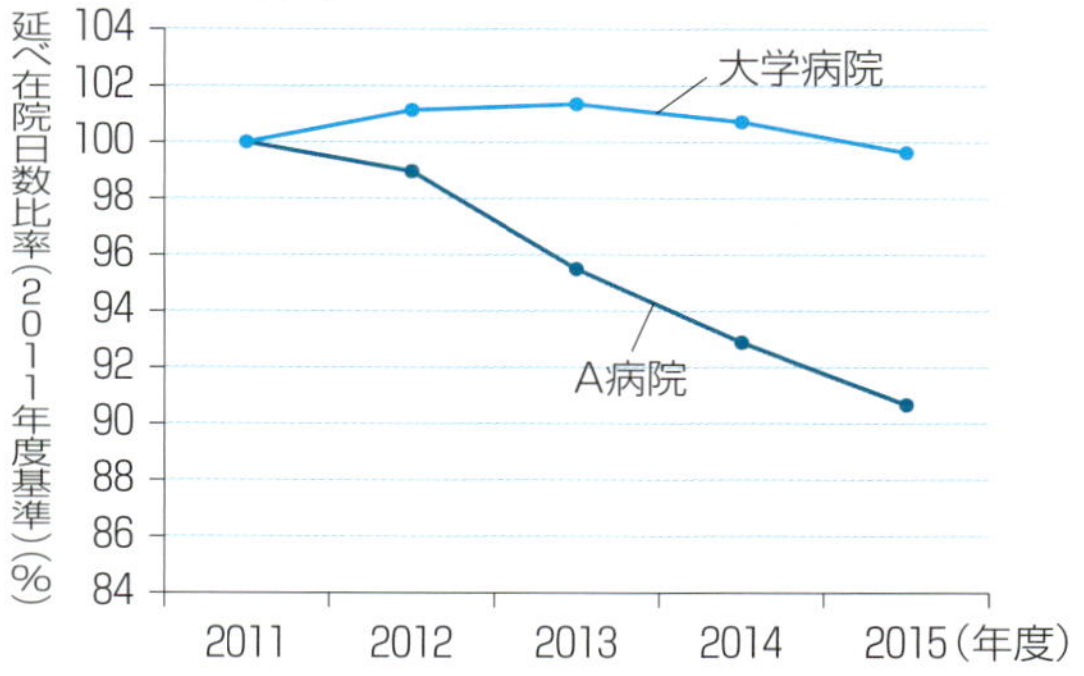

と、**高度急性期で約1000床、急性期で約800床、慢性期で約600床も過剰**となった。A病院もこのままでは将来、さらなる経営危機に直面する可能性が高い。

そのため、あと1病棟・50床を閉鎖する案が経営会議でもち上がった。ところが、これに院長が大反対。

「ダウンサイジングはまかりならん。大きいことは良いことだ」との主義を曲げず、「稼働病床を減らさないで改善する方法を考えろ」と問う。

すぐ思いつくのは地域包括ケア病棟への転換。

しかし、同院は、**総合的かつ専門的な急性期医療を評価した総合入院体制加算2を算定しているので、報酬算定のルール上、地域包括ケア病棟入院料の届出はできない。**同院にとって同加算は年間1億7000万円近い「純益」となっており、算定の継続は死守しなければならない。

図表3　地域包括ケア病棟入院料1と回復期リハビリテーション病棟入院料2の主な施設基準等比較

	地域包括ケア病棟入院料1	回復期リハビリテーション病棟入院料2
看護配置	13対1以上（加算とると10対1以上）	15対1以上
正看護師比率	7割以上	4割以上
看護補助者	規定なし（25対1以上の加算あり）	30対1以上
リハビリセラピスト配置	専従常勤1名以上	専従常勤でPT2名以上、OT1名以上
算定対象患者	規定なし	脳血管疾患、大腿骨骨折等の基準あり
重症度、医療・看護必要度	AまたはC項目1点以上の割合が10%以上	規定なし
日常生活機能評価（重症者割合）	規定なし	10点以上が新規入院患者の2割以上
退院患者改善割合	規定なし	3割以上が入院時から3点以上改善
データ提出加算	必須	規定なし
リハビリ	包括となるが1日平均2単位以上	出来高算定で1日平均2単位以上
在宅復帰率	7割以上	6割以上
入院期間	60日以内	対象疾患によって180日～60日まで
1人当たり居室面積	6.4㎡以上	6.4㎡以上
他の施設基準	在宅療養支援病院、在宅療養後方支援病院、二次救急、救急告示のいずれか	規定なし
届出制限	許可病床500床以上またはICU等の急性期ユニットを持つ場合は1病棟まで	規定なし
1日平均入院単価（予想額）	32,000円（全加算あり、手術・麻酔除く）	29,000円（運動器リハ平均4単位）※
年間収入（50床×稼働95%）	¥554,800,000	¥502,787,500
看護職員人件費（年俸500万円）	9,000万円（10対1、18人の配置）	6,000万円（15対1配置、12人の配置）

※新規届出6カ月間は回リハ3での運営のため患者1人1日単価▲1,540円

これに対し、回復期リハビリテーション病棟へは転換できる。地域医療構想でも回復期機能は唯一、約1200床の不足状態が指摘されている。――ただし、重大な問題があった。

「うちの病院を潰す気ですか！」

重大な問題とは、**周辺病院との〝医療生態系〟を壊しかねない**ことだ。A病院のある医療圏には、同院と大学病院を頂点としてほかに30の病院が存在する。そのなかで、A病院の脳梗塞や大腿骨頸部骨折の患者については、回復期リハビリ病棟をもつ他院と地域連携クリニカルパスを組んでいる。特に、A病院からの紹介患者が最も多く、徒歩10分圏内にあるB病院は建て替えたばかりで、アメニティの高い回復期リハビリ病棟を2病棟有していた。

つまり、A病院が自ら回復期リハビリ病棟を開設すると、B病院をはじめとする連携先の回復期リハビリ病院は、まさしく存亡の危機に瀕してしまうわけだ。A病院の院長にとっては、周囲の病院を潰してまで自院の稼働病床数を維持するのか、あるいは共存共栄を重視して稼働病床をダウンサイジングするのか、まさに「生きるべきか、死ぬべきか、それが問題だ」というハムレットの心境と同じくらい悩ましい課題なのである。

しかし、この重大な問題を聞いても院長はあっけらかんとして、回復期リハビリ病棟に転換する意思を表明したのだ。そして、「近隣の病院長たちとの会合がちょうど明日あるから、いちおう打診してみるよ」と気軽に出かけていった。

しかし、そうは問屋が卸さなかった。「うちの病院を潰す気ですか！」と、サンドバッグのように反対意見を浴びせられて帰ってきたのである…。

最後は強制的に病床削減か？

院長はあの一件があって以来、回復期リハビリ病棟の開設は諦めたという。

地域の病院との共存に賛成する看護部長とともに、「150床を休眠させても決して〝死ぬ〟わけではなく、依然として稼働病床650床のメガホスピタルに変わりありません。大学病院を除いたら、県下でナンバーワンですよ」と励ました。

だが、院長はそれでも納得がいかないようだ。この頑固な院長がいる限り、A病院の行く末は当分決まらないだろう。

ただ、将来の地域の医療需要を考えると、800床の急性期病床をすべて再稼働させるのは100%無理である。さらに、**地域医療構想の実現に向けた動きが本格化すれば、県知事の指示・命令により、公立病院の休眠病床は強制的に返上となる可能性が高い。**

その前に手を打つ必要があるのだが――。

第３章

2018年同時改定から2025年への戦略

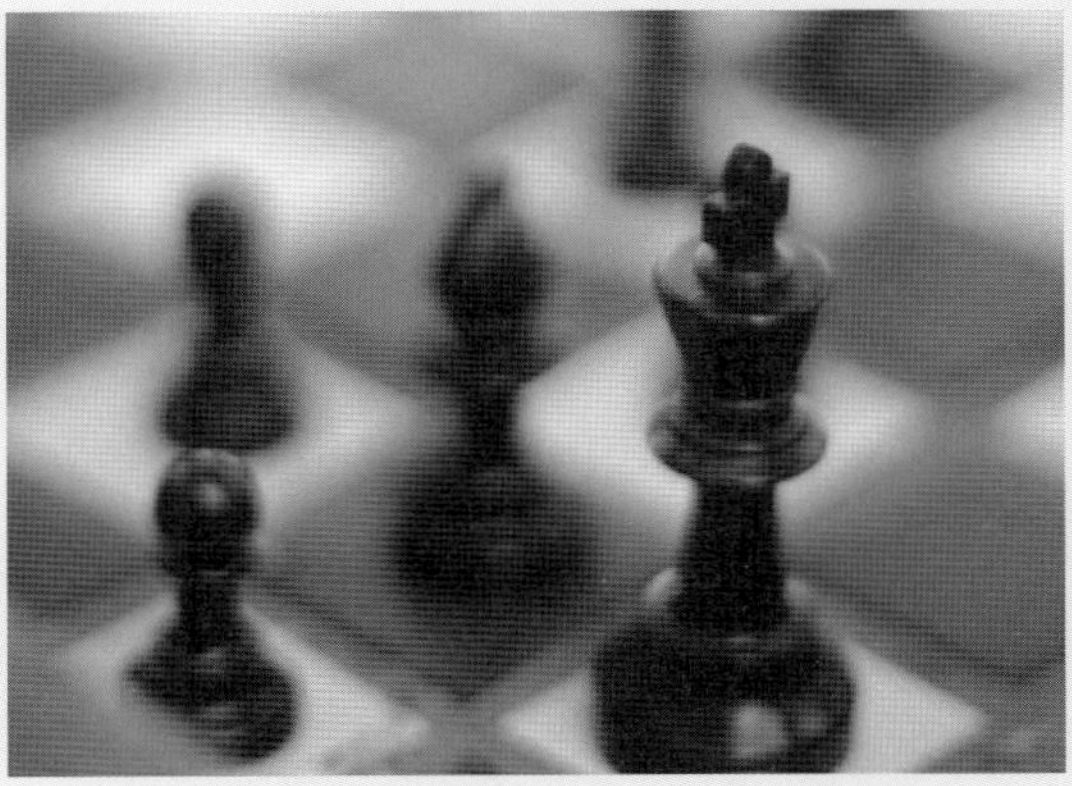

1．2018年同時改定の方向性をどう読むか

改定項目は前回改定の踏襲であり、新規検討はICT、AI（人工知能）の推進

本章のテーマは「2018年同時改定から2025年への戦略」だが、本稿の執筆時点（2017年9月下旬）では診療報酬の諮問答申どころか、議論も最終的には煮詰まっていない。

現時点では、前回2016年度改定と比較して、新たな推進項目として、「次世代の医療を担うサービスイノベーションの推進」、「バイオテクノロジー、ICT、AI（人工知能）等」が追加となるだけで、あとはさほど大きな変化はないようだ。ただ、そこに介護報酬改定が重なることで、**2025年に向けた地域医療構想の必要病床数実現と地域包括ケアシステム構築へ向けて、医療と介護という社会保障の両輪を一体的に駆動させるべく、強くアクセルが踏み込まれるのが2018年同時改定だ。**

同時改定対応としては、地域医療構想の高度急性期、急性期、回復期、慢性期の4機能のうち何をやるか、自院のビジョンを明確にして、その達成に向けた経営戦略を実践していれば、さほど経営危機に陥る心配はないであろう。つまり、それぞれの病棟機能に見合った患者をきちんと継続的に診ていることが肝要となる。

2018年度改定の医科の主な検討項目は図表3―1のとおりだ。

増収減益で赤字割合病院が増加

前回2016年度診療報酬改定で多くの病院は収入が増加した。ただし、費用も増加したため、利益率は減少という「**増収減益**」の病院が多くなった。日本病院会の改定後の定期調査においても、「病院の医業費用がかさんだことで赤字病院の割合が増加した」としている。

図表3－1　2018年度改定の医科の主な検討項目（2017年８月９日の中医協総会より）

⑴　医療機能の分化・連携の強化、地域包括ケアシステムの構築の推進
①入院医療、②外来医療、③在宅医療、④医療と介護の連携調査実施試行的導入及び本格導入に向けた検討
⑵　患者の価値中心の安心・安全で質の高い医療の実現
・アウトカムに基づく評価
・患者や家族等への情報提供や相談支援
・医療機能等に関する情報提供や公表
・患者の選択に基づくサービス提供
⑶　重点分野、個別分野に係る質の高い医療提供の推進
・緩和ケアを含むがん、・認知症、・精神医療、・リハビリテーション、・口腔疾患の重症化予防等、・薬剤管理業務
⑷　持続可能性を高める効果的・効率的な医療への対応
①医療品、医療機器等の適切な評価
・薬価制度の抜本改革、・費用対効果、・新しい医療技術の保険適用等
②次世代の医療を担うサービスイノベーションの推進
・バイオテクノロジー、ICT、AI（人工知能）等

同調査によると、前年の15年6月と比較して、1病院当たりの医業収益、医業費用はともにアップしている。しかし、アップ率は収益1・7%に対して費用は2・1%となっており、特に医薬品にかかる費用増は5・3%で最も大きくなっている。給与費のアップ率が1・8%であるのに対して、医薬品費用の伸びが際立つ結果となった。

2016年度改定で薬価は下がったが、大規模な高度急性期病院ほど高額薬剤使用による「変動

費アップ」が利益率を圧迫した。高額薬剤を使っても約2カ月後に審査支払機関から入金されるので問題ないのではという見方もあるが、「変動費（薬剤費）の比率アップは利益率を圧縮する」「病院の年度予算計画変更を余儀なくされる」「民間では資金繰りのために借入金が増加する場合がある」「入金が年度替わりだと前年度は赤字となる」等の問題が発生してしまう。その結果、2016年度改定は多くの病院で「増収減益」となった。

多くの人手を有する「労働集約型産業」である病院では、固定費（人件費）の削減は短期的には不可能である。特に一般企業と違って医師、看護師等は、医療法や診療報酬上の施設基準で人数が定められている。そのため薬剤費、材料費や給食、検体検査、清掃などの外部委託費圧縮の価格交渉が必要になる。ただし、これは相手があることなので、なかなかうまくいかない現実がある。

図表3－2　医療と介護の同時改定（2017年8月9日の中医協総会より）

医療と介護の連携のなかで特に重要と考えられる以下の検討項目を介護給付費分科会の委員との意見交換

(1)　**看取り**
- 「人生の最終段階における医療の決定プロセスに関するガイドライン」を踏まえた対応
- 居宅、介護施設、医療機関等における看取りと医療・介護サービスの在り方
- 要介護被保険者等の状態やニーズに応じた、医療・介護サービスの供給の範囲

(2)　**訪問看護**
- 医療機関から在宅への円滑な移行支援に係る訪問看護の提供体制
- 在宅での療養生活を送るための訪問看護の24時間対応や急変時対応
- 訪問看護における医療職と介護職との連携

(3)　**リハビリテーション**
- 医療と介護による継続的なリハビリテーションの提供の在り方
- リハビリテーションにおける医師の指示や実施計画等の在り方

(4)　**関係者・関係機関間の連携・調整**
- 入退院時、日常療養時及び急変時等における、医療機関と居宅介護支援事業所等の医療
- 介護を含めたサービス提供者間の連携の在り方

同時改定に向けての議論がキックオフ

こうした状況から2018年同時改定において、プラス改定を望む医療関係者の声は大きくなっている。しかし、その実現はなかなかきびしい。2015年度の国民医療費は41兆円を超え、現役世代には医療・介護財源の負担が重くなっている。財源として期待された消費税10％も先送りされた。

2018年度改定は、2年に1回の診療報酬改定と3年に1回の介護報酬が、6年に1回だけ重なる同時改定になる。その次は2024年度になるが、それだと2025年まで1年しかない。したがって**18年度が大改定になることを厚労省も明確にしている。**

今回の医療と介護の同時改定では図表3－2の項目が重要とされた。(1)の在宅等での看取りの推進は、**病院で亡くなっていた看取り患者の需要減**を意味する。

(2)の訪問看護、(3)のリハビリテーションはともに医療保険、介護保険の両方から給付されているため、同時改定でないと整合性が取れない。

今回、介護保険関連で最も大きな変更は、介護療養病床の見直しを踏まえた外付けサービスの給付調整である。2018年3月末で廃止予定の療養病棟入院基本料2（医療保険から給付）と介護療養病床（介護保険からの給付）の受け皿となる新類型として**介護医療院**を創設して、①医療機能を内包した施設系サービス、②居住スペースと医療機関の併設――という2類型とすることが検討されている。

療養2から①②への転換が多いほど、**医療保険から介護保険への財源シフト**が進む。ここは中医協総会と介護給付費分科会がしっかりと連携を取って財源調整を行う必要がある。なお、既存の療養病床からの介護医療院への転換は、都道府県が介護施設数等を制限する「総量規制」の枠外になる予定である。

2. 2018年同時改定から2025年に向けた病院経営戦略とマネジメント

マネジメントの基本は「入りを量って出ずるを制す」

かつて病院にはマネジメントがないと言われた。いや、もっと正確に言えば不要だった。確かに診療報酬が潤沢に病院へ配分された70年～80年代初頭は、ベッドがあって、医師、看護師がいればドンブリ勘定経営でも大きな利益を確保することができた。それが現在は大きく変わった。

病院は非営利組織だが、適正な利益を確保しないと組織として継続できない。非営利（ノンプロフィット）とは株式会社のような配当が禁止されているだけであり、マネジメントによる適正利益の確保を否定しているわけではない。

マネジメントとは「**組織が様々な資源や資産・リスクなどを管理し、経営上の効果を最適化しようとする手法のこと**」になる。マネジメントは一般に「管理」とされるが、広義には評価、分析、選択、改善、回避、統合、計画、調整、指揮、統制、組織化など様々な要素を含んでいる。

経営方針を「**入りを量（はか）りて出（い）ずるを制す**」としている病院がある。病院や会社経営が破綻する理由は単純であり、収入以上に支出することで赤字になり、どこかで資金がショートするからだ。それを回避するために**収入に応じて支出に一定の限度を設け、その限度内で支出を計画的に行い、節約できる支出はできる限り節約していく。**つまり「入りを量りて出ずるを制す」となるわけだ。

図表３－３　Ａ病院のプロフィール

医療法人社団Ａ病院は地方都市にある250床のケアミックス病院。開院は1981年、現在の理事長兼院長は３年前に急逝した先代理事長の長男であり、大学病院の勤務医であったため、経営者の立場になってまだ日が浅い。

【250床の内訳】

一般病棟100床（10対１入院基本料）病床稼働率80％
地域包括ケア病棟入院料１　50床　病床稼働率85％
医療療養型50床（療養病棟入院基本料１）稼働率90％
介護療養病床50床（療養機能強化型Ａ）稼働率90％
外来患者数200名／日
併設で介護老人保健施設入所定員90名、訪問看護ステーション、居宅介護事業所、通所リハビリあり

【現状の経営上の問題点】

(1)　ケアミックスで急性期から慢性期までの機能をもっているが、急性期病棟の方向性がいまひとつ不明確
(2)　一般病棟（10対１）100床の稼働率が80％と低下
(3)　介護療養病床の廃止が決まっているが、その転換先をどうするのか
(4)　財務状態が不安定で年度ごとに赤字と黒字を繰り返す
(5)　職員の定着率が悪く、離職率が高い

経営理念、経営ビジョン、経営戦略の策定

具体的なマネジメントはどうすべきなのか。ここではA病院のケーススタディに基づいて解説したい。

A病院には「経営理念」らしきものはあったが、それは先代理事長が考えた四字熟語を使用した難解な長文であり、その内容を理解する職員はいなかった。

経営理念とは、「**自院の地域での存在意義**」「**どんな経営を行っていくかという経営姿勢**」「**職員がどのように行動した**

らいいかという行動規範」という基本的な考えを示したものである。

経営理念と「経営ビジョン」は混同されがちである。経営ビジョンとは、「**病院が将来的にどの方向を目指すかという未来像を示したもの**」である。組織だけではなく、個人的にも「よく貴方には人生ビジョンがない」などという言われ方もする。地域医療構想が当初は「地域医療ビジョン」と呼ばれていたが、それは2025年の自院の病床機能のあるべき姿を描くものだからだ。

経営ビジョンを達成するためには、現状とのギャップを埋めていくために経営戦略を立てる必要がある。図表3－4のように、**まず「経営理念」があり、未来のあるべき姿という「経営ビジョン」があって、それを達成する手段が「戦略」になる**わけだ。

図表3－4　経営理念と経営ビジョンの図

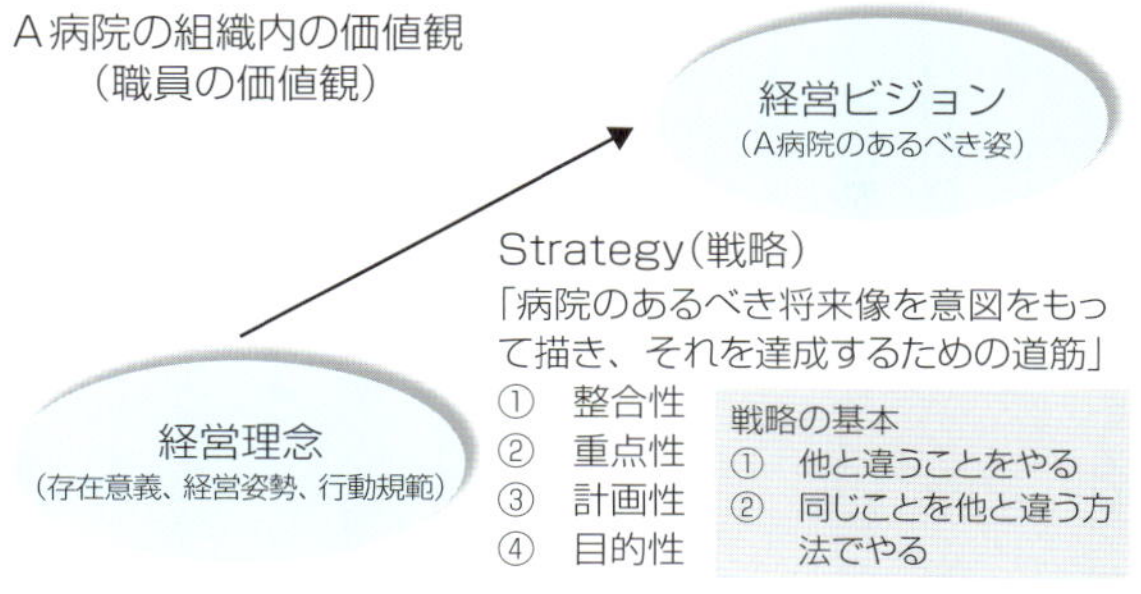

(1)「経営理念」を策定する

伝説のサービスで有名な世界的ホテルチェーン、リッツ・カールトン・ホテルの経営理念にあたる「クレド」（信条）は、"We Are Ladies and Gentlemen"（紳士淑女にお仕えする我々も紳士淑女です）と、とてもわかりやすい。

一般的に経営理念を構成するのは、**①自院の存在意義、②経営姿勢、③行動規範の3要素**である。最近は「患者さんを大切に」「医療サービスの質第一」「地域への貢献」といった理念を掲げている医療機関が多くなった。このように理念のなかに掲げていることが行動規範となり、全職員の行動を律していくものが経営理念になる。

ある病院ではこれまでも「患者さん第一」といった運営方針を掲げていたが、実際は患者が廊下の隅を歩き、職員が廊下の真ん中を颯爽と歩いたり、エレベーターでも患者に「開」のボタンを押させたまま、職員はさっさと先に降りたりするケースがあった。つまり、「言っていること」と「やっていること」が大きく乖離していたと言える。そこで同院理事長は図表3－5のような経営理念を作成した。

図表3－5　A病院の経営理念

① 患者さん、地域住民、職員から信頼される病院を目指します
② 急性期医療から在宅医療まで質の高い医療・介護サービスを目指します
③ 職員が経営意識をもち、常に業務の見直し・改善を実施し経営基盤の強化を図ります

図表3－6　A病院の経営ビジョン

当院は地域でナンバーワンの急性期、回復期、慢性期、在宅医療までの複合的な組み合わせで質の高いサービスと価値を提供するケアミックス型多機能病院を目指します。
地域でナンバーワンとは,
・質でナンバーワン
・患者満足でナンバーワン
・地域貢献でナンバーワン――になることです。

経営理念は理事長のトップダウンで作成した。心がけたのは「**わかりやすさ**」であり、第一に「**信頼される病院**」、第二に「**質の高いサービス提供**」第三に「**経営基盤の強化**」とした。職員が日常業務や重大な選択が必要になったときに、経営理念に沿って意思決定し行動しているかどうかが問われることになる。

(2)「経営ビジョン」を示す

ビジョンは経営理念よりも具体的であり、**自分たちの組織がどのようになりたいか数年先を見えるように示すもの**である。自院を取り巻く患者、地域住民、行政、取引業者等のステークホルダー（利害関係者）に対して何をする医療機関であるのか、方向性を明確に示す必要がある。

ビジョンを明確にするには、「**自院が発展するために中心となる分野を見出す**」「**その分野でフォーカスするサービスとそれに対する患者のニーズ**」「**ビジョン成功のための経営資源は何か**」「**職員の待遇**」「**どのような経済効果があるのか**」――を未来像に反映させる必要がある。

A病院は自院の経営理念の下、前述の経営ビジョンとして、同院が目指すべき姿（あるべき姿）を「地域でナンバーワンの急性期、回復期、慢性期、在宅医療まで質の高いサービスと価値を提供するケアミックス型多機能病院を目指す」とした。そのためには「質」「患者満足」「地域貢献」という三つでナンバーワンになることを目標にした（図表3―6）。

(3) 経営戦略には4つの要素が必要

経営戦略は、経営ビジョンを達成するための具体的手法として用いられる。もともと「戦略」（strategy）とは軍事用語であるが、「戦術」（tactics）を混同している場合が多い。戦術とは個々の局面における個々の戦闘についての方策であるのに対して、戦略は戦争全体や大規模な戦闘を計画、組織、遂行するための根本的な方向づけになる。

経営戦略とは、長期にわたる病院全体についての方向づけのことだ。戦略とは「何をすればいいか、何をしないのか」という「何を」（目的：What）から考える。これに対して戦術とは「今までの延長線上で考える」のが特徴であり、やり方（手段：How）にこだわる。

経営戦略には、**①整合性、②重点性、③計画性、④目的性**――という4つの要素が必要になる。

「**①整合性**」**については、患者のニーズや地域性、高齢化率、有病率などの外部環境と自院の経営戦略の「整合性」がとれているか、**十分なマーケティングが求められる。自院では急性期と考えていても、平均在院日数が長く、1日入院単価が低く、看護配置が医療法標準を下回っているならば、それは整合性がない。また、下町の庶民的な患者が多い一般病院で、改築の際に豪華な個室割合を最大限に多くして、室料差額料金を高く設定しても、その戦略は整合性がとれていないと言えよう。

「**②重点性」とは、フォーカスすることである。**

料理店でもそうだが、「どんなメニューでもつくれる」ことは、反対にどの料理も質があまり高くないとも言える。小料理店で、寿司、天ぷら、鰻と何でもメニューにあるところで、すべての料理が美味いことは少ない。同様にこれからの中小病院の戦略としては、診療科目は少ないが、そのクオリティが高いことが重要なのだ。また、大規模病院は多くの診療科目があるが、そのなかでも特に強みの診療科目をもつことが必要になる。全国から患者が集まる有名な中小病院は、痔核手術や甲状腺治療など、何か一つに専門特化した「フォーカスド・ファクトリー」（絞り込んだ工場）である。小料理店で言うならば品数は一品しかないが、その質は最高というものだ。

この意味ではA病院はケアミックスなので、病棟機能は絞りこんでいないように思われるが、これは逆に急性期、回復期、慢性期までトータルに一連の流れで病院内で提供できることが強みになる。A病院は人口6万人の高齢化が進む地方都市にあり、急性期の中核的な市民病院を含めて病院数はあまり多くない。都会の病院のように回復期以降の連携はなかなかむずかしい地域にある。

「**③計画性」とは、目標の到達に向けて、時系列で見て打つべき手がしっかりと組みこまれているかどうか**である。

「**④目的性」とは、**単なる点数アップといった哲学なき増収・増益の経営戦略では、社会的共感を得ることはむずかしいため、**どんな医療サービスを提供するかを明確にすること**である。

そして「**戦略の基本**」**は、①他がやっていないことをやる、②他がやっていることを違う方法でやる**――の2つだ。

なお、具体的な経営戦略への落とし込みは、**ＢＳＣ（バランスト・スコアカード）の戦略マップ**で可視化できる。

同院の経営において、これまで最重視されてきたことは、単なる診療報酬アップや改定対応策だった。これは「現行制度のすき間や点数表における情報の非対称性をぬっていかに点数を高く算定するか」という短期的な増収に重点がおかれてきた。これは個々の医事課員のスキルに依存する部分が大きいので、戦略とは言えない。あくまでも戦術の範囲になる。

図表３－７　Ａ病院の７つの経営戦略

①	10対１の２病棟は急性期機能を強化して DPC 対象病院へ向けて基盤整備を行う
②	断らない救急体制を構築する
③	地域医療連携部職員を増員して営業力強化を図る
④	介護療養病床は回復期リハビリ病棟へ転換する
⑤	リハビリセラピスト増員を図ってリハビリ部門を充実させる
⑥	必要な職種の人員増と薬剤・材料購入価格や外部委託費の見直しを図る
⑦	職員のやる気が出る人事考課制度を導入する

ところが最近の診療報酬における回復期リハビリ病棟入院料、地域包括ケア病棟入院料などの特定入院料や疾患別リハビリ施設基準、７対１入院基本料、退院支援加算等は、どんなに優秀な医事課員がいて戦術に長けていても、最終的には人員配置等のストラクチャ（構造、組織）という医療の質が高くなければならない。これは戦術の範囲ではなく、戦略の範囲である。

７つの経営戦略

Ａ病院では７つの経営戦略を掲げた（図表３－７）。

１つ目は、「**10対１の２病棟は急性期機能を強化してＤＰＣ対象病院へ向けて基盤整備を行う**」である。現在、同院の病床稼働率は80％程度で稼動している。内科、整形外科、外科の高齢者が中心の入院患者である。整形外科医２名体制であったが１名増員して３名体制となったため、大腿骨近位骨折の患者が増加している。また、内科部門も同医療圏の隣市にあるがん拠点病院と「がん連携パス」を組んだため、化学療法実施患者が増加している。これをさらに充実させていく考えであり、２０１８年４月からＤＰＣ準備病院として２年間データ提出を行い、２０２０年にはＤＰＣ対象病院となる予定だ。

２つ目は、「**断らない救急体制を構築する**」である。同院はこれまで当直医が内科系医師中心であり、外科系救急患者をお断りするケースが多かった。特に骨折の患者を受けるのは整形外科医が当直の日だけだった。週２回の救急輪番当番日は内科医と整形外科医の２名当直体制にして、他の日も整形外科のオンコール体制を強化して、なるべく骨折外傷を断らない体制をつくった。

３つ目は、「**地域医療連携部職員を増員して営業力強化を図る**」である。地域のがん拠点病院や三次救急病院との連携パイプをさらに太くして、後方連携病院としての機能を高めていく予定だ。

４つ目は、「**介護療養病床は回復期リハビリ病棟へ転換する**」である。この転換については、院内で様々な意見があった。新設される介護医療院へ転換したほうが人件費増もなく安全ではないかという声も多かったが、実はＡ病院周辺には２０１８年３月末で廃止される療養病棟２や介護療養病床をもつ病院が２病院ある。これらはすべて介護医療院に転換する予定なので、慢性期入院患者の獲得競争は熾烈になるのは目に見えている。一方、後述するが回復期リハビリ病棟は少ない。そこで、戦略のセオリーの「他がやらないことをやる」に則って、回復期リハビリ病棟への転換を選択した。

回復期リハビリ病棟を行うのに当たり、５つ目の戦略である「**リハビリセラピスト増員を図ってリハビリ部門の充実を図る**」もセオリーどおりだ。病院では一般的に、増員は人件費という固定費の増加と考えるが、セラピストは１日平均18単位の実施で脳血管リハビリ１中心ならば月間70万~80万円の収益をあげることになる。若手セラピストの月間賃金は社会保険料込みでもその半分程度であろう。つまり、この場合のセラピストの人件費は、「費用」ではなく、患者のＡＤＬ（日常生活動作）と病院の増収のために必要な「原価」と捉える必要がある。もちろん「費用」に該当する職種や部門もあるために、採用にあたっては経営ビジョンに基づいたメリハリの効いた人事戦略が必要になる。

６つ目の「**必要な職種の人員増**」の理由についても前述のとおりだ。

「**薬剤・材料購入価格や外部委託費の見直しを図る**」は、前任の事務長があまり積極的に価格交渉をしていなかったため、薬剤・医療材料購入価格と給食委託費、検体検査委託費が近隣病院の相場と比較して高止まりしてことを見直すものである。５社入っていた薬剤卸会社を３社に絞り込んで各社の売上額を上げる一方で、納入価格を下げてもらった。また、外部委託費もすべてコンペ（競争入札）を行って委託費を見直す予定だ。ただし、単に費用を落とすだけでは「安かろう悪かろう」になってしまう可能性もあるために、一定の質を担保しながらとなる。

７つ目は、「**職員のやる気が出る人事考課制度を導入する**」である。同院ではこれまで賃金表らしきものはあったが、国家公務員準拠の年功序列的なものであり、人事考課制度もなかった。そこで、賃金コンサルタントを導入して、頑張った職員が報われる民間病院の特徴を出した賃金制度を構築する予定となっている。

マーケティング（環境分析）を行う

医療機関経営にもマーケティングが必要だと言われるようになって久しい。マーケティングという言葉は日常的に使用されているが、その意味は大変幅広い。一般的には「流通戦略」「販売促進」「会社経営」などに用いられ、「**消費者が何を求めているかを調査・把握して、売れ筋の商品を開発して、いかに売るかという戦略**」がマーケティングと理解されている。もっとストレートに言うと「**どうすれば売れるモノ（医療サービス）をつくって売るか**」となる。

医療機関経営でも開院にあたっては、「診療圏調査」が日常的に行われており、これもマーケティングである。これらの情報は、第１章で述べたように、厚労省、都道府県、日本医師会等の公開データをインターネットから無料入手できる。何とも素晴らしい時代になったものだ。

そのほかにも「ご意見箱設置」、「患者満足度調査」も日常的になり、地域医療連携部の職員が連携先医療機関や救急隊を訪問して様々なニーズを聞いたり自院のプロモーションを行ったりするのも、ニーズを把握して満足度の高い医療サービスを創出するためのマーケティングになる。また、「患者様」という呼称の根底にも、一流ホテルのようなお客様に対するホスピタリティの高いサービスを提供したいというマーケティングの発想がある。ただし、筆者個人もそうだが、その呼称の違和感から「患者さん」に戻す病院もある。

Ａ病院の地域では、60歳代後半は２０２０年頃、70歳代前半は２０２５年頃、70歳代後半は２０３０年頃にピークを迎える想定である。現状の医療内容（在院日数・受療率）、現状の稼働率が継続するならば、**地域医療構想の回復期機能病床が足りない。さらに同医療圏は回復期リハビリ病棟自体が少ない。**一般的に人口10万人当たり回復期リハビリ病棟50~60床が目安とされているが、Ａ病院の周辺は10万人当たり30床程度しかない。介護療養病床50床（１日単価１・６万円）を回復期リハビリ病棟（１日単価３・85万円）へ転換することで、年間約３・７億円の増収となる。もちろん看護職員、セラピスト等の人件費は増加するが、病棟別原価計算を行うと、医業利益率は８％程度と試算さ

図表３－８　A病院における2018年からの中期的な経営計画

計画領域	事業計画	実施計画	計画目標
1. 業務計画	⑴職員の経営参画意識を高める	①全職員への経営方針の周知徹底 ・方針を明確に打ち出す ・職場単位に定期的に説明する ・方針を掲示する・ハンドカードを配布する ・病院広報誌での啓蒙	①職員意識調査において「経営方針の徹底」の項目で「YES」が90%を超える
	⑵良質な医療を提供する	②地域連携を強化する ・連携の方針を明確にする ・地域医療機関との研修会や症例検討会を実施する ・地域連携パスを利用した連携の強化 ・地域連携に対する患者への普及啓蒙活動の強化 ②患者サービスを改善する ・接遇マニュアルの作成、徹底 ・クレームへの適切な処置 ・院内ボランティアの推進 ・医療相談部門の充実 ・定期的なアンケートの実施 ・患者の声の公表 ③医療安全対策の推進 ・インシデントレポートの活用による改善事項の周知徹底 ・医療事故防止対策マニュアルの徹底と定期的な改訂	①連携先の医療機関との定期的な情報交換の実施（毎月１回以上） ②患者満足度調査において「職員のサービスへの満足度」に関する項目で「YES」が90%を超える ③ヒヤリハット件数を現状の50%に削減する
	⑶広報機能を強化する	①病院ホームページをリニューアルする ②病院フェイスブック等のSNSの発信回数を増やす ③地域患者向け医療講演会を実施する ④地元新聞への情報発信や雑誌等の取材、アンケートへ積極的に参加する	①アクセス数を現状の２倍にする ②医療講演会の定期的開催（毎月1回） ③記事掲載件数年4回以上
2. 人事計画	⑴良質な人材を採用する	①看護師、リハビリセラピストの人材確保 ②人材募集の広報先を見直す ・広報先の費用対効果の明確化、新たな広告先の検討 ③人材募集の広報を見直す ④採用基準を見直す	①看護師離職率12％を10%以下にする ②定期的に新卒看護師、リハビリセラピストを確保する
	⑵評価方法、教育システムを見直す	①新賃金表を作成して、職種別に人事評価の基準を明確にする ②人事評価の基準を職員に伝え、日々のマネジメントに活用する ③病院職員の知識と技術の向上を目指した教育システムを構築する ・学会、研究会等へ積極的に参加 ・院内研修、派遣研修プログラムの充実 ・認定医や認定看護師などの資格取得の促進	①職員意識調査において「人事評価の満足度」の項目で「YES」が70%を超える ②部下、上司間の定期面談を実施（年４回） ③学会、研究会での発表回数の倍増
	⑶職場環境を改善する	①メンタルヘルスケア対策を実施する ②出産前後の職場支援環境を整備する ③有給休暇取得を促進する ④時間外勤務を減らす ⑤研修内容を充実させる	①メンタル疾患の有疾患者率10%以下 ②看護師の産後職場復帰率70%以上 ③有給消化率70%以上 ④時間外勤務30%減
3. 設備計画	⑴医療機器の導入計画を策定する	①整備方針、投資基準を策定する（採算性、優先順位、将来性など） ②医療機器導入後の稼動調査を実施する ・院内連携による利用の促進 ・取扱マニュアル化の推進による診療件数の拡大 ・他医療機関との連携強化による対象患者の増大	①導入後継続調査（毎月）
	⑵療養環境を充実させる	①施設修繕に関する優先基準を策定する（安全性、満足度、老朽度など） ②新たなアメニティ機能を充実させる	①患者満足度調査において「施設関連の満足度」の項目で「YES」が80%を超える

計画領域	事業計画	実施計画	計画目標
4. 財務計画	(1)診療報酬の適正な算定をする	①請求漏れ防止策を実施する ・発生源記録との突合せの励行 ・レセプト点検の強化 ・適正な保険診療を行うための研修会の実施 ②新たな施設基準の獲得や基準アップを図る ③ＤＰＣ対象病院になった場合はミスコーディングを最小限にする	①査定減点率を0.3%以下にする ②再審査復活率を50%に向上させる ③新規施設基準獲得のために増員等を行う
	(2)医業収入を拡大する	①診療単価の向上 ・整形外科手術件数を増加させる ・MRI等の機器の稼働率を高める ・診療報酬改定情報の共有化を進める ②病床利用率の向上 ・断らない救急体制をつくる ・病院全体のベッドコントロールに対する職員の意識改革の徹底 ③一般病棟の平均在院日数の短縮 ・クリニカルパスの導入促進 ・適正な時期での地域包括ケア病棟への患者転棟を行う ・症状が落ち着いた外来患者は診療所への逆紹介の促進を図る ・外来患者増は行わないが、重篤な患者を増やして単価増を図る	①入院単価（一般病棟）現行37,000円→目標42,000円 ②外来単価6,900円→目標8,000円 ③全身麻酔手術月間40件を60件目標にする ④各検査機器の稼働率を10%向上させる ⑤一般病棟の稼働率を85%へ ⑥一般病棟の平均在院日数16日→15日以下
	(3)医業外収入を拡大する	①人間ドック受診者を増加させる ・ドック検査内容の拡充およびサービスの向上 ・企業、団体への積極的な営業活動の実施 ②室料差額収入を増加させる ③院内コンビニや院内レストランによる収入を増加させる ・患者外の利用者を増やす ・メニュー、商品構成の充実	①ドック受診者を20%増加させる ②室料差額収入支払患者割合を10%増加させる ③レストラン、院内コンビニ売店の利用者数を10%増加させる
	(4)費用を削減する	①薬剤費の削減 ・後発医薬品採用を含めた効率的な使用の推進 ・同薬効の採用薬品の絞り込み ・薬剤卸会社の絞り込み ②診療材料費の削減 ・定数補充方式の導入等による在庫管理の推進 ・診療材料直納物品の委託在庫化の推進 ・品目の精選化と効率的な使用の徹底 ③業務委託料の削減 ・対象業務、委託業務内容の定期的な見直し ・市場の実勢を踏まえた委託価格の推進 ・随意契約を厳選し、競争入札（コンペ）の拡大を推進 ④省エネの推進 ・空調、照明などの効率的な利用の促進、職員の意識改革 ・設備更新時に省エネ効果の高い設備への転換を促進	①材料費、薬剤費比率22%→20.5% ②委託業務の定期的な見直しの実施（毎年）委託費6.1%→5.9% ③その他経費比率の縮小（現状以下）
5. 情報計画	(1)情報の管理体制を整える	①院内のデータを集約、管理する ・部門別データの把握 ・データ収集方法の徹底（担当、期間など） ②集約されたデータの活用 ・情報の分析、活用をする専門委員会の設置	①情報管理、分析の委員会の定期開催（毎月２回）
	(2)地域連携に院内情報を活用する	①地域連携をスムーズにするため、院内の患者情報を共有する ・情報共有に関する規定を作成（フォーマット、取扱方法など）	①情報共有する連携医療機関を倍にする

れた。

現在、届出に向けて準備をしているが、これは、戦略の基本である**「他がやらないこと」を実践している**と言えよう。

経営計画を策定する

A病院の経営理念にある、患者や地域住民から信頼される病院になるためには、良質かつ安心できる医療を継続的に提供していかなければならない。そのためには「健全経営」が必要であり、職員一人ひとりが経営参画意識をもち、一丸となって経営改善に取り組んでいかなければならない。

図表３−９　病院の機能性指標に関する経年の目標値

指標	現状	各年度目標値			
		18年度	19年度	20年度	21年度
一般10対１稼働率	80%	82%	83%	84%	85%
１日当たり入院患者数	213人	215人	216人	217人	218人
１日当たり外来患者数	200人	200人	200人	200人	200人
紹介率	40%	43%	45%	48%	50%
一般病棟平均在院日数	16日	15日以下	15日以下	15日以下	15日以下

図表３−10　経営効率性に関する経年の主な目標値

指標	現状	各年度目標値			
		18年度	19年度	20年度	21年度
医業収支比率	98%	100%	101%	102%	103%
入院診療単価（一般病棟）	37,000	40,000	40,000	41,000	42,000
外来診療単価	6,900	7,200	7,500	7,800	8,000
人件費比率※	61.0%	60.0%	60.0%	59.0%	58.0%
材料費、薬剤費比率※	22.0%	21.5%	20.8%	20.5%	20.5%
業務委託費比率	6.1%	6.0%	6.0%	5.9%	5.9%

※ケアミックス型のため人件費比率等の割合は急性期よりも高くなるが、材料費、薬剤費比率は低くなる

その具体的な事業計画として「**経営計画**」を策定する必要がある。A病院における2018年から4年間の中期的な視点に立った経営計画が図表3−8である。

計画を立てるにあたっては実現可能な指標にする必要がある。実現不可能な「幻想的数字」を指標にしても短期的には何の意味もない。A病院では「薬剤費対医業収益比率を22・0%⇒20・5%に縮小」、「入院患者1日当たり単価を3万7000円から4万2000円に上げる」という現実的な数字を立ててみた（図表3−9、3−10）。具体的には整形外科医、泌尿器科医、麻酔科医を1名ずつ増加して手術件数増加、在院日数短縮等で可能と考えた。

経営計画の評価を行う

古典的だが、普遍的なマネジメント手法に**PDCAサイクル**がある。これは行動プロセスの枠組みの一つで、図表3−11のように、**Plan（計画）、Do（実行）、Check（確認）、Action（行動）**の四つで構成されていることから、PDCAという名称になっている。

図表３−11　PDCAサイクル

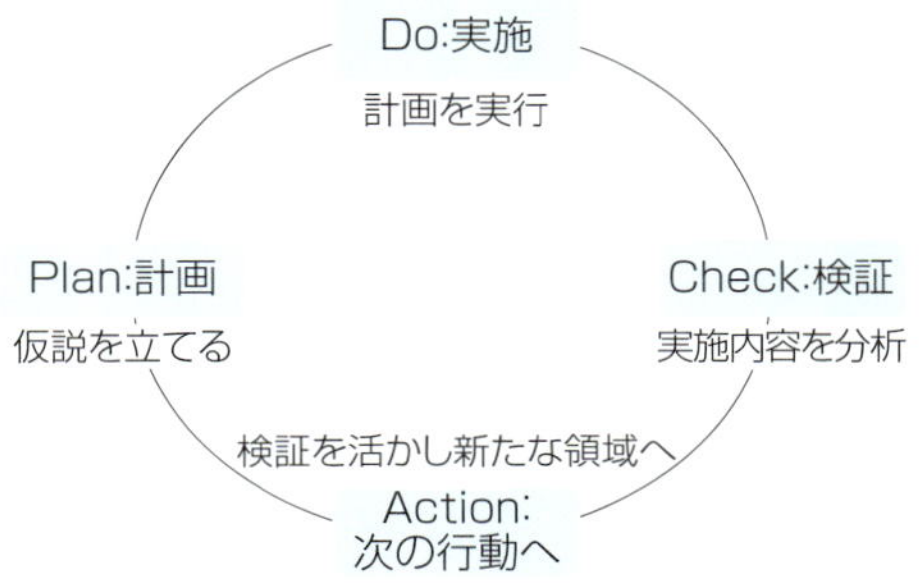
Do:実施
計画を実行
Check:検証
実施内容を分析
Action:
次の行動へ
検証を活かし新たな領域へ
Plan:計画
仮説を立てる

このうち、〝C（Check）〟は、計画を立てて（Plan）実行したこと（Do）が、当初の計画通りに進んでいるかを検証し、もし当初の計画とズレがあるのならば、そのズレの原因を分析し、次の改善活動（Action）に結びつけていくことである。

あらかじめ立てた目標値と実行の

結果である実数値とを比較し、そこにズレがあるならば、なぜそのズレが生じたのかを分析しなければならない。医療の工程ツールであるクリニカルパスでは合併症や術後感染症によるバリアンス（予定とのズレ）の分析を行う。病院経営も同様であり、その**バリアンスを分析して、発生原因や問題点を絞り込んで次の改善活動につなげていくCheck が必要**となってくる。

経営計画で決めた各目標値に向かって、各現場がきちんと行動しているかを評価するには、一定の期間ごと行うのがよい。しかし、その期間はあまり短すぎても、長すぎてもいけない。なぜならば、短い期間での実績だけでは適切な判断をすることはむずかしく、逆にあまりに長い期間を置いての判断では対応に遅れが生じてしまう。

病院は年に1回決算を迎えるが、決算の際だけに評価を行っていたのでは遅すぎる。決算を迎えた時点で、計画を実行するはずだった1年はすでに経過しているため、それでは「後の祭り」になってしまう。したがって、**最低でも四半期ごと、可能ならば毎月のペースで評価を行うのが理想**と言える。

もし、毎月の月次試算表が困難であれば、半期ごと、四半期ごとに行うところから始めてもよいが、評価までの期間が延びれば延びるほど問題が発生した場合への対応が遅くなる。悪性腫瘍もそうだが、早期発見・早期治療の予後がよいのは改めて言うまでもない。

A病院では月次試算表が作成された段階で、各部門の所属長を集めた経営会議を行って経営データを包み隠さず開示している。病院によっては情報公開がなく不透明な財務状況の病院もあるが、それでは職員の信頼を得ることはできない。**財務には透明性が必要である。**

経営計画を実行する

マネジメントでは、**PDCAサイクルのDoに当たる経営計画の実行が重要**である。経営計画を作成するだけでは、まさに絵に描いた餅で終わってしまう。

計画がきちんと現場に浸透し、適切に実行されなければ、いつまでたっても経営状況は改善されない。経営の改善がなければ、病院の経営者だけではなく、従業員も金銭面、精神面ともに不幸な結果になってしまう。さらに長期的には、患者や地域住民も良質な医療サービスが享受できないことになり、よく病院が言う「患者さんのためにならない」という事態に陥ってしまうわけだ。

経営計画の実行にあたって、A病院の理事長が気をつけたポイントが以下の3つである。

(1) 職員への実施計画の浸透

計画の実行にあたっては、**病院で働く全職員が目標を理解し、目標達成のために実際に各現場で何をしなければいけないかを把握しておくこと**が重要になる。そのためには、理事長自らが病院の経営ビジョンを明確に打ち出すことが必要である。**職員一人ひとりにわかりやすく説明する機会を多く設けること**が重要であり、A病院ではそれを実践した。

その際にも目標値の数値がただ羅列されているような資料を元に説明するのではなく、パワーポイントなどを利用してビジュアルに訴えることで、経理や数字に弱い医療現場の人たちにも理解しやすい方法にしなければならない。さらにA病院では、常に携帯しておけるハンドカードを作成して、そこに組織の経営理念、経営ビジョンを記載して全従業員に配布した。これは職員が胸につける名札の裏側に入れるようになっている。

(2) 現場を指揮するキーパーソンの設定

病院職員は事務部門を除いては大部分が国家資格をもつ専門家集団である。それゆえに各部門がバラバラに仕事をする傾向があるが、それではチーム医療の実践はできず、その結果として経営効率は上がらない。また、病院の経営者は多くの場合は医師であり、中小病院になるほど、臨床とかけもちでマネジメントをしなければならないプレイングマネージャーになる。したがって、**病院では各現場を統括し、指揮し、監視する現場のキーパーソンの存在**が非常に重要になるが、A病院ではそれを経営企画部長が担当した。

現場のキーパーソンである経営企画部長の役割としては、経営計画の実践に向けて日々任された各現場をマネジメントすることはもちろん、毎日のように現場で起こる問題の解決や日常的な意思決定もそれにあたる。経営企画部長の業務がきちんと機能していなければ、細かな現場の問題までも理事長が処理しなければならなくなり、経営者が本当は取り組まなければいけない経営の長期的なビジョンを考える時間がさらに少なくなってしまう。

職種のマネジメントで最もむずかしいのは医局の医師のマネジメントである。「医局の医師を同一のベクトルへ向かせるのは、自由奔放な猫の群れを整列させるのと同じ」という名言がある。最終的には医師は医師の言うことしか聞かないため、医局担当は理事長であり、その他の部門は経営企画部長の担当とした。製薬メーカーのMRから転職した経営企画部長は理事長と高校の同級生で気心が知れた仲だった。同氏はMRをやっていただけに、強みは病院事情に精通していたことだ。金融機関出身の事務部長は主に財務部門のマネジメントを行い、それ以外は経営企画部長の担当であった。

(3) 月次、週次、日次での目標管理

病院では毎年、決算が行われている。半期ごとあるいは四半期ごとに仮決算を行い、細かな経営計画が実践されているかを評価している病院もある。日々の診療や現場での対応の積み重ねがこれらの数字につながっていく。1年間を通して行う決算も、毎月の月次試算表の積み重ねであり、月次試算表は日々の診療売上やそれに伴う支出の積み重ねである。

経営計画は日々の売上や支出を計画に基づいて管理することが望ましいが、始めのうちは多忙な現場がそれを行うことはむずかしいことも多い。むずかしければ、週ごとの管理や月次試算表に基づく月次の管理でも構わない。

とにかく、**経営計画で当初定めた目標値から大幅に外れた〝異常値〟が発生した際に、現場の担当者あるいは所属長からきちんと経営陣に報告がいき、迅速にしかるべき対策が取られる仕組み**が大事になる。出血もそうだが、早期に手当てすることがベストであり、傷口が拡大して大出血してからでは間に合わないこともある。

さらに言えば、当初計画を作成する際には予想し得なかった不測の事態が起こることもある。例えばA病院でも数年前に、患者に人気のある循環器科のスター医師の突然の退職表明と近隣での開業、新理事長に対する反発による古参医師と看護部長の退職があった。

理事長は、独立開業した循環器スター医師とは連携により、古参医師と看護部長の退職については、大学病院とのパイプ強化、病棟師長の看護部長昇格によって何とか乗り越えることはできた。

このような突然の退職以外にも、病院全体を巻き込む医療事故等での訴訟、感染症の発生、高額医療機器等の突然の故障など、医療経営には常に高いリスクがつきまとう。それらの不測の事態が起きた場合は、計画の大幅な変更を余儀なくされるが、**日々の目標管理を行っていれば計画変更の際に生じる時間のロスを大幅に節約することができる。**

以上、3つのポイントに絞って、経営計画の実行の要諦について解説した。計画の実行のあとには、実行の評価というプロセスが必要に

なる。実行の評価にあたっては、計画値と実数値とを定量的に分析し、次の改善活動に結び付けていくことが重要である。

経営改革・経営改善の強さは経営トップの意思の強さに比例

A病院の経営改善計画について述べてきた。

経営にはまったく素人であった同院理事長が先代理事長の急逝により、経営者の立場になってまだ3年しかたっていない。まず、行ったことは経営理念とビジョンの作成であった。そして、具体的に7つの経営戦略を立てて経営企画部長と二人三脚で院内経営改革に取り組んでいる、それは2018年同時改定だけではなく、中・長期の2025年以降を見据えたものだ。

もちろん、その改革は順風満帆ではなく、これまでも理事長の方針についていけない古参幹部職員の退職や医師の引上げにも遭遇した。自分の方針が職員に浸透しないことに理事長自身が悩み、眠れない日々も続いたようだ。

そのような理事長の気持ちが少し楽になったのは、「**20対60対20の法則**」の存在を知ってからだ。

図表3－12　改革はトップダウンで改善はボトムアップ

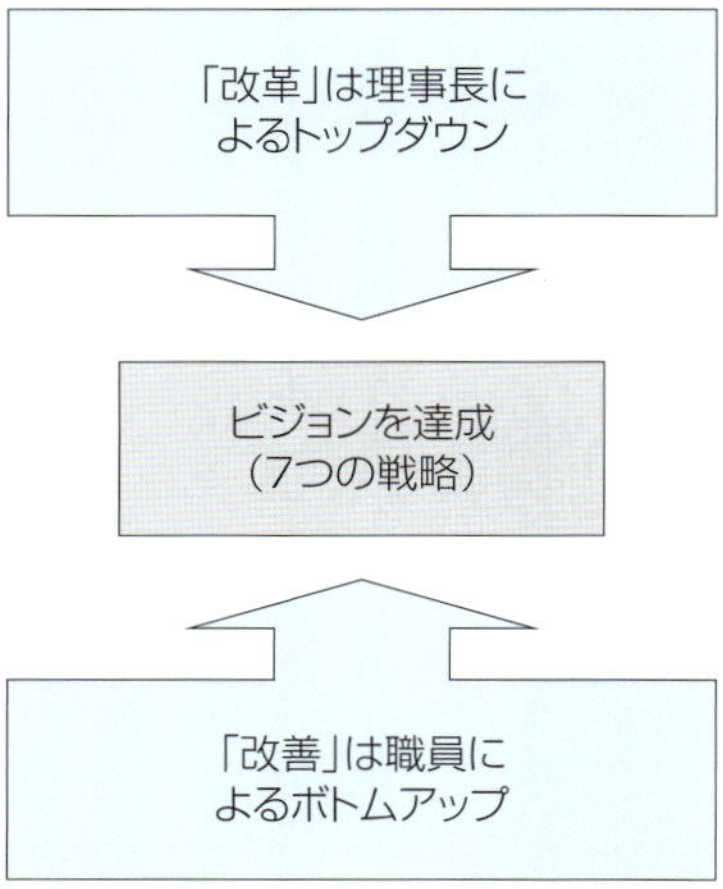

これは、職員が100人いたとすると、上位20%の20人はモチベーションが高く、病院の将来を本当に考えている人たちであり、60%の60人は平均的な職員で、病院がその方向性ならば生活もあるので「とりあえずはやります」という人たちであり、最後の20%は完全に給料分の仕事をしていないが権利だけはものすごく主張する人たちである。下位20%の人たちは経営改善にはまったく関係のない顔をしているが、自分の給料が少しでも下がったら烈火のごとく怒り出す。

理事長は、**モチベーションが高い20%の職員を院内の重要な経営関連委員会のキーマンとして抜擢して、60%の平均的な職員を引っ張るような体制とシステムを構築**した。そして、**最後の20%の職員は「改善不能」として退職もやむを得ない**と考えた。

理事長は、ときには若さゆえに強引とも言えるトップダウンで経営改革を進め、それを経営企画部長がフォローしている。そして、理事長の方針に共鳴する職員が上位20%から徐々に増加してきている。

経営改革・経営改善の強さは、経営トップの意思の強さに比例する。医療行政の動向をすばやく察知して、診療報酬改定のたびにぶれない先読みの経営を行っていて優良経営になっている民間病院には、いい意味でのカリスマ的経営者が必ずいる。そして、それをサポートする名参謀の事務管理者がいる。

逆に言うと、「職員全員のご意見を民主的にすべて聞いて、全員の意見を経営に反映します」という経営者の病院は、ビジョンも決まらず、経営戦略も立てられないことが多い。つまり迷走するわけだ。

A病院の考えた中期的な経営戦略は決して平坦なものではなく、これからも事業計画のシミュレーションどおりにいかないことも発生するだろう。医療行政の動向も不安定であり、明日がなかなか予測できない状況にあるのも確かだ。しかし、A病院では理事長のトップダウンのもと経営計画を立て、実行し、結果の評価と問題点の分析を実施している。

「やっとマネジメントの楽しさがわかってきた」と理事長は言う。

2018年同時改定はもちろんのこと、2025年へ向けた同院の経営改革は着々と進んでいる。

最後に

厚労省が最初は高めの点数で誘導して、やがてハシゴを外すように点数をすとんと下げることを医療提供側は「ハシゴ外し」と言う。地域包括ケア病棟の比較的高めの現在の点数に対しても、そのような見方をする人は多い。そのため「やがてハシゴが外れるから何もやらない」という病院も多い。ただ、それは**ハシゴに上らないどころか、地下に陥没していっている**と言えるのかもしれない。

1日入院単価4万円程度の病院が地域包括ケア病棟を1病棟つくると、費用がほとんど変わらずに年間4000万円程度の真水の増収（純益）となる。同病棟は2014年4月改定で新設されたため、ハシゴが外れるからと何もしていない病院は、4年間で1・6億円の純益収入を落とすという、取り組まなかったことによる機会損失コストが発生している。もし、1・6億円の利益があったら、人材への投資や様々な医療機器を購入することが可能だった。

つまり、ハシゴは政策誘導なので高めの点数で誘導している。であれば、「**ハシゴがあるから、早くハシゴに乗らないといけない**」と考えるべきだろう。そこで利益を上げて再投資に回すことである。ハシゴが外れても次のハシゴは確実にかかる。さらに外されるハシゴの多くは、厚労省が、アンフェアとするもの、ミッションが終了したもの、そしてハードルに満たないと判断したものである。もちろん、**自院のミッションやビジョンに合致しないハシゴにはいっさい乗る必要はない。それを冷静に見極めることが経営戦略**となる。

これからの病院経営にとって重要なことは、「**自分たちがやりたい医療**」を最優先することから、「**地域や他医療機関から求められる医療**」**へシフトすることである。**そして、**何かで「際立つ」こと**である。その意味でA病院は、急性期、回復期、慢性期、介護施設、在宅医療までトータルに提供できることで際立とうとしている。

2018年同時改定とその後の経営戦略として、このA病院の事例はきわめて重要な示唆を含んでいると言えるだろう。

■引用文献

工藤高：「コンサルタント工藤高の病院経営最前線」（日経ヘルスケア、日経ＢＰ、２０１２～２０１７年）
工藤高：「診療報酬改定の方向性」（卸ニュース、ユート・ブレーン、２０１６～２０１７年）
工藤高：「今月の着眼点は」（医業情報ダイジェスト、医療経営情報社、２０１６～２０１７年）
工藤高：「地域包括ケア病棟Ｑ＆Ａ」（ナーシングビジネス、ＭＣメディカ出版、２０１７年５月号）
工藤高：「医療マネジメント入門」（月刊／保険診療、医学通信社、２００７年７月～９月）
工藤高：「２０１６年度診療報酬改定の急性期入院への影響とその対応策」（ヘルスケアノート、野村證券、２０１６年）
工藤高、渡辺優：「２０２５年に向けた病院経営のツボ」（CBnews マネジメント、CBnews、２０１５～２０１６年）
渡辺優：「データ分析を病院経営に活かす」（日経ヘルスケア、日経ＢＰ、２０１７年５月号）

あとがき

本書の第1章、3章は、書き下ろしに加えて、これまで医学通信社の『月刊／保険診療』やCBnews「CBnewsマネジメント」等に連載してきた原稿を加筆修正したものだ。第2章は２０１２年10月から連載開始した、日経ヘルスケア巻頭コラム「コンサルタント工藤高の病院経営最前線」の5年間で書き溜めた60本より50本をピックアップしてリライトした。冒頭の会話部分は、本書のオリジナルとして、医学通信社『月刊／保険診療』の小野章編集長の助言により追加した。このマクラ部分によって一粒で2度美味しい内容になったと思う。

第3章「病院戦略の基本」には「他と違うことをやる」、「同じことを他と違う方法でやる」と書いた。第2章は「病院行動経済学」の観点から個人にスポットを当て、かつ、やわらかすぎるほどのタッチで書いている。むずかしいことをいかに簡単にわかりやすく伝えるかをコンセプトとしており、このタッチでは他の追随を許さない医療業界第一人者を自称している。もちろん、誰も追随しようと思う方はいないだろうが――。発刊にあたって転載許可をいただいた日経ヘルスケアの村松謙一編集長、そして、いつも締め切り日に遅れてご迷惑をおかけしている担当の豊川琢副編集長に感謝申し上げたい。

また、第1章、第3章は拙稿の他に、弊社クライアントのデータ分析や経営支援を手伝ってもらっている㈱メディチュアの渡辺優代表、㈱メデュアクトの流石学代表のデータや原稿を引用させていただいた。これからの我が国、医療コンサル業界を背負って立つ若手のお二人には感謝し、今後とも末永くお付き合いいただきたい。

最後に１９８２年から17年間の病院勤務のサラリーマン生活、そして、１９９９年から現在までの18年間に渡るフリーランス生活の計35年間の社会人生活で出会った皆様には、心から感謝を申し上げたい。ちょうどハーフ&ハーフで病院の内部と外部から関わることができた貴重な経験が本書につながった。新卒入職で病院知識ゼロでのスタートだった都内の（社医）河北総合病院における１９８２年当時の小松茂樹医事課長（元東大和病院事務次長）、大西正利医事係長（元国際医療福祉大学准教授）には、基礎の基礎から教えていただいた。大西氏からは、ご当人は忘れていたが、入職して間もない時期に、難解な診療報酬の例題を出され、間違えたら「給料泥棒」と怒られた。コーチングなんていう概念のない35年前の話であり、いい意味でのギルド（徒弟制度）的な叱咤激励であった。現在の私があるのは、当時の「診療報酬虎の穴」のお陰である。

１９９９年にフリーランスになってからは、様々な病院経営者の方とお付き合いさせていただき、日々勉強させてもらっている。第2章は「実際の出来事をベースにしたフィクション」であり、そのネタを現場での勤務経験やクライアントでの会話、会議、ヒヤリング等から仕入れさせていただいた。「当院がモデルだろう」や「俺がモデルだろう」と、複数の医療機関や複数の人物から指摘されることもある。それだけスタンダードなことだったのかと苦笑したものだ。

独立して間もなくから15年以上の付き合いになり、同い年の病院事務局長が、専門誌への投稿で私について、「コンサルで役に立つ人は、現場で仕事をした人、現場を知っている人である。その言葉になぜ説得力があるのか、アドバイスはなぜ実際に聞くのか。パースペクティブな分析力もさることながら、理論が現場経験に裏打ちされたものだからだと思う」と書いていただいた。相当に過分な評価であるが、卓越した理論はないけれど実践だけはあると自負している。今後とも「現場作業員は見た」の視点で、他とは違う内容の執筆活動をしていきたいと思う。

２０１７年10月2日　　工藤　高

〔著者略歴〕

工藤　高（くどう・たかし）

株式会社MMオフィス代表取締役／病院経営戦略コンサルタント
1982年，日本大学経済学部卒，社医）河北総合病院医事係長，医）鉄蕉会森の里病院医事課長等の17年間にわたる病院勤務を経て，1999年より株式会社MMオフィス代表取締役。病院の経営支援，医療専門誌への執筆，講演を中心に活動。関東学院大学大学院経済学研究科（医療経済学担当）等にて非常勤講師。

2018年同時改定から2025年へ
“攻める”診療報酬――戦略と選択
自院のポジショニングと機能をいかに最適化させるか

＊定価は裏表紙に表示してあります

2017年10月26日　第１版第１刷発行

著　者　工　藤　　　高
発行者　清　水　　　尊
発行所　株式会社医学通信社

〒101-0051　東京都千代田区神田神保町２-６　十歩ビル
Tel.　(03)3512-0251（代表）
Fax.　(03)3512-0250（注文）
Fax.　(03)3512-0254(書籍についてのお問い合わせ)

https://www.igakutushin.co.jp
＊　弊社発行書籍の内容に関する追加情報・訂正等を掲載しています。

装丁デザイン：華本達哉
印刷・製本：錦明印刷

ISBN978-4-87058-664-2

2018年4月診療報酬改定の点数・基準・通知・事務連絡等を完全収載!!

最新刊 **2018年4月版**

2018年4月刊予定

医 科

診療点数早見表

通則・点数・通知・事務連絡を一括掲載

★関連するすべての規定を，フルカラーで分類して一括掲載。機能的かつ見やすいレイアウトで，関連規定が一覧できます。

オリジナル解説・Q&A・一覧表も多数収録

★難解な解釈には，オリジナル解説・Q&A・一覧表を付記。わかりやすさ抜群です。

点数と施設基準との完全リンク

★施設基準の該当ページ・該当項目をピンポイントで明示。施設基準が素早く的確に確認できます。

2018年4月改定の変更部分を明示

★緑色のマーキングを施した，フルカラーならではの画期的なオリジナル編集。すべての変更部分が一目でわかります。

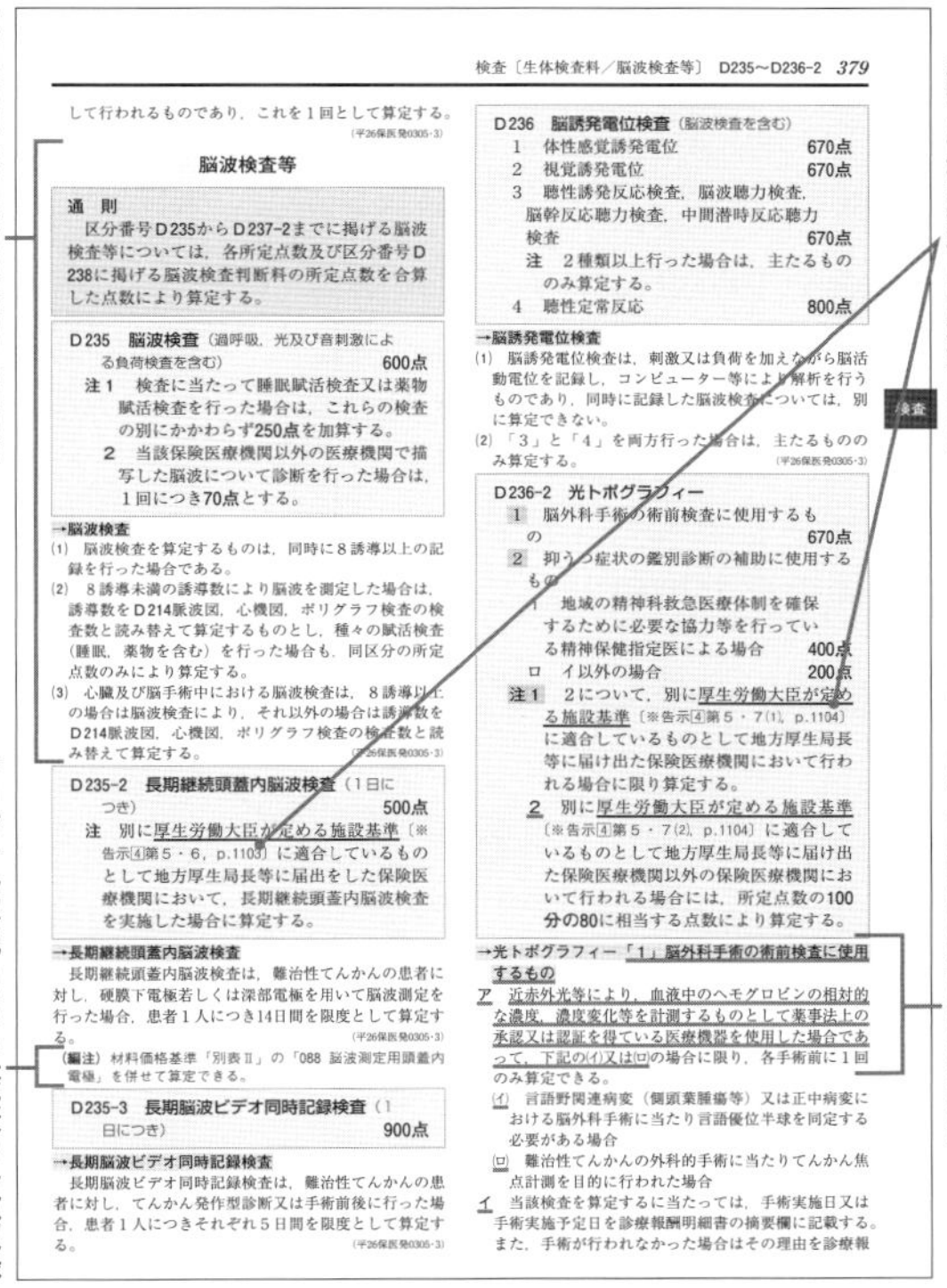
検査〔生体検査料／脳波検査等〕 D235～D236-2 379

して行われるものであり，これを1回として算定する。（平26保医発0305・3）

脳波検査等

通 則
区分番号D235からD237-2までに掲げる脳波検査等については，各所定点数及び区分番号D238に掲げる脳波検査判断料の所定点数を合算した点数により算定する。

D235 脳波検査（過呼吸，光及び音刺激による負荷検査を含む） 600点
注1 検査に当たって睡眠賦活検査又は薬物賦活検査を行った場合は，これらの検査の別にかかわらず250点を加算する。
2 当該保険医療機関以外の医療機関で描写した脳波について診断を行った場合は，1回につき70点とする。

→脳波検査
(1) 脳波検査を算定するものは，同時に8誘導以上の記録を行った場合である。
(2) 8誘導未満の誘導数により脳波を測定した場合は，誘導数をD214脈波図，心機図，ポリグラフ検査の検査数と読み替えて算定するものとし，種々の賦活検査（睡眠，薬物を含む）を行った場合も，同区分の所定点数のみにより算定する。
(3) 心臓及び脳手術中における脳波検査は，8誘導以上の場合は脳波検査により，それ以外の場合は誘導数をD214脈波図，心機図，ポリグラフ検査の検査数と読み替えて算定する。（平26保医発0305・3）

D235-2 長期継続頭蓋内脳波検査（1日につき） 500点
注 別に厚生労働大臣が定める施設基準〔※告示④第5・6，p.1103〕に適合しているものとして地方厚生局長等に届出をした保険医療機関において，長期継続頭蓋内脳波検査を実施した場合に算定する。

→長期継続頭蓋内脳波検査
長期継続頭蓋内脳波検査は，難治性てんかんの患者に対し，硬膜下電極若しくは深部電極を用いて脳波測定を行った場合，患者1人につき14日間を限度として算定する。（平26保医発0305・3）
（編注）材料価格基準「別表Ⅱ」の「088 脳波測定用頭蓋内電極」を併せて算定できる。

D235-3 長期脳波ビデオ同時記録検査（1日につき） 900点

→長期脳波ビデオ同時記録検査
長期脳波ビデオ同時記録検査は，難治性てんかんの患者に対し，てんかん発作型診断又は手術前後に行った場合，患者1人につきそれぞれ5日間を限度として算定する。（平26保医発0305・3）

D236 脳誘発電位検査（脳波検査を含む）
1 体性感覚誘発電位 670点
2 視覚誘発電位 670点
3 聴性誘発反応検査，脳波聴力検査，脳幹反応聴力検査，中間潜時反応聴力検査 670点
注 2種類以上行った場合は，主たるもののみ算定する。
4 聴性定常反応 800点

→脳誘発電位検査
(1) 脳誘発電位検査は，刺激又は負荷を加えながら脳活動電位を記録し，コンピューター等により解析を行うものであり，同時に記録した脳波検査については，別に算定できない。
(2) 「3」と「4」を両方行った場合は，主たるもののみ算定する。（平26保医発0305・3）

D236-2 光トポグラフィー
1 脳外科手術の術前検査に使用するもの 670点
2 抑うつ症状の鑑別診断の補助に使用するもの
イ 地域の精神科救急医療体制を確保するために必要な協力等を行っている精神保健指定医による場合 400点
ロ イ以外の場合 200点
注1 2について，別に厚生労働大臣が定める施設基準〔※告示④第5・7(1)，p.1104〕に適合しているものとして地方厚生局長等に届け出た保険医療機関において行われる場合に限り算定する。
2 別に厚生労働大臣が定める施設基準〔※告示④第5・7(2)，p.1104〕に適合しているものとして地方厚生局長等に届け出た保険医療機関以外の保険医療機関において行われる場合には，所定点数の100分の80に相当する点数により算定する。

→光トポグラフィー「1」脳外科手術の術前検査に使用するもの
ア 近赤外光等により，血液中のヘモグロビンの相対的な濃度，濃度変化等を計測するものとして薬事法上の承認又は認証を得ている医療機器を使用した場合であって，下記の(イ)又は(ロ)の場合に限り，各手術前に1回のみ算定できる。
(イ) 言語野関連病変（側頭葉腫瘍等）又は正中病変における脳外科手術に当たり言語優位半球を同定する必要がある場合
(ロ) 難治性てんかんの外科的手術に当たりてんかん焦点計測を目的に行われた場合
イ 当該検査を算定するに当たっては，手術実施日又は手術実施予定日を診療報酬明細書の摘要欄に記載する。また，手術が行われなかった場合はその理由を診療報

★ **2018年4月より診療報酬が全面的に改定されます。**

★ **2018年4月改定**による最新点数，施設基準，通知，事務連絡Q&A，材料価格，療養担当規則，介護給付調整，明細書記載要領――までを完全収載。**オリジナル解説・算定例・Q&A・図表・診療報酬一覧表**等も収載し，さらに改定内容が一目でわかるよう**変更部分に全てマーキング**。該当ページ明示により施設基準とのリンクもスムースです!!

★ 全国多数の医療機関・公的機関・審査機関・専門学校等で使用され，**圧倒的支持を獲得**。様々な工夫を凝らし，「**正確に**」「**速く**」「**便利に**」「**わかりやすく**」を最大限に実現した**最高機能の点数表**です！

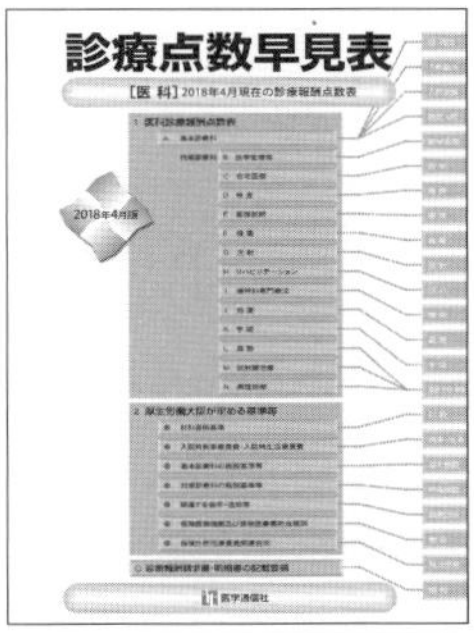

B5判 約1,600頁
価格：4,500円（+税）

本書の8つの特長

1 **フルカラーの機能的レイアウト**。色ごとに機能分類し見やすく整理
2 関連規定をすべて収載。**この1冊で保険請求は完璧にカバー**
3 **2018年4月改定による変更部分にマーキング**
4 多数の**オリジナル解説・算定例・Q&A**で，わかりやすさ抜群
5 頁当たりの情報量が多く高密度のため，**一覧性・速覧性**が抜群
6 **詳細かつ緻密な索引機能**で，自在にスピーディに検索が可能
7 点数・要件を的確にまとめた便利な**「診療報酬一覧表」**収載
8 発刊後に大幅な改定告示・通知が出た場合，**『追補』を無料送付**

※ 医学通信社では，本書『診療点数早見表』1冊につきワクチン（ポリオワクチン）2人分相当を，認定NPO法人「世界の子どもにワクチンを 日本委員会（JCV）」に寄付する活動をしております。

【ご注文方法】①HP・ハガキ・FAX・電話等でご注文下さい。②振込用紙同封で書籍をお送りします（料金後払い）。③または書店にてご注文下さい。

〒101-0051 東京都千代田区神田神保町2-6 十歩ビル
tel.03-3512-0251 fax.03-3512-0250
ホームページ https://www.igakutushin.co.jp
医学通信社

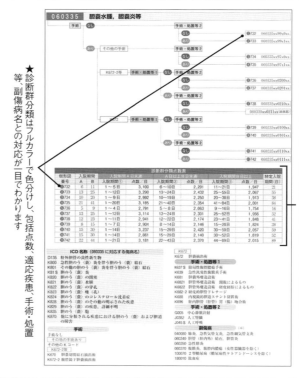

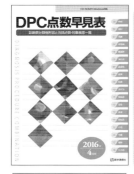

最新刊　**2018年同時改定から2025年への道なき道を進む！**

2025年への経営ロードマップ

医業経営を“最適化”させる36メソッド

機能選択・経営マネジメント・診療報酬の最適化マニュアル

株式会社 メディヴァ 取締役・コンサルティング事業部長　**小松大介**　著

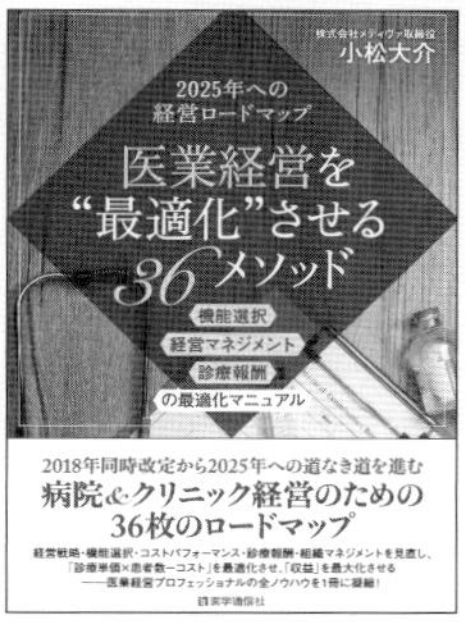

2017年11月刊

◆Ａ５判／344頁
◆２色刷
◆価格：2,800円（＋税）

★医療機関の収益の基本計算式は「**診療単価×患者数－コスト**」。この相関する**3つの数値を“最適化”させる**ことが経営改善の鍵となります。

★そのための６つの戦略――「**戦略・ビジョン**」「**経営企画**」「**コストパフォーマンス**」「**診療報酬**」「**組織管理**」「**財務管理**」を見直し，「診療単価×患者数－コスト」を“最適化”させる36メソッドを１冊に凝縮！

★先進的な医業経営手法で着実に実績を積み上げる“メディヴァ”のトップ・コンサルタントが，その**企業秘密とも言うべき経営改善の秘訣――3つの原則，6つの戦略，36のメソッド**――を１冊に総まとめ。

★**2018年同時改定から2025年への“道なき道”**を進む，病院＆クリニックのための**36枚の経営ロードマップ**です！

CONTENT

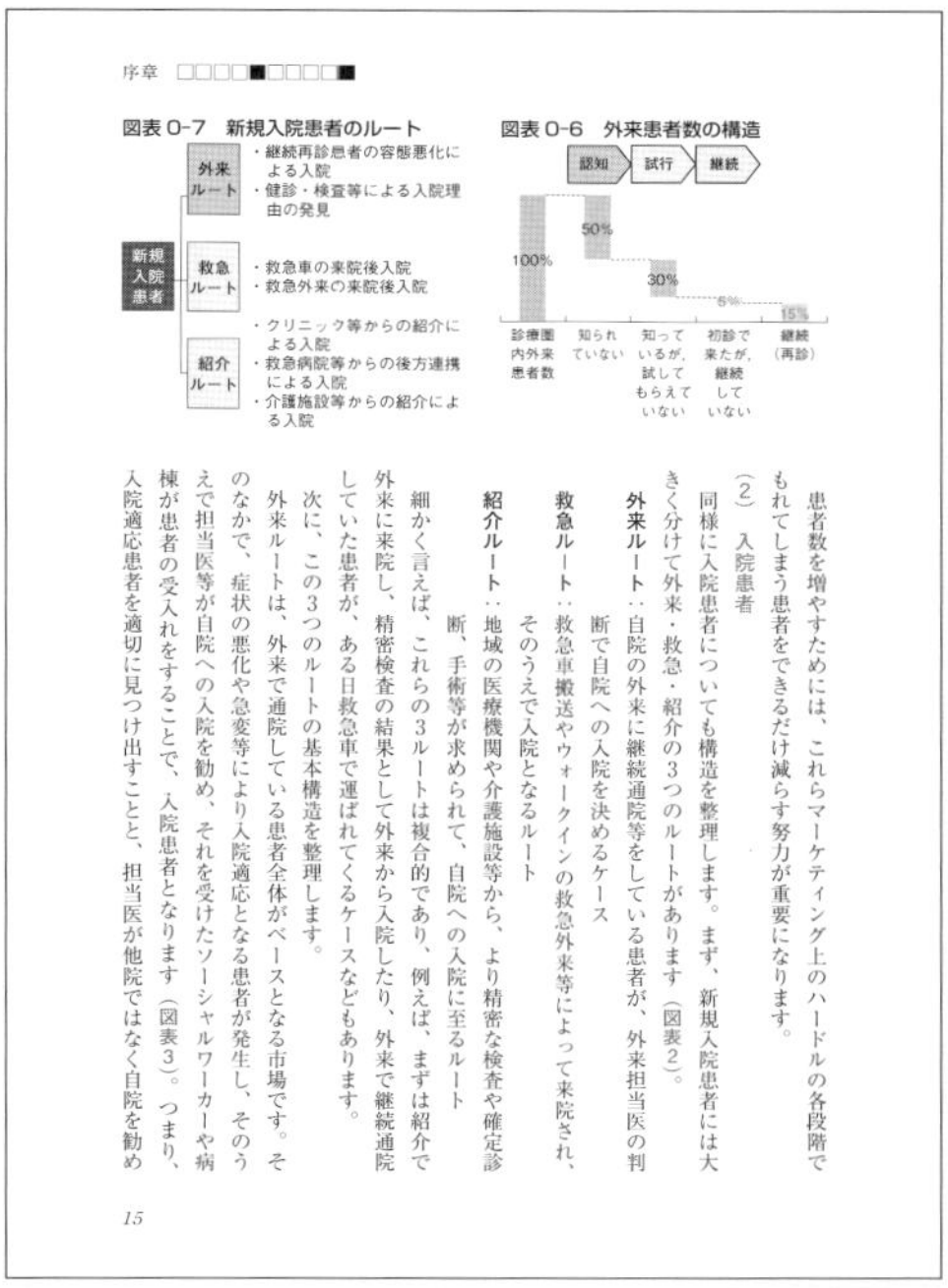
序章

図表0-7　新規入院患者のルート

図表0-6　外来患者数の構造

患者数を増やすためには，これらマーケティング上のハードルの各段階でもれてしまう患者をできるだけ減らす努力が重要になります。

（2）入院患者

同様に入院患者についても構造を整理します。まず，新規入院患者には大きく分けて外来・救急・紹介の3つのルートがあります（図表2）。

外来ルート：自院の外来に継続通院等をしている患者が，外来担当医の判断で自院への入院を決めるケース

救急ルート：救急車搬送やウォークインの救急外来等によって来院され，そのうえで入院となるルート

紹介ルート：地域の医療機関や介護施設等から，より精密な検査や確定診断，手術等が求められて，自院への入院に至るルート

細かく言えば，これらの3ルートは複合的であり，例えば，まずは紹介で外来に来院し，精密検査の結果として外来から入院したり，外来で継続通院していた患者が，ある日救急車で運ばれてくるケースなどもあります。

次に，この3つのルートの基本構造を整理します。

外来ルートは，外来で通院している患者全体がベースとなる市場です。そのなかで，症状の悪化や急変等により入院適応となる患者が発生し，そのうえで担当医等が自院への入院を勧め，それを受けたソーシャルワーカーや病棟が患者の受入れをすることで，入院患者となります（図表3）。つまり，入院適応患者を適切に見つけ出すことと，担当医が他院ではなく自院を勧め

15

★煩雑で難解な医療機関経営の基礎知識と実践知識を，3つの原則，6つの戦略，36のメソッドに整理して，わかりやすく解説！

【ご注文方法】①HP・ハガキ・FAX・電話等でご注文下さい。②振込用紙同封で書籍をお送りします（料金後払い）。③または書店にてご注文下さい。

〒101-0051 東京都千代田区神田神保町2-6 十歩ビル
tel.03-3512-0251　fax.03-3512-0250
ホームページ https://www.igakutushin.co.jp
医学通信社